감기를 알면
건강이 보인다

박찬국

집문당

머리말

필자가 학교에서 이론만을 주로 연구하다 임상에 나온 지 이제 7년이 되어 간다. 학교에 재직할 때에는 아토피나 알레르기 같은 질병이 치료 불가능하고 원인과 병리도 잘 알 수 없다는 말을 많이 들었다. 그러나 그때는 환자를 가끔 보긴 하였지만 본격적으로 환자를 진단하면서 보지는 않았기 때문에 아무래도 임상에 대한 이해가 부족하였다. 그러다가 본인이 특히 소아를 많이 보는 한의원에 와서 임상을 하게 되면서부터 아토피와 알레르기 환자를 많이 접하게 되었다. 소아를 많이 보는 한의원에서 1~2년을 지내면서 환자의 상태를 살펴보던 중 알레르기와 아토피가 모두 감기가 만성화된 것이라는 사실을 알아냈다. 그리하여 감기가 아토피의 원인이라는 글을 발표하고, 최근에는 아토피가 태열로부터 많이 발생하는데 태열 또한 엄마의 만성감기가 원인이라는 임상 논문을 작성하였다. 이 임상 논문을 쓰면서 아토피와 태열의 원인이 감기라는 사실을 더욱 확신할 수 있었으며, 감기 중에서도 열성감기가 거의 대부분을 차지하고 있다는 사실도 밝혀내었다. 이뿐만이 아니다. 책에 서술한 내용처럼 거의 모든 병들이 모두 감기로부터 시작되고 있는데 의료계나 일반인들이 이러한 사실을 너무나 모르고 있으며, 실제 감기의 치료도 너무 소홀히 하고 있다는 사실이 너무나 안타까웠다.

본문의 내용 중에 필자의 억측이 끼어 있는 부분이 많이 있을 것이다. 이러한 사실을 알고 있으면서도 무리하게 필자의 주장을 펼치는 것은 현실적으로 많은 사람들이 감기로 인한 질병의 발생으로 너무나 많은 고생을 하고 있다는 사실이 안타까웠기 때문이다. 그리고 서양 의학을 혹독하게 비판한 이유는 환자들이 서양 의학의 항생제와 해열진통제 요법으로 감기가 원인인 질병을 다스리면서, 더욱 감기로 고생을 하고 있을 뿐만 아니라 인체의 체내환경이 파괴되고 있는 사실이 안타까웠기 때문이다. 만약 서양 의학을 하는 사람이 이 책을 행여 본다면 필자에게 불쾌한 감정이 많을 것이다. 미안한 마음이 없지 않지만 실제 필자가 현장에서 느끼는 바를 서술한 것이니, 혹 참고가 되었으면 하는 마음뿐이다. 현재 우리에게는 환경문제가 가장 커다란 문제로 대두하고 있고, 인류의 종족 보존도 문제가 되고 있다. 지구 온난화 현상, 대기와 토양의 오염과 같은 외부 환경도 문제이지만, 농산물의 오염과 질의 저하, 그리고 항생제와 해열진통제, 호르몬제 등에 의한 인체의 체내환경의 파괴도 매우 커다란 문제이다. 물론 한방에서나 시중에서 보양 약을 과도하게 먹는 것도 마찬가지로 인류의 체내환경의 파괴에 지대한 악영향을 미치고 있다. 서양 의학은 물론 한방도 이러한 문제를 심각하게 인식해서 감기 특히 요즈음 대다수를 점하고 있는 열성 감기를 보다 잘 치료하였으면 하는 마음뿐이다.

틀린 내용이나 어색한 부분은 독자 여러분의 많은 지적이 있기를 바란다. 끝으로 정성을 다하여 편집교정을 해 주신 집문당 최정미 씨에게 고마움을 표한다.

2007년 1월 12일
덕산 박찬국 씀

감기를 알면 건강이 보인다

차례

들어가는 말

이 글을 읽으시는 분들은 아마 항생제와 해열진통제를 먹지 말라는 소리를 매스컴 같은 곳에서 수없이 들어보았을 것이다. 그러나 해열진통제로 인한 부작용에 대해서는 많이 듣지 못하였을 것이다. 필자가 의사들에게 욕을 먹을 줄 알면서 이런 말을 하는 이유는 이러한 양약을 많이 먹으면 먹을수록 건강이 더욱 나빠지기 때문이다. 일반인뿐만 아니라 한의사인 필자를 아들로 두고 한방 치료를 많이 받고 있는 어머님도 자꾸 해열진통제를 드시려고 하신다. 왜 잡수시느냐? 아프니까 먹게 되는 것이다. 그러나 양약을 먹으면 병이 더 깊어지고 악화된다. 그래도 양약을 먹으면 한시적으로 증상이 완화되는 것 같으니까 자꾸 양약을 찾게 되는 것이다. 필자의 어머님조차 이러한 상황이니 일반인들은 언급할 필요도 없는 것이다.

이 책 속에서 말한 바와 같이 한방적 치료는 어렵다. 우선 진찰과 병리의 분석이 어렵다. 처방을 내리거나 약을 장만하기가 어렵고, 약을 먹기도 어렵다. 즉 여러 가지로 불편한 점이 매우 많다. 그러므로 바쁘고 성질이 급한 사람들이 이용하기에는 여러 가지 애로사항이 많다. 그렇기 때문에 한방을 적게 이용하고 양방 의료를 선호하는 사람이 많다. 그러나 양방 의료는 편리하긴 하지만 병을 근본적으로 해결하기는 어렵다고 본다. 보다 근본적으로 올바르게 병을 치료하는 방법은 한방에 있다. 그러나 여기에는 해결해야 할 많은 문제가 산적해 있다. 이 많은 문제를 해결하기 위한 일환으로 이 책을 저술하고 있는 것이다. 현실적으로는 서양 의학이 필요하고 우월한 면이 있지만, 원칙적으로 사회가 좀 더 발전하고 사람들의 의식이 높아졌을 때는 다시 한방으로 회귀해야 하기 때문에 이 책을 쓰고 있는 것이다.

어떤 일을 급히 하려면 많은 사람의 의견을 들어줄 수 없다. 사공이 많으면 배가 산으로 올라간다는 말처럼 한두 사람이 빨리 결정하여 강압적으로 추진해야 일이 빨리 성취된다. 민주주의가 좋다는 것은 알고 있지만 이 민주주의를 실현하기는 매우 어렵다. 왜냐하면 사회 구성원의 의식 수준이 낮기 때문이다. 이와 마찬가지로 많은 사람들이 한의학이 좋은 줄을 알고 있다. 그런데도 한의학이 대중화되지 못하는 것은 우리 시민들의 의식 수준이 부족하기 때문이다. 이처럼 민주주의가 제대로 실천되지 못하는 것이나, 한의학이 대중화되지 못하는 것은 그 근본 원인이 같다. 우리가 사회에 민주주의를 실천하려면 서로 이해하고 용서하고 참고 기다려야 한다. 한의학을 대중화하는 데에도 똑같은 노력이 필요하다. 의사와 환자가 이해하고 서로 참고 기다려야 하는 것이다. 진정한 가치가 있는 것은 금방 이루어지는 것이 아니다. 미리 준비하고 정성을 들이고 참고 기다려야 한다. 우리가 병이 들기는 쉽다. 그러나 한번 든 병을 나으려면 미리 준비하고 알아보고 정성을 들이면서 기다려야 한다. 금방 진통제를 먹어서 통증이 가시듯이 병이 낫는 것은 있을 수 없는 일이다. 그런데 세상에는 금방 병이 나을 수 있다고 생각하고 있는 사람들이 많다. 이러한 것들은 모두 항생제와 진통제 호르몬제제들이 만들어 낸 잘못된 인식인 것이다. 이러한 양약들은 한두 번은 병이 나은 것처럼 보이지만 결국은 병이 재발하게 된다. 그러므로 이러한 인식을 한방에도 그대로 가져와서 한방을 평가해서는 절대 안 된다는 것이다.

그런데 왜 하필 감기를 주제로 글을 쓰는가? 물속에 사는 고기는 물을 먹고 사는데, 병이 걸릴 때도 물을 먹고 걸린다. 이와 마찬가지로 사람은 공기를 먹고 사는데, 병이 걸릴 때도 역시 공기를 먹고 걸린다. 공기의 기를 먹고 걸리는 병이 곧 감기이므로, 감기는 모든 병의 시초인 동시에 모든 병 자체라고 볼 수 있다. 아주 고질적인 병도 모두 감기로부터 시작이 되고 있으므로 감기를 치료하여야 이러한 병들이 나을 수 있는 것이다. 그런데 많은 사람들이 감기에 걸렸다고 하면 아주 하찮은 병으로 생각한다. 한 예로 어려운 병을 치료해 주면서 감기를 치료해야 병이 낫는다고 하면 환자들이 잘 믿지 않는다. 반면에 환자가 잘 모르는 이상한 용어를 써서 난치병이라고 하면 도리어 고개를 끄덕이고 의사의 말을 잘 듣는다. 이처럼 의사가 진실을 얘기하면 환자가 믿지를 않으니 답답하기 그지없다.

환자가 들어도 잘 모르는 용어인 호르몬, 비타민, 효소, 무기질 등을 들먹이면서 설명하면 환자들은 잘 이해도 못하면서 수긍을 한다. 그러나 감기라고 하면 자기도 알고 있는 용어이므로 의사가 자기보다 더 아는 것이 없다고 생각하는 것 같다. 그러나 사람들은 감기를 이해하는 것이 얼마나 어려운 일인지를 모른다. 감기는 온도, 습도, 기도(공기의 유통)에 의하여 발생하고, 또한 이로 인해 낫기도 한다. 예를 들어 우리가 농사를 지을 때는 온도와 습도가 적당해야 하고, 바람이 잘 불어야 한다. 아무리 거름을 많이 주어도 날씨가 안 좋아서 이러한 온도, 습도, 기도가 적절하지 않으면 절대 농사가 잘 되지 않는다. 사람도 마찬가지이다. 아무리 좋은 음식을 먹어도 온도, 습도, 기도(바람)가 나쁘면 몸이 건강해지기 어렵다. 날씨는 우리 마음대로 조절이 되는 것도 아니고, 변덕스런 날씨 속에서 이러한 조건들을 잘 조절하여 몸속의 세포가 잘 자라도록 한다는 것이 얼마나 어려운 일인가? 아무리 과학 영농을 해서 농사를 지어도 단순히 유기농을 한 농산물을 따라갈 수는 없다. 유전자를 조절해서 아무리 좋은 종자를 만들어도 천연의 종자를 따르지 못하는 것이다. 인간이 할 수 있는 일은 단지 온도와 습도와 기도를 조절하는 것이고 그 이상의 것은 자연과 하늘에 맡기는 것이 원칙이다.

농사를 잘 지으려고 벼 한포기한포기를 돌보는 것이 아니다. 질병을 치료하는 것도 세포 하나하나를 돌보는 것이 아니다. 환경을 잘 조절하여 세포가 알아서 잘 살아가도록 해 주는 것이 한의학인 것이다. 즉 온도가 낮으면 올려 주고 높으면 내려 주고, 습기가 많으면 내려 주고 낮으면 높여 줘야 한다. 또한 산소가 적어 산화 속도가 느리면 산소의 공급을 늘려 주고, 산화 속도가 빠르면 산소를 줄이고 질소의 공급을 늘려 줘야 하는 것이다. 그리고 세포가 생장하고 번식하여 새로운 물질을 생산하고, 외부의 적과 싸우고 하는 것들은 모두 그들 스스로 하게 내버려 두는 것이다. 언뜻 이러한 일들이 무엇이 어려울까? 하고 생각하겠지만 이것만도 너무도 어려운 것이다. 이것도 못하는 사람들이 세포가 하는 일까지 도울 방법을 알 리가 없을뿐더러, 설사 안다고 해도 사람이 도와줄 수 없는 일이 너무나 많다. 세포가 하는 일을 도와준다고 하면서 도리어 세포가 하는 일을 방해하지나 않을지 걱정이다. 자연과 하느님이 하는 일은 쉬워 보여도 인간이 함부로 넘볼 수 없는 엄연한 한계가 있다. 예를 들어 아이가 왜 공부를 못하는지 이유는 알아도 부모가 도와줄 수 없는 경우가 너무나 많다. 아이가 스스로 알아서 하기를 기다릴 줄 알아야 하는데 성급한 부모가 기다리지 못하고 아이를 재촉하면 결국 아이가 망가지고 만다. 질병의 치료도 이와 똑같다. 세포를 믿고, 인체를 믿고 기다려야 한다. 그렇지 않으면 결국 세포 아니 자신을 망치게 되는 것이다.

1. 감기를 알면 건강이 보인다

옛날에는 흔히 그까짓 감기쯤이야! 하는 소리를 많이 하곤 하였다. 요즈음은 그래도 인식이 바뀌어 감기를 가볍게 아는 풍조는 많이 바뀐 것 같다. 그렇다면 감기가 옛날 감기와 다른 것인가? 물론 감기가 옛날하고 똑같지는 않다. 우리가 사는 집, 음식, 옷이 바뀌고 물과 공기, 그리고 햇볕이 바뀌었으므로 우리가 앓고 있는 감기도 예전의 감기와 전혀 다른 것이다. 감기가 바뀌었으니 의학의 진단과 치료법과 약도 바뀌어야 한다.

그러면 왜 감기는 자꾸 바뀌는 것일까? 우리가 사는 환경과 날씨, 그리고 먹는 음식과 우리의 정신 상태가 바뀌어 인체 내의 환경이 바뀌고 있으므로 감기도 끊임없이 바뀌고 있는 것이다. 감기는 해마다 바뀌는 것이 아니다. 계절마다 바뀌고, 같은 계절이라도 기후가 바뀌면 다르고 또한 사람에 따라서도 감기의 양상이 다르게 나타나는 것이다. 물론 같은 시기 일정한 지역에서는 비슷한 감기가 나타나서 유행하는 경우도 많이 있긴 하다. 그러나 유행하는 감기도 엄밀히 말하면 사람에 따라 그 증상에 있어서 차이가 있다.

이렇게 이야기하다 보니 일반인이 인식하는 감기와 유행병을 싸잡아 같이 말하고 있다고 비판하는 사람이 있을 것 같다. 그럼 우선 감기라는 말의 정의를 먼저 하겠다. 중국 사람들은 감기를 감모라고 한다. 옛날에는 주로 풍한서습조화(風寒暑濕燥火) 등의 육기(六氣)를 감하여 생긴 질병을 감모라고 하였다. 감기라는 말은 일본 사람들이 감모를 감기라고 부르는 것을 우리가 가져다 쓴 것이다. 감기란 굳이 해석을 한다면 기(氣)를 감한 것인데, 기란 육기의 약어이다. 감모가 단지 풍한 등을 감한다고 말했다면 감기는 육기인 풍한서습조화를 직접 언급했다는 것뿐이다. 원래 한방에서는 모든 질병을 외감(外感)과 내상(內傷)으로 나누었다. 외감이라면 육기를 감한 질병이고 내상이라면 칠정(七情)에 상한 질병을 말하는 것이다. 그러므로 감기라는 말을 다시 바꾸어 말하면 밖에서 육기를 감했다는 외감육기(外感六氣)라는 말의 준말에 불과한 것이다.

육기는 풍한서습조화라고 했으니 꼭 춥거나 찬바람을 쏘여서 생기는 병만이 감기가 아니고, 덥고 건조하거나 습기가 많아서 생기는 질병도 모두 감기의 범주에 포함시킬 수 있는 것이다. 현재 현대 의학에서는 상기도 감염을 감기라고 못 박고 그 외는 모두 염증이라고 정의하고 있으나, 이는 자기들의 독선에 불과한 것이다. 의료인은 물론 일반 대중도 단순히 상기도 감염만을 감기라고 인식하고 있지는 않다.

왜 본인이 감기를 알면 질병이 보인다는 말을 하고 있을까? 예전에 황제내경(黃帝內經)에 '풍(風)은 백병(百病)의 어른이다'라는 말이 있고 일반에도 감기가 만병의 근원이란 말이 있듯이 대부분의 병이 감기로 말미암아 시작되고 변화하기 때문이다. 그리고 감기를 잘 치료하면 모든 병이 치료되어 건강해질 수 있기 때문이다. 실제로 임상에서 병을 치료하다 보면 병이 오래되어 밖으로는 별다른 감기 증상이 없던 사람도 병을 잘 치료하여 병이 나으려고 하면 오히려 기침이나 콧물이 나오고 열이 나는 등의 감기 증상이 나타나는 경우가 많다. 즉 병의 시작이 감기였기 때문에 병이 나을 때도 감기 증상이 나타나는 것이다.

사실 감기를 우리가 많이 앓고 치료하고 하지만 감기를 제대로 알기란 무척 어려운 일이다. 그러므로 감기를 완전히 안다는 것은 곧 질병의 본질을 정확히 아는 것과 마찬가지인 것이다. 왜 우리는 감기를 잘 알지 못하는 것인가? 그 이유를 생각하여 보기로 하자.

2. 왜 우리는 감기를 잘 모르고 있는가?

현대 의학이 눈부신 발전을 했다고 말하는 사람들이 가끔 있다. 물론 외과적인 처치에 있어서는 많이 발전을 하였다. 그러나 내과 질환에 있어서는 별다른 발전이 없다고 해도 과언이 아니다. 내과에서 쓰고 있는 약이 주로 항생제와 진통제, 호르몬제인데 이들 약의 효과에 대한 의문이 제기되고 있으며 모두 심각한 부작용이 많은 약들이다. 구미에서 보완 의학이니 대체 의학이니 하면서 생약 제제가 많이 쓰이고 있는 것이 이를 잘 증명하고 있다.

서양 의학이 내과에서 실패한 원인은 감기를 잘 모르기 때문이다. 우리는 사랑을 하면서 사랑을 잘 모른다고 한다. 또한 인생을 살아가면서 인생을 모른다고 한다. 만약 사랑이나 인생이 어떠한 물건처럼 결정이 되어 있는 것이라면 누구나 쉽게 알 수 있을 것이다. 그러나 우리네 인생이나 사랑은 어떻게 살거나, 어떻게 하라고 결정이 되어 있는 것이 아니다. 그때 상황에 맞추어서 해야 진정한 인생과 사랑이 되는 것이기 때문이다. 감기라는 것도 이미 결정되어 있는 것이 아니라 활발하게 살아서 움직이고 있는 것이다. 우리가 연구하고 연마해야 할 것은 이렇게 활발하게 움직이고 있는 감기를 진단하고 치료하는 능력을 배양하는 것이 최선이다. 물론 서양 의학에서는 바이러스가 감기를 일으킨다고 보고 이 바이러스를 억제하기 위하여 신종의 항생제를 개발하고 있지만, 약물의 개발이 이미 바이러스의 변화와 적응력을 따라가지 못하고 있다.

왜 인간이 개발한 항생제가 바이러스의 변종을 따라잡지 못할까? 이는 곧 신의 섭리이기 때문이다. 만약에 인간의 항생제 개발이 바이러스의 진화를 따라잡는다고 하면 지구의 생태계는 파괴되고 말 것이다. 이 문제는 다음 글에서 다루어 보기로 하자.

3. 인간의 항생제 개발이 바이러스의 진화를 따라잡지 못하는 이유는?

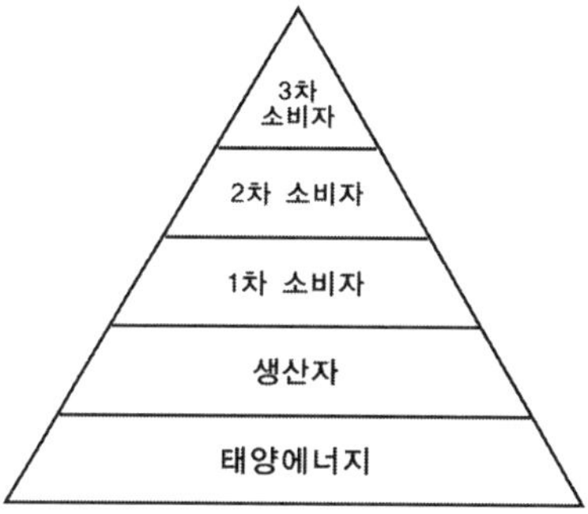

생태계의 변화는 엄격하게 말하면 상하와 선후가 없겠지만 그래도 변화의 근저를 이루고 시발이 되는 곳은 바로 바이러스 같은 균이 사는 곳이다. 즉 생태계의 피라미드에서 바이러스가 그 근저를 형성하고 있는 것이다. 그래서 우리가 바이러스를 생물과 광물의 중간체적인 것으로도 인식을 하는 것이다. 모든 생물이 생장을 하려면 반드시 영양분을 분해해서 흡수해야 한다. 이는 식물이나 동물이나 모두 같다. 이 분해를 담당하는 것이 바로 바이러스와 세균과 미생물들이다. 그러므로 미생물(바이러스, 세균 등을 같이 미생물로 말함)이 없다면 생태계의 모든 변화는 정지되고 말 것이다. 쉽게 말해서 썩지 않으면 생태계의 변화는 일어나지 않을 것이다. 반드시 썩거나 아니면 불에 타야만 변화가 일어나 생태계가 유지되는 것이다.

그런데 항생제라는 것은 차가운 것으로, 미생물의 번식을 억제하여 썩는 것을 막는 약물이다. 만약에 항생제가 모든 미생물을 억제하여 염증을 소멸시킬 수 있었다면 염증으로 썩거나 타야 할 동식물의 체내에 있는 악성 물질이 썩지 않고 그대로 남아 생태 순환을 막게 되는 것이다.

아마 조물주는 이런 것을 염려해서인지 인간에게 미생물을 완전히 제압할 수 있는 항생제 개발 능력을 부여하고 있지는 않고 있다. 물론 미생물에게도 해로운 면이 없는 것은 아니다. 그러나 미생물이 해롭다고 하여 마구잡이로 이들을 죽이려 하거나 힘으로 제압하려 해서는 안 된다. 왜 미생물들이 날뛰게 되었나를 알아내서 그 원인을 재거해야 한다. 자, 그러면 왜 미생물이 날뛰어 병을 일으키는지를 알아보기로 하자.

4. 미생물은 왜 날뛰어 질병을 일으키나?

주역에서 말하였듯이 세상의 사물은 모두 끊임없이 변화하고 있다. 인체 내에서도 끊임없이 변화가 일어나고 있다. 이를 한의학에서는 음양오행의 법칙에 따라 일어나고 있다고 보는 것이다. 그런데 어떠한 연유로 해서 이 변화가 중단되면 질병이 발생한다. 변화가 중단되는 것은 인체 내에서 변화를 주관하는 세포나 조직 장기의 기능에 이상이 생겼거나 외부와의 관계에 문제가 있기 때문이다. 좌우지간 우주나 생태계의 입장에서 본다면 변화가 중단된다는 것은 용납될 수 없는 일이다. 한 인간은 인간이기도 하지만 생태계의 입장에서 본다면 생태 변화의 일부를 담당하고 있는 존재에 불과하기 때문이다. 인체가 스스로 변화를 하지 못하면 생태계에서는 인체의 세포나 조직을 젖혀 두고 변화를 주도할 새로운 역군을 파견하는 것이다. 그리하여 인체에는 그리 달갑지 않은 바이러스나 세균 같은 존재가 인체에 들어와 인체의 변화를 주도하게 되는 것이다. 이는 학교가 스스로 교육을 담당할 능력이 없다고 판단될 때 정부에서 관선 이사를 파견하여 학교를 운영하는 것과 마찬가지이다. 회사가 회사를 계속 운영할 능력이 없을 때는 회사가 사회에 꼭 필요불가결한 존재가 아니면 회사를 파산 선고하여 해체하여 버리고 만약에 꼭 필요한 존재일 경우에는 국가에서 인수하여 경영을 하든지 구제금융을 하여 회사를 살려내는 것과도 비슷한 것이다.

우리는 병에 걸리면 병균을 마치 원수처럼 여긴다. 이는 물론 당연한 일이다. 관선 이사를 모시고 있는 악덕 교주가 관선 이사를 원수처럼 여기는 것과 똑같은 것이다. 그러나 학교에 아이를 보내고 있는 학부모나 지역 주민들의 입장은 어디까지나 학교가 정상 운영되어 학생들을 잘 가르쳐 주기만을 바라는 것이다. 질병도 이와 마찬가지이다. 인간 개인의 입장에서는 병균이 들어와 자신의 생리 활동을 억압하고 간섭하는 것이 싫겠지만 우주와 생태계 전체의 입장에서 본다면 스스로 자기의 생태계를 잘 보전할 능력이 모자라는 사람에게는 밖에서 생태계를 원활하게 운영할 병균을 파견하여 환자의 생태계를 원상으로 회복하는 것이 너무나 당연한 처사인 것이다.

그러나 현대 의학에서는 병균을 마치 인체의 생태계를 파괴하려고 들어온 침략자로만 인식하여, 강력한 항생제로 병균의 활동을 억제하여 질병을 치료하려고 하고 있다. 이는 비록 일시적으로는 효과를 볼 수 있지만 궁극적으로는 생태계의 기본 질서를 파괴하는 일이므로 끝까지 성공하기가 어려운 일인 것이다. 그리하여 결국은 항생제 사용의 부작용이 난무하고 있는 것이다.

그렇다면 우리가 감기가 걸렸을 경우에는 어떻게 대처해야 하는가? 참으로 어려운 일이다. 이는 그냥 간단하게 해결되는 일이 아니다. 사람들이 항생제를 먹으면 안 되는 줄을 알면서도 자꾸 항생제를 먹게 되는 이유는 항생제를 먹지 않고 감기를 치료할 방법을 잘 알지 못하기 때문이기도 하다. 필자에게도 이렇게 질문하는 사람들이 많다. 그러나 그 대답이 한마디로 되는 것이 아니다. 대답이 길어지면 사람들은 참지 못하고 그냥 쉬워 보이는 길을 다시 택하게 된다. 그러나 비록 어려운 길이지만 감기를 치료할 길은 있다. 이 방법은 인내하면서 찾으려고 노력하는 자에게만 그 길이 열려 있다. 그 길을 알려면 왜 인체의 생리가 정상 운영이 안 되어 변화가 중단되었는지 그 이유부터 분석을 해야 한다. 이것부터 먼저 논의해 보자.

5. 왜 인체의 변화는 중단되는가?

인체 내에서 변화를 주도하고 있는 것의 단위를 세포로 보고 말하는 것이 여러 가지로 합당한 것 같다. 세균도 세포와 비슷한 존재로 생각하면 편리하고, 혈구도 세포이므로 적혈구나 백혈구도 모두 세포의 한 종류로 인식하면 될 것이다. 우리가 세균(미생물의 의미로 쓰고 있음)이 생장하고 번식하고 소멸하는 것을 보면 이와 비슷한 존재인 인체 내의 세포가 왜 성장이 잘 안 되고, 병에 걸리며, 또 어떻게 하면 생장이 잘 되는지를 쉽게 알 수 있는 것이다. 굳이 현미경으로 인체 안에 있는 혈구나 세포를 보지 않고도 쉽게 그 상태를 짐작할 수 있는 방법이 많이 있다. 필자가 어디에서 들은 이야기인데 이항복 선생님이 기와지붕의 골을 세어 보라 했더니, 지붕의 골을 세지 않고 마당의 낙숫물 자리를 세어 골의 수를 알아맞혔다는 말이 있다. 인체 내의 세포라 하여 꼭 인체를 들여다 볼 필요는 없는 것이다. 왜 굳이 이러한 말을 하는가? 체내 세포의 상황을 얼마든지 밖에서 유추할 수 있다는 것을 말하려는 것이다. 꼭 방사선이나 MRA를 찍어야만 되는 것이 아니다. 세균이 자라는 것을 보면 여러 가지 유형이 있다. 습기가 많고 온도가 높으면 세균이 번성하지만 꼭 그러한 것은 아니다. 오히려 건조하고 서늘해야 번성하는 균도 있고 따뜻할 때 번성하는 균도 있다. 세균이 번성하는 것은 정체된 생태계의 변화를 진행시키려는 것이다. 고목이나 죽은 나무에 버섯이 피는 것은 바로 세균이 나무가 진행하지 못하고 있는 변화를 대신하고 있는 것이다. 옛사람들이 버섯을 세균과 같이 '菌' 자를 쓰고 있는 것을 보면 그 혜안이 정말 놀랍다. 세균의 존재를 인식하고 이름을 붙일 때 세균이 버섯과 같은 종류라는 것을 인식한 것일 것이다. 나무가 변화를 못하면 버섯이 피어서 변화를 하듯이, 사람의 몸속에 어느 일정 부분이 고목나무처럼 기혈이 통하지 않고 있다면 고목나무에 버섯이 피듯이 세균이 기생하여 질병을 일으키는 것이다.

문제는 인체에 기생한 세균이 정체된 물질만 영양분으로 하여 기생하고 나가면 좋겠는데 그 한도를 넘어 생생한 조직이나 세포를 침식하는 일까지 일어날 우려가 있는 것이다. 그렇다고 아예 세균을 박멸하려고 항생제를 강력하게 투여하는 것도 별로 좋은 일은 아니다. 세상의 모든 일이 정도에 알맞아야 하듯이 체내에 들어온 세균도 적당한 정도까지 번성하고 나가는 것이 가장 바람직한 일이다. 이 적당한 정도를 찾는 것이 중요한 일이다. 이 적당한 정도를 잘 찾으면 몸속의 노폐물을 세균을 이용하여 완전히 청소하고 몸속의 변화 상태를 아주 훌륭한 상태로 환원시킬 수 있는 것이다. 그러나 이것이 과도하면 생생한 세포나 조직을 손상하고, 부족하면 노폐물과 세균을 몸속에 붙잡아 두는 우를 범하게 된다. 현대 의학에서 하고 있는 항생제 요법은 대부분 노폐물과 세균을 몸속에 붙잡아 두는 우를 범하는 것이다. 항생제와 해열진통제를 사용하여 세균의 세력이 약해지는 것 같고 열이 내리고 병의 증세도 약하여진 듯하면 병이 나은 것으로 생각하고, 환자가 다시 알레르기나 천식 장부의 염증, 신경통, 불면 등을 호소하면 이것은 먼저 앓은 병과 상관없이 다시 생긴 병으로 취급하여 새로운 병명을 거창하게 붙여 더 독한 약을 쓰거나 심지어 수술요법을 감행하기도 하는 것이다. 한방의학의 맹점은 무엇인가? 세균이 번성해야 한다고 해서 그냥 방치하거나 또는 아무런 약이나 한약이라고 쓰면 되는 것이 아니다. 앞에서 말한 바와 같이 세균이 적당하게 번성해야 하므로 세균에 맞는 약을 써야 하는 것이다. 우리 몸의 환경은 온도, 습도, 기의 유통과 영양이 적당해야 한다. 이들의 적정한 상태가 깨어지면 인체 세포의 활동은 억제되고 대신 변경된 환경에 적합한 세균이 번성하기 쉽기 때문이다. 우리 인체는 우리 인류가 가지고 있는 유전자의 환경에 적합한 환경을 잘 유지하도록 인체의 시스템이 구성되어 있다. 그러나 칠정(七情)이 조절되지 않거나 과도한 운동이나 노동을 하거나 또는 오히려 노동과 운동은 하지 않고 많이 먹고 편안함만을 추구할 때 적정성이 깨져 병을 부르게 되는 것이다. 그러므로 질병이 발생하면 그 원인을 밖에서 들어온 병균에게만 돌리지 말고 먼저 자기 자신에게서 병균이 번성하도록 환경을 만든 원인을 찾아내어 그 원인을 제거해야 한다. 그리고 현재의 몸의 상태가 온도가 높은지 낮은지, 습도는 어떠한지, 기의 공급 상황은 어떠한지, 영양상태는 어떠한지 등을 따져서 적당한 약과 생활을 처방해야 병이 낫는 것이다. 이러한 과정은 서양 의학에 비하면 복잡하고, 고도의 기술과 경험을 요하는 일이다. 그러므로 한의사들이 적절한 진단과 처방을 하는 데 많은 애로가 따르게 마련이다. 그러면 한의사들이 이러한 고급 기술을 배양하려면 어떻게 공부를 해야 하는가? 지금 세상을 풍미하고 있는 과학적인 교육을 받아야 하는가? 아니면 예전의 의사들이 했던 방식대로 교육을 받아야 하는가?

6. 한의학의 의료 기술은 왜 과학으로 되지 않는가?

많은 사람들이 한의학을 과학화한다고들 한다. 심지어 대학의 교육목표나 국가의 정책 목표에도 이러한 말이 많이 등장한다. 필자가 생각하기에 한의학은 과학화가 되지 않는 학문이고 논리적으로도 성립이 되지 않는데 왜 이러한 말이 계속 나오고 있는가? 그 원인은 여러 가지가 있는데 첫째는 현대인들이 모두 과학적 교육을 받아 사고방식이 과학적이고, 과학이 아니면 모두 잘못된 것으로 오판하고 있기 때문이다. 그러나 과학의 근거가 되고 있는 논리학을 조금만 이해한다면 한의학을 과학화해야 한다는 모순된 사고방식에서 벗어날 수 있다. '과학적이 아닌 것은 잘못된 것이다.' 이것을 원칙으로 한다면 한의학은 비과학적인 것이므로 잘못된 것이다. 잘못된 것은 나쁜 것이므로 없애야 한다. 그런데 과학화를 주장하는 사람들은 한의학이 나쁜 것이라고는 생각하지 않는다. 좋은 것이므로 과학화해서 잘 쓰자는 것이다. 그러나 한의학은 과학화가 되지 않는다. 과학화가 되면 한의학이 아니다. 그 이유는 차차 설명하기로 하고 두 번째 이유를 말하겠다. 한의학이 너무 어려우니까 자기가 이해하기 쉽게 해 달라는 것이 과학화를 주장하는 사람들의 생각이다. 한의학의 가치는 한의학이 음양오행이라는 과학과 상반되는 어려운 철학에 바탕을 두고 있기 때문이며, 그 때문에 과학화가 되지 않는 것이다. 과학화를 하려면 음양오행을 버리고 한의학의 껍데기만을 가지고 과학화를 해야 하는데, 그때는 이미 한의학은 한의학이 아니게 된다. 이제 왜 한의학이 과학화될 수 없는지를 현명한 사람은 이해하였을 것이다. 좀 더 설명을 하면 현대인은 음양오행을 이해하지 못한다. 물론 옛날 사람이라고 모두 음양오행을 이해했던 것은 아니다. 비록 음양오행을 모른다고 하더라도 모른다고 하면 무식하다는 소리를 들으니까 그런 소리를 하기 어려웠을 것이다. 그러나 현대인들은 음양오행을 모르는 것이 오히려 현대화된 사람으로 인식될 수 있으니까 서슴없이 모른다고 말할 수 있다. 또 한 가지 현대인이 음양오행을 이해하기 어려운 이유는 음양오행이라는 것은 자연의 변화를 관찰하고 자연의 변화에 적응하여 살아갈 때 스스로 체득할 수 있는 것인데, 현대인은 너무나 자연과 떨어진 상태에서 삶을 영위하고 있기 때문이다. 이렇게 음양오행을 이해할 수 없기 때문에 사람들은 한의학을 이해하지 못하면서도 도리어 한의학을 과학화하여 쉽게 자기를 이해시키려 하고 있다. 물론 한의학을 과학화해서 많은 사람들이 쉽게 이해하고 사용하는 것도 좋은 방법이다. 그러나 앞에서 말한 바와 같이 한의학은 과학화가 되지 않는 것이다. 그럼에도 불구하고 많은 사람들이 심지어 한의학을 연구하고 있는 사람들조차 한의학을 과학화하겠다고 헛수고를 하고 수많은 연구비와 시간을 낭비하고 있는 것을 보면 안타깝기 짝이 없다.

필자가 아직 젊었던 시기인 1960~70년대에 조금만 더 한의학을 과학적 방법으로 연구하면 한의학 발전에 기여를 할 수 있으리라고 말하는 사람들이 많았다. 또 어떤 사람들 중에는 서양 의학이 눈부시게 발전하고 있으므로 10~20년 안에 한의학이 없어질 것이라고 호들갑을 떠는 사람들도 많았다. 그러나 몇십 년이 지난 오늘날 과학적 연구가 한의학 발전에 도움을 주었는가? 서양의학의 발전으로 한의학이 없어졌는가? 서양 의학만 가지고 모든 병을 극복하였는가? 하나도 당시 한의학을 주도하고 있던 사람들의 말처럼 된 것이 없다.

자 지금부터는 왜 한의학이 과학화가 되지 않는지 면밀히 검토하여 보자. 과학이라는 것은 시간과 공간의 제한을 둔 일정한 상황하에서 일어나는 현상의 법칙을 연구하는 것이다. 만약 시간과 공간의 제약을 두지 않는다면 과학적 법칙은 맞는 것이 하나도 없다. 뉴턴의 만유인력의 법칙은 물론 우리가 절대적인 것으로 생각하는 시간과 공간마저 시공의 제한을 두지 않으면 절대성이 없어지고 마는 것이다. 그러므로 과학이라는 것은 시공의 제한을 적게 받는 광물질에게 적용이 잘 된다. 그러므로 공업의 발전에 과학이 크게 기여하고 있는 것이다. 그러나 생물 특히 사람에 있어서는 시공간적인 제한을 두기가 어렵고 사람이라는 것은 정신적 · 감정적 영향을 많이 받는 존재이기 때문에 과학적 법칙의 적용이 더욱 어렵다.

현대 한의학을 과학적으로 연구한다고 하는 사람들이 추구하는 것은 주로 어떤 질병을 객관적 지표를 가지고 진단할 수 있는 질병으로 규정하는 것이다. 예를 들면 오열, 혹은 오한, 소변삭(小便數), 불면(不眠), 항강(項强), 비색(鼻塞) 등의 증상이 있고, 맥상(脈象)이 좌촌맥이 활하고 설첨이 붉고 물을 많이 먹고 머리와 흉배부에 땀이 많이 나면 심장의 습열병으로 규정하자는 것이다. 앞의 증상은 소아에게 흔히 나타나는 야제(夜啼)증의 증상이다. 이러한 경우에 사상의학의 처방인 도적강기탕을 쓰면 효과가 뛰어나다는 것은 임상을 하는 사람들이면 많이 알고 있는 사실이다. 그러나 도적강기탕 증이라 하여도 꼭 이렇게 병증이 나타나는 것이 아니다. 어떤 아이는 아주 잠을 잘 잔다고 하는 경우도 있다. 물론 이때 잠을 잔다는 것이 숙면이 아니라 취면이기 때문에 결국은 불면과 같은 현상이지만 말이다. 이외에도 소변이 더욱 삭하고 불면이 있으면서 간열이 같이 동반하고 표증이 적은 용담사간탕 증이 있고, 소변의 양이 더욱 적고 심장의 병증을 동반하기 쉬운 도적청심탕 증도 있다. 그리고 순전히 심장의 열울(熱鬱)증만 있는 청궁탕증도 있는 것이다. 이러한 유사증이 많기 때문에 병증을 일률적으로 규정하기는 어려운 것이다. 한의학의 진단을 하면서 본인이 가장 객관적이라고 생각하는 것은 맥진(脈診)이다. 그런데 맥진을 사람의 손을 빌리지 않고 기계로 객관화할 수 있단 말인가? 본인이 실제 임상을 하면서 전형적인 맥이 나타날 때는 단순히 맥만 짚어서 단 수십 초 안에 처방을 낼 수도 있다. 그러나 꼭 전형적인 맥만 나타나는 것이 아니다. 어떤 경우는 아주 분별하기 곤란한 맥상이 나타나고, 또 어떤 경우는 맥이 변하기 때문에 여러 번 맥을 짚어야 찾아내는 경우도 많다. 왜냐하면 어떤 사람은 맥이 위에 떠 있어서 쉽게 잡히지만 어떤 사람은 가라앉아 있는 경우도 있고 맥이 바깥쪽으로 치우친 사람도 있기 때문이다. 이외에 맥이 안쪽으로 치우친 사람도 있고 맥이 큰 사람, 맥이 작은 사람, 강한 사람, 약한 사람 등 매우 다양하다. 이러한 것들을 모두 감안하여 맥을 짚고 진단 처방을 하여야 하는데 의학적 지식이 없는 기계가 어떻게 객관적 진단을 한단 말인가? 증상도 대체로 비슷하기는 하지만 개인에 따라 약간씩 다른 경우가 많다. 이런 경우는 개인에 따라 처방에 가감을 해야 한다. 이러한 개인의 다양한 개성을 무시하고 일률적이고 기계적으로 진단을 한다면 소위 객관적인 진단을 한다는 과학적인 진단이야말로 가장 비합리적인 진단이 아니겠는가? 가장 쉬운 예로 백화점에 가서 기성복을 살 경우 치수가 어느 정도 맞으면 입을 수 있다. 그러나 눈이 나쁜 사람이 기성 안경을 사서 쓸 수가 있는가? 이는 이렇게 설명할 수 있다. 음식은 우리 입에 맞으면 기성복처럼 아무거나 먹을 수 있지만, 약은 안경처럼 우리 몸에 꼭 맞지 않으면 먹을 수 없다는 것이다. 지금 서양의 의약품은 대강 예측을 하여 만들어 놓은 백화점의 기성복처럼 아무거나 골라서 먹을 수 있는 것이 많다. 한약도 보약은 기성복처럼 대강 먹을 수 있는 것들이 많고, 실제로 많이 먹고 있기도 하다. 그러나 정말 질병을 치료하려면 철저한 진단하에 정확한 처방을 해야 하는데 어떻게 한의학을 과학화할 수 있단 말인가? 한의학이 과학화될 수 없다는 말을 정확하게 이해하려면 먼저 음양오행을 이해해야 한다. 그러므로 음양오행이 무엇인지를 좀 더 생각하여 보자.

7. 음양오행이란 무엇인가?

음양오행이라고 하면 신비하게 생각하는 경향이 많은 것 같다. 하긴 음양오행을 잘 이용하면 신비하게 느껴지는 일을 할 수 있기도 하다. 그렇다고 해서 음양오행이 특이한 어떤 기능을 가지고 있는 것은 아니다. 사람도 많은 훈련을 하면 보통 사람이 할 수 없는 특이한 기능을 발휘할 수 있듯이 음양오행을 잘 이용하면 특이한 일을 할 수 있을 뿐이다. 음양오행이라는 것은 단지 사물의 자연적인 변화 원리를 말하는 것일 뿐이다. 다시 바꾸어 말하면 사물이 끊임없이 변화하고 있는데 그 변화할 수 있는 이치가 무엇인가를 궁구한 끝에 찾아낸 원리인 것이다. 물이 흐를 수 있는 것은 지표에 고저가 있기 때문이다. 바람이 부는 것은 기압에 차이가 있기 때문이다. 그러나 낮은 곳의 바닷물이 하늘로 올라가고 기압이 낮은 곳의 공기가 높은 곳으로 이동할 수 있는 것은 설명이 어렵다. 또한 왜 남녀가 결합해야 아이를 낳으며, 남자는 여자를 사랑하고 여자는 남자를 사모하는가? 이러한 것들은 음양을 동원하지 않으면 설명이 어렵다. 또 왜 풀과 나무는 일 년에 한 번씩 또는 몇 번씩 잎이 피고 꽃이 피고 열매를 맺는가? 사람이나 동물은 왜 나고 자라서 병들어 죽어야 하는가? 이러한 것들은 오행이 아니면 쉽게 설명하기 어렵다. 다시 말하면 음양오행이라는 것은 자연의 이러한 변화를 보고 그 원리를 궁구하여 밝혀 놓은 것일 뿐이다. 아마 처음에는 이렇게 자연의 변화 원리만을 인식하였을 것이다. 그러다가 조금씩 세세한 것까지 모두 자연의 거시적인 변화처럼 음양오행의 변화를 하고 있다는 것을 깨닫게 되었을 것이다. 그리하여 의학에도 음양오행의 원리가 도입되어 비로소 중국에서 한의학(漢醫學 : 중국의 한나라 시대의 의학이라는 뜻)이라는 것이 탄생하게 된 것이다. 사물의 변화를 주도하는 것은 氣이다. 거꾸로 이야기하면 기가 변하기 때문에 사물이 변하는 것이다. 이처럼 사물의 변화를 주도하고 있는 것을 기라고 정의하였다. 일반적으로 사람들은 물을 끓이면 양이 줄어드는 것은 물의 기가 날아가기 때문이라고 생각하였다. 그래서 그것을 수증기(水蒸氣)라고 하는 것이다. 뜨거운 물을 오래 두면 식는 것은 물속에 있는 열기(熱氣)가 날아가기 때문이라고 생각하였다. 또 한기(寒氣)가 든다고 하는 것은 몸을 차갑게 하는 기가 몸속으로 들어오는 것을 말한다. 습기가 찬다, 불기가 미친다 등등의 말이 모두 기의 역할을 말하고 있는 것이다. 이렇게 기는 우리 생활 속에 많이 쓰이고 있는 말인데도 과학적이지 않다는 이유 때문에 낯선 용어가 되어 버린 것이다. 여하튼 어떤 변화이든 변화를 주도하는 물질을 우리는 기라는 말을 붙여서 쓰고 있는 것이다. 음양오행이라는 것은 변화의 법칙을 말하는 것이므로 이 기와는 떼려야 뗄 수 없는 밀접한 관련을 가지고 있다. 음기(陰氣), 양기(陽氣), 목기(木氣), 화기(火氣) 등등 음양오행에는 모두 기라는 말을 붙여 쓰고 있다.

기라는 것은 아무렇게나 움직이는 것이 아니라 원칙에 따라 움직이는데 이 원칙을 음양오행이라고 한다. 왜 총각은 처녀를 따라다니고 처녀는 총각을 기다리는가? 총각의 몸속에는 양기가 성하고 처녀의 몸속에는 음기가 성하기 때문이다. 그러므로 음기와 양기가 서로 자석처럼 당기기 때문에 처녀와 총각은 자연히 서로를 당기게 되어 있는 것이다. 처녀와 총각뿐만이 아니라 여자와 남자는 서로를 당기게 되어 있다. 그러면 어떻게 여자가 음기가 많고 남자가 양기가 많은 것을 알 수 있는가? 남자라면 처녀의 손이나 피부를 만져 보라. 깜짝 놀랄 만큼 부드럽다는 것을 느낄 수 있다. 같은 남자의 손을 만져 보라. 얼마나 억센가?

남자는 남자의 억센 손이 싫지만 여자는 오히려 그 억센 손이 마음에 드는 것은 바로 음양의 조화 때문이다. 돌과 돌이 부딪히면 불꽃이 튀기지만 돌이 부드러운 솜과 부딪히면 아무런 소리도 나지 않는다. 물론 음양이 서로를 당기는 것은 분명한 목적을 가지고 있기 때문이다. 양은 자기에게 남는 양기를 음에게 주고 모자라는 음기를 받기 위한 것이고, 음도 마찬가지로 자기에게 남는 음기를 양에게 주고 모자라는 양기를 양에게서 받으려는 것이다. 이는 우리가 경제 활동에서 물물을 교환하려는 것과 똑같은 것이다. 물론 이러한 현상은 남녀 사이에서뿐만 아니라 남자 자신의 몸속에서도 일어나고 있다. 남자가 비록 양이라고는 하지만 체내에 양만 있는 것이 아니기 때문이다. 음양은 음양 가운데에 또 음양이 있는 상대적인 것이다. 남자에게 있어서 오장이 음이라면 육부는 양이 되고, 오장육부가 음이라면 경락은 양이 된다. 또 더 나아가면 오장에서도 음양이 나누어지고 육부나 경락에서도 음양이 나누어진다. 그렇기 때문에 모든 만물을 컴퓨터가 디지털로 표현할 수 있듯이 음양으로도 모든 사물을 표현할 수 있는 것이다. 예를 들어 신장(腎臟) 속에 있는 원음(元陰)과 원양(元陽)을 디지털로 표현한다면 신장은 장부와 경락에서 음이므로 0이고, 장부에서 음중지음(陰中之陰)이므로 00이고, 원음은 음기와 양기에서 음이므로 0이다. 그러므로 신의 원음은 000이고, 신의 원양은 001이다. 간양(肝陽)을 마찬가지 방법으로 표현한다면 간은 음중지양장(陰中之陽藏)이므로 011이고, 간음은 010이다. 한 걸음 더 나아가 신음(腎陰)이 실하다면 0001이고, 신음(腎陰)이 허하다면 0000으로 표현할 수 있을 것이다.

그렇다면 오행이라는 것은 무엇인가? 음양이 사물의 구성 성격은 어느 정도 표현할 수 있으나 앞의 디지털 문자에서 볼 수 있듯이 숫자가 많아지면 많아질수록 복잡해지고 더구나 변화를 표현하기에는 음양이라는 두 가지가 너무 단순하다. 실제로 자연에서 식물이 자라고 꽃이 피고 열매를 맺고 하는 것을 단순히 음양으로만 표현하기에는 어려운 면이 없지 않다. 물론 단순히 음양으로만 표현해도 음양에 대한 이해가 깊은 사람은 금방 이해할 수 있지만 초보자가 이해하기에는 어려움이 있다. 식물의 변화 상태를 씨앗으로 있을 때를 음이라 하고, 싹이 터서 자라고 열매 맺고 낙엽이 질 때까지를 양이라고 하면 된다. 더욱이 추운 겨울에 씨가 고요하게 있을 때는 음이 성하여 고요하고 움직임이 없으므로 차가운 물로 표현하면 되는 것이고, 더운 여름에 왕성하게 생리작용을 하고 있는 상태는 양이 성한 시기이므로 활활 타오르는 불로 표현하면 별다른 문제가 없을 것이다. 그런데 씨에서 싹이 트고 자라는 기간에도 많은 변화가 일어나고 있다. 이 단계에서는 내적으로 음기가 양기로 화하고 외적으로는 양기가 형질인 음으로 변하여 잎과 줄기가 자라는 복잡한 변화가 일어나고 있다. 그러므로 이 단계는 자세히 분석하여 보면 양도 아니고 음도 아닌 어정쩡한 단계라고 볼 수 있다. 그러므로 이를 양의 성격도 있고 음의 성격도 기지고 있는 제 삼의 명칭이 필요하므로 목(木)이라고 명명을 한 것이다. 이와 반대로 더운 여름이 지나고 서늘한 가을이 되어 나뭇잎이 단풍이 들면 외적으로는 나뭇잎이 타서 음이 양으로 변하므로 단풍이 들고, 내적으로는 잎에 있던 양기가 음 속으로 수렴되는 작용이 일어나고 있는 것이다. 크게 보면 양에서 음으로 변하고 있지만 음이라 하기도 그렇고 양이라고 단정하기 어려운 중간 단계인 것이다. 그래서 양과 음의 성격을 모두 갖춘 금(金)이라는 명칭을 부여한 것이다. 그러면 토(土)라는 것은 무엇인가? 사물의 개체의 자아가 자기의 것이라고 여기고 있는 것들이 모두 자기 자신의 것이라고 생각하기 쉽지만 사실은 그렇지 않은 경우가 많다. 예를 들어 삼성이라는 기업이 무엇을 잘못하면 언론이나 정부까지 나서서 비난의 화살을 쏘아 댄다. 그뿐만이 아니다. 미국이나 일본이 잘못해도 우리는 비난을 퍼부어 댄다. 왜 우리는 남의 일에 화를 내고 간섭을 하려고 하는 것일까? 남의 일 같지만 나와도 밀접한 관련이 있기 때문에 우리가 간섭을 하는 것이다. 식물의 변화도 마찬가지이다. 식물 개체의 내부에서 일어나는 일이지만 식물 개체만의 일이 아니고 천지, 아니 나아가서는 우주의 음양 운동의 일부인 것이다. 이렇게 식물 하나하나도 우주와 밀접한 연관이 있지만 그래도 자기 자신만의 좀 더 고유한 일정한 세계가 있다. 이를 우리는 토라고 부르는 것이다. 모든 변화는 나와 외부와의 기의 교환으로 이루어지는데 좀 더 자아가 강한 부분을 토라고 부르는 것이다. 토는 목, 화, 금, 수의 사이사이에 위치하기도 하지만 천기와 지기가 상합하여 새로운 생명을 잉태하고 양에서 음으로 전환되는 화와 금의 사이에서 가장 중요한 역할을 수행하므로 주로 화의 다음에 토를 두어 오행을 목화토금수로 쓰고 있는 것이다. 좀 더 설명을 하면 화는 양이 가장 성한 때이므로 기가 가장 크게 열린다. 그리하여 내부 깊게 자리한 토기도 열리어 천기를 받아 천지 간에 기의 교류가 이루어지는 것이다. 기의 교류, 곧 기교(氣交)가 이루어지면 곧 기를 거두어 정(精)하게 마련하여 수인 신(腎) 속에 잠장하였다가 봄이 되면 다시 새싹을 틔어 새로운 삶을 시작하는 것이다. 이렇게 오행을 이용함으로써 사물의 생성 변화를 보다 쉽고 명쾌하게 설명할 수 있는 것이다. 음양오행이 어떤 거창한 일을 하는 것은 아니다. 단지 사물의 변화를 보다 알기 쉽게 이해하고 설명하려는 것일 뿐이다. 어떤 영국의 학자가 '왜 중국에서 과학 발전이 이루어지지 않았을까?' 하는 의문을 제기한 글을 보았다. 그가 왜 중국에서 과학이 발전하지 않았는지 의문을 제기한 것은 과학 이외의 중국의 문물이 한, 당, 명, 청대에 이미 너무나 발달해 있었다는 것을 알고 있었기 때문이다. 중국은 철학·사학·문학 등 인문학을 제외한다고 해도, 천문학·지리학·경제·정치·섬유·의학·인쇄·조선·도자기·마차 등의 많은 분야에서 너무나 많이 발전해 있었기 때문이다. 자, 그러면 왜 중국에서는 과학이 발달하지 않았는지를 생각하여 보자.

8. 왜 중국에서는 과학이 발달하지 않았는가?

여러 가지로 말할 수 있겠지만 첫째로는 자연의 변화를 음양오행의 법칙에 따라 변화하는 완전한 것으로 보는 견해가 중국인의 마음을 점령하고 있었기 때문일 것이다. 문론 중국인도 천지자연을 완벽한 존재로는 보지 않았지만 천지자연을 인간이 개조하고 정복할 수 있다고 생각하지는 않았다. 단지 문제가 생기는 것은 사람들이 덕을 쌓고 인격을 갖추지 못하기 때문에 비가 많이 오거나 가뭄이 들어 사람들이 살기가 어렵게 된 것이라고 생각했다. 실제 중국은 산물이 많아 비만 적당히 온다면 별다른 걱정 없이 살 수 있는 조건을 갖추고 있다. 자연을 거의 완전한 존재로 보고 음양오행의 법칙에 따라 변한다고 보는 것은 사물을 쪼개어 분석하는 것이 아니고, 자연에 있는 그 자체가 그렇게 변하고 있다고 보는 것이다. 단지 그 변화를 보고 마음속으로 그 이치를 궁구하는 것일 뿐이다. 그러므로 중국의 많은 학문은 음양오행으로 정리가 되어 있다. 의학이 대표적이지만 의학뿐만이 아니라 음악, 그림, 복서, 시, 천문학 등이 음으로 양으로 음양오행의 영향을 받고 있다. 심지어는 한문의 문구들도 음양오행의 영향을 받고 있는 글귀가 많다. 천지, 주야, 남녀, 동서, 고저장단, 한열 등 대립적인 어귀는 모두 음양이 합쳐서 전체를 나타내고 있고, 사시(四時), 생로병사(生老病死), 생장화수장(生長化收藏), 오색, 오음, 오곡, 오상(五常), 오운육기, 오미, 오장육부 등은 오행사상을 바탕으로 만들어진 말들이다. 이러한 것들은 자연에 있는 것들이 시간적 · 공간적으로 어떻게 배열되고 변화하는가를 단순히 관찰하여 얻어낸 것들이다. 그러므로 중국인은 일찍부터 기의 존재를 인식하고 이 기가 모든 것의 변화를 주도하고 있다고 생각하였던 것이다. 즉 남녀나 밤과 낮의 차이는 기의 차이에 불과한 것이다. 사시(四時)와 생로병사도 모두 기의 변화에 불과한 것으로 생각하는 것이다.

그렇다면 중국의 문화라는 것은 무엇인가? 만약에 천지가 완전하다고 생각한다면 인류의 문화가 발달하지 않았을 것이다. 그러나 천지 자체로는 완전할지 모르지만 인류가 살기에는 불편한 존재임에 틀림이 없다. 그리하여 자연에 있는 목화토금수를 사용하여 인류에 보다 편리한 물건과 시설을 만들기 시작한 것이다. 그리하여 중국에는 일찍부터 찬란한 중화 문명이 발전하였다. 물론 이러한 문화도 그 근저는 기의 변화를 연구하여 이룩한 것이다. 다른 분야는 본인이 우매하여 모르지만 의학에 있어서는 철저히 기를 가지고 모든 변화를 설명하고 이해하는 것이다. 그런데 기라는 것은 겉에만 있는 것이 아니고 속에만 있는 것도 아니다. 겉에서 속으로 들어가기도 하고 속에서 겉으로 나오기도 한다. 그러므로 특별히 속을 들여다 볼 필요가 없는 것이다. 또한 작은 것에 있는 기나 큰 것에 있는 기나 성질은 같으므로 작은 것을 크게 보려고 노력할 필요도 없는 것이다. 단지 이러한 것들이 음양오행의 법칙에 맞는지 여부만 알아내면 되는 것이다. 예를 들어 어린아이라면 계절로 보면 봄과 같고, 오행으로 보면 목과 같으므로 아이의 얼굴색이나 피부 맥상(脈象) 등이 모두 목에 상응하는 것이 나타나야 건강한 아이라고 보는 것이다. 반대로 노인이라면 가을이나 겨울에 상응하는 색과 피부와 맥상이 나타나야 건강한 사람으로 보는 것이다. 중국인은 이렇게 기기를 사용하여 확대하거나 들여다보지 않아도 사물의 변화를 알 수 있다고 보았기 때문에 미세한 사물의 변화를 연구하는 화학이나 생물학의 발달이 이루어지지 않았고, 이로 인하여 내연기관 같은 동력장치의 발명이 이루어지지 않았던 것 같다. 중국인들은 겉에서 보고 느낀 기가 잘 돌아가고 있는지, 조화를 이루고 있는지에 관심이 많았다. 기의 변화가 일어나는 것은 화학적인 변화이다. 중국인은 자연에서 일어나는 화학적인 변화를 겉에서 관찰하고 잘 안 될 때는 주위의 환경을 조절해서 이들이 원만하게 이루어지기를 희망했을 뿐이다. 그러나 자연에 대한 경외심이 적고 용감했던 서구인들은 관찰에만 만족하지 않고, 화학적인 변화를 통해 인위적으로 조작하려고 실험을 하여 그러한 장치를 만들어 내고 만 것이다.

그러나 자연에서 일어나는 기의 변화 즉 화학변화는 자연과 생물에게 해를 끼치지 않지만, 사람이 만들어 낸 변화의 장치는 반드시 환경오염이라는, 달갑지 않고 심하면 종국에는 우리 생명을 앗아갈 수밖에 없는 부작용을 만들어 내고 있다. 또한 화학 변화는 변화의 속도가 빨라 오행에서 화의 작용이 극성해지므로, 금기와 수기가 약해져 차츰 음성양허(陽盛陰虛)의 불균형을 우리 지구에 불러일으키고 있는 상황이다. 이는 음양오행적(陰陽五行的)으로 본다면 너무나도 심각한 현상이고, 과학을 연구하고 있는 과학자들도 이것이 심각한 문제라는 것은 충분히 인식하고 있다.

그러나 문제는 아직도 사람들이 과학으로 인한 문제를 과학 기술로 해결할 수 있다고 믿고 있는 것이다. 본인이 생각하기에 물론 인위적인 화학변화 중에 생긴 화학적인 물질은 화학적인 장치로 해결할 수 있다. 그러나 화가 극성하여 생긴 열은 어떻게 해결한단 말인가? 양성음허 즉 지구의 온난화, 아니 지구의 열대화는 어떻게 막겠다는 말인가? 음양오행 사상에 있어 음양은 본(本)이고 오행은 표(表)라고 말할 수 있다. 그러므로 오행이 병이 든 것은 그래도 해결할 수가 있겠지만 음양이 병든 것은 근본이 병이 든 것이므로 더욱 치료하기가 어렵다는 것을 알아야 한다. 그러므로 오히려 중국에서 과학이 발달하지 않은 것은 과학을 발전시킬 능력이 없기 때문이 아니라 중국에서 경전으로 일컬어지는 책들이 모두 경천과 숭고, 음양오행을 근간 사상으로 하고 자연의 음양오행적 변화를 너무 중시하고 있으며 이를 어기는 것을 모두 이단으로 치부하였기 때문에 이렇게 부작용이 심각하고 인류의 생존을 위협하는 과학이라는 위험한 학문이 발전하기 어려웠을 것이다.

서양의 과학 문명이 인류의 삶을 편리하게는 하였지만 인류에게 끼치고 있는 재앙도 그 혜택에 못지않다. 이미 많은 학자들이 이대로 가면 인류가 멸망할 수밖에 없다고 예언하고 있다. 인류가 멸망하기 전에 이미 우리는 엄청난 환경의 변화를 체험하고 있다. 그리고 내심으로는 모두 걱정은 하고 있으면서도 내가 아니라 어떤 훌륭한 과학이 이 문제를 잘 해결하여 줄 것으로 생각하며 살아가고 있을 따름이다.

또 어떤 사람은 중국의 유교 사상이나 인도의 불교 사상을 현대의 환경 위기를 극복할 수 있는 대안으로 생각하기도 한다. 여하튼 인류에게 편리함과 부유함이라는 혜택을 안겨 준 현대 과학 문명이 종국에는 어떻게 끝날지 걱정이 많이 된다.

단지 우리가 유념해야 될 것은 과학만이 최선책이 아니라는 사실이다. 모든 것을 과학이라는 잣대 위에 놓고 과학적이냐 아니냐를 따지는 것은 삼가야 한다. 왜냐하면 광물을 다루는 산업에서는 과학적 법칙이 잘 통하고 과학적 지식을 사용하면 편리한 사물을 만들 수가 있지만 살아 있는 생물의 세계에서는 과학의 법칙이 잘 통하지도 않고, 오히려 음양오행적 관찰 방법과 치료 방법이 훌륭한 효과를 보이고 있기 때문이다. 즉 이는 과학적 기기를 사용하여 생물을 관찰하는 것보다 오히려 살아 있는 생물을 그대로 두고 음양오행적으로 사람이 관찰하는 방법이 훨씬 사물을 정확하게 볼 수 있음을 의미하는 것이다. 이 글에서는 사물의 음양오행적(陰陽五行的) 관찰을 여러 번 언급하였다. 이를 구체적으로 생각하여 보자.

9. 사물의 음양오행적 관찰 방법이란 무엇인가?

앞에서도 잠깐 언급을 한 바 있듯이 동양에서는 사물의 변화를 기의 변화라고 생각하였다. 우리가 점을 치거나 관상을 보는 것도 모두 기의 변화를 예측하는 것일 뿐이다. 우리는 시간의 흐름 속에서 과거와 현재와 미래가 서로 분리되어 있는 것으로 생각하기 쉽다. 그러나 사실은 과거와 현재와 미래가 서로 분리되어 있는 존재일 수는 없는 것이다. 아들은 아버지를, 아버지는 할아버지를 닮아서 태어나고 손자는 또 아들을 닮아서 태어난다. 이는 과거와 미래가 면밀하게 연결되어 있음을 말하는 것이다. 물론 서양 과학에서는 이를 유전자라는 말로 설명하지만 동양학적으로 말한다면 이는 피 속의 기가 닮아서 전해 오고 있다고 보는 것이다.

폐일언하고 좌우지간 음양오행적 관찰 방법이란 기의 변화를 관찰하는 것이다. 즉 '기가 어떻게 움직이고 있나?' 또는 '기가 어떻게 변하고 있나?', '기가 어떻게 흐르고 있나?'를 관찰하는 것이다. 봄에 식물의 새싹이 나오면 보통 사람들은 그냥 싹이 튼다고 생각할 것이다. 그러나 음양오행적 관점을 가진 사람이라면 '아! 식물의 몸속에서 목기가 작용하여 양기가 발생하고 있구나!'라고 생각하는 것이다. 또한 경제적인 측면에서 볼 때 투자가 활발하게 이루어지면 '아! 경제에도 목기가 활발하여 투자가 잘 이루어지고 있구나!' 하고 생각할 수 있다. 지금 서기 2006년 대한민국의 경제는 투자가 적어서 어려움을 겪고 있다. 이는 국민의 대다수가 새로운 일을 감행할 의욕이 감퇴되어 있음을 의미하는 것이다. 1970~80년대에는 투자 의욕이 왕성해도 은행에 돈이 모자라서 대출을 받기가 어려웠다. 그러나 지금은 오히려 신용이 좋은 사람은 은행에서 대출을 받아 가기를 요청하고 있는 실정이다. 그만큼 대한민국의 경제가 노화되어 있다는 것이다. 사람의 건강으로 말한다면 목에 속하는 간의 기능이 왕성하면 의욕이 넘치고 추진력도 강하다. 그러나 간의 기능이 약해지고 금에 속하는 폐의 기능이 강해지면 추진보다는 억제하는 기능이 강해져서 새로운 일을 시작하기가 어렵다. 젊은 시절에는 간의 기능이 왕성하기 때문에 추진력이 강하지만 나이가 들면 폐의 기능이 강해져 억제력이 강해지므로 새로운 일을 추진하기가 어려워진다. 아직 어린데도 추진력이 없으면 간의 기능이 쇠약한 것이고 나이가 들었는데도 의욕이 왕성하면 간의 기능이 실한 것으로 보아도 된다.

즉 양기가 강하면 개체 속의 양기를 발산하고 음기가 성하면 개체 속으로 기를 수렴하는 것이다. 사람이 아침에 일어나는 것도 몸속에 있던 양기가 겉으로 발산되기 때문이고, 밤이 되면 잠을 자는 것도 양기가 몸속으로 들어가 활동을 멈추기 때문이다. 양기가 부족한 사람들은 아침이 되어도 양기가 충분히 겉으로 발산되지 않으므로 커피를 먹어 양기를 발산시켜 잠을 깨우려 한다. 그런데 반대로 음기가 허하여 양기를 잘 갈무리하지 못하는 사람이 오후에 커피를 마시면 밤이 되어도 잠을 잘 이루지 못하는 경우가 많다. 그러나 태음인처럼 음기가 강한 사람은 밤에 커피를 먹어도 잠을 잘 잘 수가 있는 것이다. 그러므로 의사들은 반대로 이것을 보고 음기가 허한지 실한지를 알아낼 수 있는 것이다.

물론 이것뿐만이 아니다. 만물의 맛이나 냄새를 가지고도 기의 상태와 변화를 알아낼 수 있는 것이다. 우리가 들판에 가서 아무런 풀이나 뜯어서 맛을 보면 여러 가지 맛을 느낄 수 있다. 그런데 가장 많이 느끼는 것이 쓴맛일 것이다. 그런데 쓴맛이라도 약간 시간을 두고 씹으면 단맛을 느낄 수 있는 식물도 쉽게 발견할 수 있다. 야생의 식물은 쓴맛이 많고 사람이 경작하는 식물은 단맛이 많다. 왜 사람이 경작하면 단맛이 많아지는가? 사람들이 식물을 기르는 것은 식물에서 탄수화물이나 단백질을 얻고자 하는 것이다. 그 중에서도 열량을 공급하고 있는 탄수화물을 얻고자 하는 것이 첫째의 목적이다. 그래서 사람들은 식물을 키울 때 비료를 많이 주어 탄수화물이 많아지도록 만드는 것이다. 야생하는 잡초는 쓴 맛이 많지만 그래도 단맛이 나는 식물은 대부분 외떡잎식물이라는 것을 알 수 있다. 외떡잎식물이란 씨에서 처음 싹이 틀 때 잎이 하나만 나오는 식물을 말한다. 대표적인 식물로는 우리가 주식으로 먹는 벼, 밀, 보리, 조, 옥수수 등이 있고, 야생으로는 잔디, 갈대, 대나무, 개밀, 바랭이 등이 모두 외떡잎식물로 양에 속한다. 동양학에서는 1을 양이라 하고 2를 음이라 한다. 또한 맛 중에서는 단맛과 매운 맛을 양으로 보고 쓰고 시고 짠맛을 음으로 본다. 외떡잎은 1이니까 양이고 양이니까 맛이 달다고 보는 것이다. 그런데 콩, 팥, 감나무, 아카시아, 떡갈나무 같은 쌍떡잎식물을 보면 색도 어둡고 잎이 두껍고 맛이 쓰거나 떫은 경우가 대부분이다. 이는 음의 성질을 그대로 보여주는 것이다. 이러한 음양의 성질을 안다면 그냥 풀이나 나무의 모양만을 보아도 그 맛이 대강 어떠하리라는 것을 예측할 수 있는 것이다.

가을이 되어 은행나무 잎의 색이 밝아지면 은행이 익기 시작한다. 그리하여 은행잎이 떨어지기 시작하면 은행도 익어서 떨어지기 시작한다. 은행나무의 열매는 그 영양이 되는 물질을 어디에서 가져오는 것일까? 우리가 알고 있는 바와 같이 여름에 잎이 햇빛을 받아 탄소동화작용을 하여 잎이나 열매 껍질이나 뿌리 속에 저장하여 두었던 물질들인 것이다. 은행의 열매를 여름에 보면 파란색을 띠고 있는 것을 볼 수 있다. 그러다가 가을이 되어 은행잎이 노랗게 물들기 시작하면 열매가 노랗게 변하면서 익는 것을 볼 수 있다. 이는 은행나무의 잎이 음기가 소모되고 양기가 성해질 때에야 은행도 음기가 적어지고 양기가 많아져서 익는다는 것을 알 수가 있는 것이다. 은행나무가 여름에는 파랗게 싱싱하다가 가을이 되면 노랗게 물이 드는 것은 음기가 소모되고 양기만 남기 때문이다. 사람도 늙으면 검은 머리가 하얗게 혹은 빨갛게 변하는 것은 음기가 없어지고 양기만 남기 때문이다. 우리가 불을 땔 때 나무가 불이 붙어도 처음에는 까맣게 그을리기만 하다가 어느 정도 시간이 지나면 빨갛게 변하는 것을 볼 수 있다. 나무가 아직 까만 모습을 하고 있는 것은 음기가 아직 있다는 뜻이고 빨갛게 변하는 것은 나무 속의 음기가 소모되고 없다는 뜻이다. 실제로 나무가 훨훨 탈 때의 온도보다 오히려 숯불의 온도가 높은 것은 나무속의 상태가 음에서 양으로 바뀌었기 때문이다. 이렇게 과일을 익히고 씨앗을 만드는 힘을 오행적(五行的)으로는 금기(金氣)라고 한다.

우리가 과일이 익었다고 하고 또한 고구마나 감자, 강냉이를 삶거나 고기를 구울 때도 익었다고 하는 것은 모두 그 개체 속의 음기가 소모되고 양기가 많아졌다는 것을 의미한다. 음기가 약해지고 양기가 많아져서 익으면 스스로를 결집시키려는 힘이 약해지고 분산될 가능성이 많아지므로 우리가 먹고 소화시켜 흡수하기가 쉬워진다. 그러나 식물 자체에 있는 생명력의 근본인 수기(水氣)가 깨어지기 쉬우므로 오히려 소화가 어렵더라도 생식을 하려는 사람이 있는 것이다.

앞에서 말하였듯이 열매가 익었다고 해서 음기가 없는 것은 아니다. 음기가 없으면 생명력을 잃어버린다. 음기가 없다는 것은 상대적인 용어로만 이해해야 한다. 여름에 외적으로 왕성했던 음기만 없어진 것이지 열매를 단단하게 묶어 줄 음기는 씨앗 속에 단단히 박혀 있는 것이다. 만약에 씨앗 속에 음기가 없다면 씨앗 속에 있는 양기나 열매에 있는 양기가 가만히 있을 까닭이 없지 않겠는가? 가을에 열매를 맺어 겨울을 지나 봄이 되고 나서는 싹이 터야 한다. 그 긴 시간 동안 양기를 잘 붙들어 두려면 강력한 음기가 필요한 것이다. 우리가 가을에 싱싱한 씨앗을 그냥 먹으면 설사를 하는 경향이 있다. 이는 씨 속의 음기가 소화가 잘 되지 않기 때문이다. 그래서 삶거나 구워서 먹으면 음기가 파손되기 때문에 소화가 잘 되는 것이다. 그러나 앞에서 말한 바와 같이 열을 가하여 음기를 손상시키지 않고 그냥 먹고 소화시킬 수 있다면 싱싱한 음기를 씨앗으로부터 취할 수 있는 이점이 있는 것이다. 이 싱싱한 음기를 오행으로는 수기(水氣)라 한다.

10. 음양오행적 진찰 방법이란 무엇인가?

우리나라 사람들은 병이 생기면 병원에 가서 진찰을 받으려고 한다. 병원에 가면 진찰을 정확히 해서 자기의 질병을 치료할 수 있다고 믿기 때문이다. 물론 많은 사람들이 병원에 가서 자기의 마음에 드는 진단 결과를 듣고 오겠지만 만족한 진단을 받지 못하고 오는 사람도 있다. 또한 만족한 진단을 받았다고 생각했는데 만족한 치료를 받지 못하는 사람은 더더욱 많다. 이는 무엇을 말하는가? 서양 의학의 진단이 완전히 정확하지 못하다는 것이다. 언뜻 생각하기에 비싼 기계로 진단을 하니까 병을 잘 알아낼 수 있을 것 같지만 그렇지 않다. 서양 의학은 주로 사진으로 찍고 작은 것을 확대하여 잘 보이게 하는 기술을 사용하고 있다. 이는 물론 좋은 기술이다. 그러나 앞에서 말하였듯이 물질의 변화는 보이지 않는 기에서부터 시작되고 있다. 질병이란 것도 처음에는 보이지 않는 기에서 시작하므로 아프기는 하여도 병이 물질적으로 드러나지 않으므로 보이지 않다가, 병이 오래되어 악화되면 눈에 보이는 물질로 병의 현상이 드러나는 것이다. 우리는 누구나 병을 조기 진단하여 치료하는 것이 좋은 줄 알고 있다. 그러나 단순히 기의 변화에서 머물고 있는 병은 한의학적으로 음양오행을 동원하여 진단하지 않으면 나타나지 않는다. 예를 들어보면 유능한 한의사라면 사람의 얼굴만을 보고도 어떠한 문제가 있다는 것을 느낄 수 있다. 그러나 이러한 사람을 병원에 데리고 가서 사진을 찍고 혈액 검사를 해도 별다른 증상이 나타나지 않는 경우가 많다. 우스운 이야기로 한의사가 밥을 먹고 체했다고 하니까, 의사들은 밥을 먹고 체하여 장이 막히면 죽는다고 하는데 한의사들은 무식하게 자꾸 체했다는 말을 한다고 한의사를 핍박하는 사람이 있었다. 한의사도 장이 막히면 죽는 줄은 안다. 장이 막히면 한의학에서는 건곽란(乾藿亂)이라 하여 위급한 병으로 보고 있다. 그러나 그냥 체했다는 말은 장에서 소화불량으로 기혈(氣血)의 소통이 원활하지 못하다는 뜻으로 쓰고 있다. 교통 체증이란 말도 도로가 완전히 폐쇄되었다는 뜻이 아니라 소통이 원활하지 못하다는 말로 쓰고 있지 않은가? 또한 사람이 자꾸 식은땀을 흘리면 기가 허하다고 하여 닭에다가 황기를 넣어 삶아 먹든지 보중익기탕을 먹든지 한다. 양방으로는 아무리 사진을 찍고 검사를 해도 잘 나오기 어려운 병증이 많다. 필자가 경험한 예로도 병원에서 아무리 검사를 해도 아무런 증상이 나타나지 않는데 환자는 괴로운 경우가 많다. 한방적으로 진단을 하면 순식간에 알아낼 수 있는 것도 양방적으로는 진단이 잘 되지 않는다. 요즈음에 얼굴이 붉고 땀을 많이 흘리는 사람이나 구역질이나 멀미를 하고 배가 빵빵한 사람 같은 경우 간단한 망진과 문진, 맥진으로 진단이 가능하지만 양방적으로는 진단이 어려운 경우가 많을 것이다.

사람이 식은땀을 많이 흘리고 맥이 무력한 경우는 몸속에 약간의 열이 있고 몸의 표면에는 기가 모자라서 땀이 세어 나가는 것이다. 사람도 풍선처럼 몸속에 기가 차 있으므로 기가 세어 나가지 않도록 기가 땀구멍을 막아야 한다. 그런데 기가 모자라거나 몸속에 열이 있으면 땀구멍이 열리어 기가 빠져나가는 것이다. 그래서 식은땀이 자꾸 나는 것이다. 그러므로 이를 치료하려면 몸속의 열을 약간 빼면서 기를 보하여야 한다. 이는 속에는 양이 성하고 음이 허하며, 겉에는 양이 허한 병이다.

둘째로 얼굴이 붉은 사람은 위에 열이 많은 사람이다. 경락적으로 얼굴에는 위(胃)의 경락이 흐르고 있는데 위(胃)에 열이 울체되면 열이 경락을 타고 얼굴로 올라와 얼굴이 붉어지는 것이다. 이럴 때는 위의 열을 풀어 주는 약을 쓰면 얼굴의 붉은 색이 없어진다. 공연히 얼굴의 피부와 신경을 가지고 아무리 씨름을 해도 붉은 색은 없어지지 않는다. 구역질이 나고 배가 빵빵하고 멀미를 하면 흔히 위장에 병이 있는 것으로만 생각할 수 있지만 병의 근원은 실은 간과 담에 있는 것이다. 즉 간에 열이 있고 진액이 부족하여 간의 소설 작용이 부진하므로 담즙의 분비가 부실하여 대변이 잘 나가지 않아 복창증(腹脹症)이 생기고, 탁한 기가 역상하므로 어지럽고 구역질이 나는 것이다. 간은 탁한 기는 내리고 청한 기는 올리는데 탁한 기가 내려가지 않고 도리어 올라가니까 이러한 현상이 생기는 것이다. 이렇게 병리를 분석할 수 있는 것은 음양오행의 원리에 입각한 한의학의 장상론(藏象論)을 근거로 한 것이다.

실제 필자가 임상을 할 때에는 병명에 상관없이 변증만을 가지고 임상을 한다. 예를 들어 해수(咳嗽)라 할 때 사기가 어디에 있느냐에 따라 약을 쓰는 것이지, 해수라는 병명을 보고 약을 쓰는 것이 아니다. 대체로 병이란 기가 막혀서 변하지 못할 때 오거나 또는 오행 중 하나가 지나치게 강하고 다른 것이 약할 때 나타난다. 해수는 대체로 폐에 담이나 풍열습조(風熱濕燥) 등의 사기가 울체하여 오는 경우가 많지만 꼭 폐의 병으로만 해수가 나타나는 것은 아니다. 위나 심장, 간담, 심장 등의 병으로도 해수가 나타나는 경우도 많다. 임상이 서툰 사람은 이러한 것들을 잘 찾아내지 못하므로 병을 치료하기가 어려운 것이다. 물론 증상을 잘 문진하여 관련된 장부를 찾아낼 수도 있지만 맥으로 보는 것이 가장 편리하기 때문에 맥진이 각광을 받는다. 그러나 이는 기술을 연마하기가 너무 어려운 단점이 있다. 물론 경락에만 병이 들어서 기침이 나는 경우도 있다. 음양오행을 직접 진단에 이용하지 않더라도 한의학의 장상론, 경락, 진단, 망진, 문진, 맥진을 사용하면 이들이 모두 음양오행을 바탕으로 만들어진 것이기 때문에 결국은 음양오행적 진단을 하는 것과 같은 것이다.

자, 이제부터는 질병 하나하나를 가지고 어떻게 감기와 연관이 있는지를 알아보기로 하자.

11. 아토피와 감기

감기가 만병의 근원이라는 말은 많이 알고 있다. 그런데 요즈음 의사들은 단순히 상기도 감염만을 감기라 하고 기타 비(鼻), 안(眼), 이(耳) 등의 외관과 간심비폐신(肝心脾肺腎)과 담, 위, 소장, 대장, 방광 등의 오장육부나 근육 피부 골격에 생기는 병은 모두 염증으로 분류하고 있다. 물론 이들을 이렇게 염증으로 분류하는 것까지는 좋지만 이것들을 감기와는 관련이 없는 별개의 병으로 보고 치료하려는 것은 곤란하다. 심지어 병이 유전된다고 하여 가족의 병력까지 물어보는 사람들이 어찌 환자 자신이 며칠 전까지 앓았던 감기가 현재의 병과 관련이 없다고 생각한다는 말인가? 실제 임상에서 보면 이들의 병은 모두 전에 앓았던 감기와 연관되어 있음을 알 수 있다. 물론 정확한 진단 능력과 분석 능력을 갖지 못한 사람이 보면 모르지만 능력을 갖춘 사람이 보면 얼마든지 알 수 있는 일이다. 감기라는 병에 걸리면 처음에는 별로 열이 없고 오히려 오한을 느끼는 사람도 많다. 이때는 감기가 피부에 걸려 있는 때이다. 만약 환자가 평소에 건강하고 의사가 알맞게 치료하면 병은 금방 나아서 아무런 후유증이 없다. 그러나 만약 환자의 평소 건강상태가 나쁘다든지 의사가 치료를 제대로 하지 못하면 병이 점차 속으로 들어가면서 몸속에 열이 생기게 된다. 물론 열이 생기지 않고 오히려 속이 차가워지는 사람도 간혹 있다. 그러나 요즈음 대부분의 사람은 열이 속에 생긴다. 열이 속에 생기면 의사들은 비염이니 각막염이니 폐렴이니 간염이니 하는 말을 붙여서 항생제 처방을 하는 것이다. 그러다가 겉으로 열이 내리면 병이 나았다고 하면서 치료를 중단한다. 그러나 병이 나은 사람도 있지만 병이 낫지 않고 건강상태가 점차 나빠지는 사람도 많다. 기력이 없고 식욕이 떨어지고 수면 불량 등의 증상이 나타나는 것이다. 겉으로 열이 없다는 것은 곧 열이 속으로 들어갔다는 말이다. 사람의 구조를 횡으로 본다면 겉에는 기가 있고 속에는 혈(血)이 있다. 처음에 감기에 걸리면 병이 기에 문제를 일으키지만 오래되어 병이 속으로 들어가면 혈 속으로도 열이 들어가서 잠복하는 것이다. 물론 사람의 몸은 스스로 방어력이 있기 때문에 건강한 사람은 기에서 그냥 머무는 경우도 있다 그러나 피가 약한 사람은 피 속으로 열이 들어가 버리는 경우가 많다. 그러므로 아토피는 기에서 열이 머물러 생기는 경우도 있고 혈에 열이 잠복하여 생기는 경우도 있으며, 기와 혈에 모두 열이 있는 사람도 있는 것이다. 이러한 경우에 흔히 아토피라는 병이 생겨 피부에 발진이나 반진이 나타나고 소양이 심해지게 된다. 그러므로 한방적으로 아토피를 치료할 때는 아토피를 치료하는 약이 따로 있는 것이 아니다. 곧 감기 열이 속으로 들어가서 혈에 있을 때 쓰는 약이나 기에 있을 때 쓰는 약을 아토피에도 그대로 사용하고 있는 것이다. 이렇게 잘 치료하면 아토피가 완치될 수 있는 것이다. 아토피를 단순한 피부병이라고 생각하고 아무리 피부에 약을 바르고 목욕을 하고 약을 먹어도 아토피는 절대로 낫지 않을 것이다. 아토피를 열감기를 치료하는 방법으로 치료할 때 탁월한 효과를 볼 수 있는 것이다. 감기를 치료하는 방법으로 아토피를 치료하여 나았다는 것은 곧 아토피가 감기와 관련이 깊은 병이라는 것을 말하는 것이 아니겠는가? 실제로 임상에서 보면 감기를 앓았는데 치료를 잘못하면 아토피 증상이 매우 심해지는 것을 많이 볼 수 있다. 이것도 아토피가 감기와 아주 밀접한 관련이 있음을 의미하는 것이다.

물론 아토피는 열감기를 치료하는 방법으로 잘 치료하면 치료되지만 환자가 주의해야 할 사항도 적지 않다. 더욱이 아토피를 오래 앓았던 사람들은 여러 가지 성격적으로나 식생활 등에 문제가 많은 경우가 많으니 이를 고치지 않으면 아토피가 완치되기 어렵다. 요즈음 모든 병이 그렇듯이 채식을 많이 하지 않으면 아토피가 낫지 않는다. 채소 중에서도 맛이 시고 쓴 시금치, 상치, 치커리, 오이와 섬유질이 많은 씨레기, 산나물 등을 많이 먹어야 아토피를 완치할 수 있다. 그리고 매운 양념인 양파 마늘 고추 등은 줄여야 한다. 아울러 스트레스를 받지 말고 화를 내지 말아야 한다. 스트레스를 받고 화를 내는 것은 곧 피 속에 열을 만들고 독을 만드는 것이므로 곧장 병을 악화시킨다.

12. 아토피, 알레르기와 감기

필자가 지난해에 양의사들이 감기를 항생제와 해열제로 잘못 치료하여 아토피와 알레르기가 발생한다고 글을 발표하였더니, 의사들이 입에 담지 못할 욕들을 많이 하였다. 그런데 필자에게 직접 찾아온다든지 최소한 전화로 항의를 한 사람은 한 사람도 없고 비겁하게 인터넷에다 욕을 하였을 뿐이다. 자신들이 정말 확신이 있으면 공개적으로 토론을 요구하든지 최소한 전화라도 해야 할 터인데 신원을 알 수 없는 익명의 글로만 욕을 하고 있는 것이다. 물론 자신들의 비위를 건드리니 기분은 나쁘겠지만 이것은 사람의 건강을 다루는 것이므로 심각한 문제가 아닐 수 없다. 본인도 임상을 통해 겪은 확신이 없으면 어떻게 그런 말을 할 수 있겠는가?

우선 앞에서 말한 바와 같이 양의사들이 보는 감기에 대한 인식은 필자와 좀 다르다. 그러나 양의사들이 감기라고 생각하는 질병이 악화되어 아토피나 알레르기가 되는 것은 너무도 당연한 일이다. 양의사들은 아토피의 원인과 치료법을 잘 모른다고 한다. 그리고 완치가 잘 안된다고 한다. 물론 아토피가 치료하기 쉬운 병은 아니다. 그러나 잘 치료하면 완치가 얼마든지 가능한 병이다. 물론 단순히 약만으로 치료가 가능한 것은 아니다. 다른 질병과 마찬가지로 환자나 가족의 협조와 주의가 필요한 병이다. 아토피는 속에 감기로 인하여 생긴 열이 잠복되어 있는 병이다. 왜 감기로 인한 열이 속에 잠복되는 것일까? 예전에는 이러한 질병이 적었는데 최근에는 왜 많아지는 것일까? 이는 현대인에게 당뇨나 고혈압, 중풍이 많아지는 것과도 무관하지 않다. 사람의 몸은 기와 혈로 이루어져 있다. 실제 사람이 움직이고 보고 듣고 생각하는 것은 모두 기에 의한 것이다. 그러나 기만 있다고 해결되는 것은 아니다. 예를 들어 우리가 발전을 한다고 해도 전기를 마음대로 쓸 수 있는 것은 아니다. 발전을 해도 전기를 편리하게 쓸 수 있게 하려면 더 많은 노력이 필요한 것이다. 인체에서도 기를 편리하게 쓰기 위해서는 기를 저장하고 운반할 기구가 필요하다. 바로 이러한 역할을 하는 것이 피인 것이다. 식물을 보면 엽록체라는 것이 있어 태양의 기를 받아 저장하여 녹말이라는 것을 만들어 낸다. 사람에게는 적혈구라는 것이 있어 기를 받아 저장하는 역할을 하는 것이다. 그러므로 사람의 몸은 기와 혈로 이루어진다고 하는 것이다. 사실 기타 혈구세포 이외에 많은 세포가 있지만 모두 혈구세포의 변형된 형태라고 보면 된다. 기를 저장하는 근육세포는 물론 상피세포, 골세포, 신경세포, 정자, 난자 등도 모두 혈구세포가 변형된 형태로 보면 된다. 그러므로 인체에서 혈구세포, 즉 적혈구가 가장 원시세포이고 가장 기저를 이루는 세포라는 것을 알아야 한다.

사람이 기와 혈로만 이루어졌다는 것을 말하려다 보니까 장황한 이야기를 한 것 같다. 사람이 기와 혈로만 이루어졌으니 병이 들어도 기와 혈에 든다는 것은 자명한 일이다. 기는 밖에 있고 혈은 안에 있다. 기는 양이고 혈은 음이니 양이 밖에 있는 것이 원칙이다. 그러므로 병이 들 때도 기가 먼저 병이 들고 그 다음에 혈이 병이 든다. 기가 병이 들었을 때 혈이 강하면 병이 기에만 머물다가 나가 버리거나 계속 기에만 머무는데, 혈이 약하면 쉽게 혈이 병들게 된다. 기에 병이 들면 열이 나고 피부가 벌겋게 발적하는 등의 증상이 나타나고, 물을 많이 먹으며 열이 많이 난다. 그러나 혈에 병이 들면 피부에 발진이 나고 음수량이 줄고 열도 오히려 덜 나게 된다. 보통 의사들이 감기를 치료할 때 열이 있는지, 기도가 부어 있는지, 기침을 하는지 등을 보는 것과 같은 이치이다. 기에 열이 있을 때는 외부에 염증 증상이나 발열이 심하지만 혈속으로 열이 들어가 버리면 오히려 열이 내리고 발진이나 발적 증상이 줄어드는 경향도 많다. 더욱이 혈분에 열이 울체하여 소변이나 대변 혹은 코로 출혈이 있을 경우에는 이러한 병증이 거의 없어지게 된다. 그러면 서투른 의사들은 병이 나은 것으로 판단할 수도 있는 것이다. 물론 환자도 병이 나은 것으로 여기게 된다. 그러나 실제로는 병이 나은 것이 아니라 단지 열이 속으로 잠복한 것에 불과한 것이다.

감기의 열이 아주 얕게 폐로 들어가서 약하게 폐에서 염증을 일으키면 비염, 기관지염 등이 나타나고 심하면 폐렴을 일으키게 된다. 그리고 감기의 열이 간으로 깊게 들어가면 각막염, 간염 등을 일으키고 심장으로 들어가면 어린이의 야제, 소변불리(小便不利), 흉통, 불면 등의 병을 일으키고 신장으로 들어가면 인후염, 중이염, 신장염, 방광염 등을 일으키는 것이다. 물론 병은 여기에서 끝나는 것이 아니다. 열이 속으로 들어와 신진대사에 장애를 일으키고 혈의 기능을 망가뜨리므로 헤아릴 수 없이 수많은 병을 모두 일으키는 것이다. 염증으로 바로 병이 발생하는 경우는 오히려 급성병이라 환자가 신경을 써서 치료를 하므로 커다란 병으로 발전할 가능성이 적다. 그러나 급성병으로 발전하지 않고 열이 속에 잠복만 하면 결국 더 위험한 병으로 발전할 수밖에 없는 것이다. 갑자기 다리에 힘이 없어 못 걷는 병이나 또는 살이 빠지는 당뇨나 중풍, 암 같은 병도 알고 보면 사소한 감기를 잘못 치료하여 속에 열이 잠복하여 생긴 병인 것이다. 앞에서 말한 것처럼 열이 속에 잠복하면 아토피나 알레르기가 발생하는데, 아직 인체의 기가 깨끗할 때는 심하게 가렵고 반응도 민감하다. 그러나 세월이 지나 인체가 이에 적응을 하면 증상이 좀 완화되고 반응이 둔해지게 된다. 그렇다고 병이 나은 것은 아니다. 예전에는 농산물이 깨끗하여 사람들의 기가 깨끗하고, 항생제나 해열진통제를 사용하지 않았으므로 아토피가 적었다. 그러나 현재는 비료와 비닐하우스, 농약이 농산물을 오염시킬 뿐만 아니라 농산물의 질을 떨어뜨린다. 사람의 기혈이라는 것은 결국 먹는 농산물의 기와 혈을 재료로 하여 만들어지는 것인데 그 재료가 좋지 못한 것이다. 농산물은 뿌리에서 영양분을 흡수하여 잎과 줄기를 만들고, 잎과 줄기는 태양에서 기를 받아 곡기를 만들어 낸다. 그런데 퇴비를 쓰지 않고 화학 비료를 쓰게 되면 작물의 뿌리가 자기가 필요로 하는 충분한 재료를 흡수하지 못하는 것이다. 퇴비를 주는 것은 퇴비 안에 충분한 영양소가 있을 뿐만 아니라 퇴비를 먹고 자라는 미생물이 작물이 좋아하는 온갖 무기물 유기물을 충분히 생산하여 작물에 공급하기 때문에 작물이 건강하게 잘 자랄 수 있는 것이다. 그러나 화학 비료를 주면 미생물이 좋아하는 영양분과 무기물이 없기 때문에 토양에 영양분이 없고 미생물도 없어지게 된다. 즉 죽은 흙이 되어 버리는 것이다. 그렇게 되면 비록 잎과 줄기가 생기어 광합성을 한다고 하더라도 제대로 할 수가 없는 것이다. 줄기와 잎에 있는 광합성의 설비가 불량인데 하물며 비닐하우스 속에서 자라난 식물은 광합성이 더욱 잘될 까닭이 없다. 요즈음 상치를 먹어 보면 알 수 있다. 원래 상치는 쓴 맛이 있어야 제대로 된 상치이다. 그런데 상치에 쓴 맛이 없으니 그게 상치인가? 영양소가 모자라고 무기질이 모자라 병에 취약하니 자연히 농약을 쓸 수밖에 없다. 이렇게 불량으로 자란 채소와 곡물을 먹고 만들어진 우리들의 기혈이 좋은 기혈일 수가 없는 것이다. 튼튼한 사람은 감기에 잘 걸리지도 않지만 걸려도 감기가 깊숙이 침투하지 못한다. 왜냐하면 우리 인체는 겹겹이 몸 안에 방어망이 구축되어 있기 때문이다. 그러나 현대인은 기혈이 약하므로 방어망도 약할 수밖에 없다. 그러므로 감기에 걸리면 짧은 시간 안에 쉽게 열이 속으로 침투한다. 원래 가만히 두어도 열이 속으로 잘 침투하는데 여기에 해열진통제를 쓴다면 더욱 열이 속으로 침투하는 것을 도와주는 것이다. 원래 열이 난다는 것은 열이 밖으로 나갈 의사가 있다는 것인데, 항생제와 해열제는 열의 발생을 막는 것이므로 열이 잠복할 수밖에 없는 것이다. 항생제는 체내에서 물질이 부패하는 것을 막는다. 열이 난다는 것은 부패의 속도가 빠르다는 것이다. 감기라는 것은 체내에 부패되어야 할 물질이 남아 있을 때 발생하는 것이다. 바이러스가 이 부패시켜야 할 물질을 열심히 부패시키고 있는데 항생제를 투여하면 세균은 부패 작용을 멈추고 잠복하게 된다. 그러면 부패시켜서 밖으로 배출시켜야 할 물질은 체내에 남게 되어 언제나 기회만 있으면 바이러스나 세균이 다시 부패를 시도할 것이고, 이뿐만 아니라 쓸데없는 노폐물이 체내에 남아 있으니 생리 순환의 장애로 여러 가지 장기와 조직에 문제를 일으키게 되어 더 심한 병이 생기게 되는 것이다. 낮에는 사람의 기가 밖으로 나오고 밤에는 혈 속으로 들어간다. 기는 양으로 뜨겁다. 반면 혈은 음으로 차갑다. 그래서 기와 혈은 음양의 조화가 맞는 것이다. 그런데 혈 속에 아직 다 부패되지 못한 노폐물이 남아 있으면 바이러스와 세균이 잠복할 우려가 많고 항상 미약한 열을 동반할 수밖에 없다. 혈은 차가워야 하는데, 혈이 뜨거운 상태에서 밤이 되어 기가 혈 속으로 들어오면 혈은 더욱 뜨거워진다. 심하면 기가 아예 혈 속으로 들어갈 수도 없게 된다. 혈이 뜨거워지면 발진이 나고 가렵게 된다. 그러므로 아토피 환자는 밤이 되면 더욱 가렵다. 그리고 기가 혈 속으로 들어갈 수가 없으므로 잠을 못자거나 깊은 잠을 이루지 못하는 것이다. 알레르기는 대체로 열이 깊이 들어가지 않은 경우이다. 그러므로 밤에는 잘 자는데 오히려 기가 밖으로 나오는 낮에 여러 가지 증상을 일으키는 경우가 많다. 물론 알레르기도 열이 깊이 들어간 경우는 밤에 심할 수도 있다.

그러므로 아토피나 알레르기를 치료하려면 속으로 잠복한 열을 밖으로 배출시켜야 한다. 이때에 쓰는 약이 한방에서는 열감기를 치료할 때 사용하는 감기약에 불과하다. 감기약을 사용하여 열을 빼내면 알레르기와 아토피를 치료할 수 있는 것이다. 이렇게 하여 필자는 많은 환자들을 치료하였다. 몸의 면역체계가 건강한 사람은 아주 쉽게 낫지만 취약한 사람은 상당한 시간이 걸리기도 한다. 하지만 확실히 증상이 호전되고 병이 나아가는 것을 확연히 볼 수 있으므로 아토피나 알레르기가 감기로 인하여 유발되는 병임을 확실히 알 수 있는 것이다. 그런데 아직도 의학계에서는 이를 원인불명이라고 하고 있어 도대체 이해할 수가 없다. 하긴 서양 의학을 하는 사람들이나 한의학을 하는 사람들 중에도 질병의 원인을 정확히 이해하고 변증을 정확히 할 수 없는 사람들이라면 필자가 하는 말을 이해하기가 어려울 것이다. 그리고 앞으로도 계속 아토피는 원인을 모르는 질병이고, 치료가 되지 않는 질병이라고 말할 것이다. 왜냐하면 아토피나 알레르기가 감기라고 하여 아무런 감기약이나 준다고 낫는 병이 아니기 때문이다. 즉 변증시치를 할 수 있는 사람이 정확히 진단하고 정확하게 처방을 해야만 낫는 병이기 때문이다.

13. 기침과 감기

기침은 왜 하는 것일까? 몸속의 기가 막혀서 기를 소통시키기 위한 인체의 자발적인 응급조처인 것이다. 그러나 기가 막히는 이유는 다양하다. 일반인들은 모든 기침이 똑같은 병인 줄 알고 있다. 기침이 똑같은 병이라면 왜 의사가 필요한가? 기침약 한 가지로 다 치료해 버리면 될 터인데! 기침이라는 말은 같지만 기침을 하는 이유는 너무나 많다. 환자들은 답답하기 때문에 바로 이 기침만 치료해 달라고 말하기도 한다. 그러나 겉으로 드러나는 증상은 기침일 뿐이지만 그 원인은 여러 가지이므로 원인과 병리를 밝히기가 그리 쉽지 않다. 물론 감기로 인하여 오는 기침이 제일 많다. 그러나 감기라고 하여 증상이 같은 것이 아니다. 기침을 하는 표면적인 이유는 폐에 탁한 공기가 울체하기 때문으로, 이 탁한 기를 배출하려고 기침을 한다. 이는 곧 우리가 탁한 공기를 마시면 기침을 하는 것과 같은 이치인 것이다. 그런데 탁한 공기를 마시지 않았는데도 몸속에서 탁기가 생기면 기침을 하는데 그 생기는 이유가 여러 가지라는 것이다. 감기에 걸리면 땀이 잘 나지 않고 소변이나 대변도 잘 나가지 않아 몸에서 탁기를 잘 배출하지 못하므로 폐에 탁기가 울체되어 기침을 하는 것이다. 특히 땀이 잘 나지 않을 때 기침을 많이 하므로 마황이나 계지 같은 발한제(發汗劑)를 많이 쓴다.

그러나 기침이 꼭 발한 부족으로 생기는 것이지만 '왜 발한이 되지 않느냐?'가 더 중요한 것이다. 정상적인 사람이라면 운동을 하거나 약간 더운 음식을 먹으면 땀이 나게 되어 있다. 그런데 이러한 상황하에서도 땀이 나지 않는 사람은 몸속에 탁한 기가 울체되어 기침이 나지 않을 수 없다. 사람의 몸에서 열을 내거나 힘을 쓰려면 우리가 가지고 있는 영양물질을 산화시켜야 한다. 산화를 시키면 자연히 탄산가스가 생기므로 이 가스를 우리는 끊임없이 배출하고 있는 것이다. 그런데 우리가 낡은 매연차량이나 디젤엔진을 장착한 차량을 보면 유달리 매연가스가 많이 배출되는 것을 볼 수 있다. 등유나 경유는 휘발유나 천연가스보다 매연이 많지만 그래도 연소장치가 잘 되어 있는 차량은 매연이 적게 나온다. 사람의 엔진은 심장이므로 심장이 건강한 사람은 산화 후에 매연이 적게 나온다. 그러므로 심장이 건강한 사람은 폐가 탁기를 배출하기가 쉬우므로 기침을 적게 하는 것이다. 그러나 심장이 건강하다 할지라도 심장이 태워야 하는 연료인 피 속의 영양물질이 깨끗하지 못하면 연소 후에 가스가 생기지 않을 수 없다. 심장에 연료를 공급하는 곳은 두 군데이다. 하나는 간으로 심장이 직접연료인 혈액을 공급받는 곳이다. 또 하나는 간과 폐에 영양물질을 공급하는 소화기인 비위(脾胃)이다. 비위에서 소화가 잘 된 깨끗한 기를 간과 폐에 공급해야 하는데 소화가 불량이면 아무래도 탁한 기가 공급될 수밖에 없는 것이다. 물론 비위에서 깨끗한 기를 간과 폐에 공급한다고 해도 간에서 가공을 못하거나 폐에서 독가스를 배출할 능력이 모자라면 기침을 할 수밖에 없다. 비위와 간에서 하는 일은 영양분이 심장으로 갔을 때 연소가 잘 될 수 있도록 하는 것이다. 우리가 원유를 가져다가 그냥 연소시키는 것이 아니라 정유를 하고 또 가공을 한 이후에 연료로 쓰듯이 우리가 먹는 음식물도 가공을 한 이후에 제대로 연료로 쓰일 수 있는 것이다. 그런데 감기가 걸리거나, 소화불량이 생기면 가공이 안 된 연료가 그대로 연료로 쓰이기 때문에 심장에서 연소시킬 때 가스가 많이 생기고 폐는 이를 배출하기 위하여 기침을 할 수밖에 없는 것이다. 감기에 걸리면 초기에는 주로 폐기가 울체한다. 이 폐로 인한 기침은 그렇게 심하지 않다. 그런데 감기가 오래가면 대체로 혈이 많은 간으로 들어가는 경우가 제일 많다. 간으로 들어가 간혈이 영양분을 가공할 능력을 상실하면 단순히 폐기가 울체한 것보다 훨씬 심한 기침을 하게 된다. 그 외에 신장이 약해서 노인에게 많이 나타나는 해수병도 있다. 이는 폐가 기를 신장으로 보내는데도 잘 받아주지를 않는 경우이다. 물론 폐에서 보내는 기도 불량이고 신장의 기를 받을 능력도 약한 경우가 많다. 그러므로 폐에서 기를 깨끗이 보내기 위하여 반하 같은 약을 쓰고 신장에서 기를 수납할 수 있도록 사물탕이나 숙지황 등을 쓰게 되는 것이다. 방기가 많아지는 것은 대체로 비위가 소화를 제대로 시키지 못하거나 심장이 약하여 연소를 못 시킬 때 많이 나타난다. 그러므로 젊은 시절에는 방기를 많이 하지 않던 사람도 나이를 먹어 심장의 기능이 약해지면 방기가 잦게 된다. 젊은 사람인데도 방기가 지나치게 심하면 심장 기능을 강화시키는 치료를 행하여야 한다. 물론 가스가 많아지면 단순히 기침이 나는 것이 아니다. 몸속에 가스가 들어가 독으로 작용하여 온갖 병을 일으킨다. 사실 알레르기나 아토피가 혈의 병이라고는 하지만 직접 가려움증을 일으키는 것은 독가스이다. 독가스가 우리 몸에 필요한 기의 소통을 막거나 몰아내기 때문에 이러한 현상이 생기는 것이다. 그 외에 대부분의 통증도 모두 독가스 때문에 생기는 것이다. 붓는 것은 수분이 울체되어 생기지만 아픈 것은 대부분이 독가스로 인하여 기의 소통이 이루어지지 않기 때문에 발생한다. 그러므로 통증환자가 기침을 하거나 땀을 흘리거나 방기를 하면 통증이 감소되는 것을 볼 수 있다. 그러므로 기침이 오히려 반가운 경우도 많다. 한약을 먹고 갑자기 기침을 하는 경우는 오히려 병을 낫기 위한 반응일 경우도 많은 것이다. 그러므로 기침을 한다고 함부로 진해제를 사용하는 것은 삼가야 한다. 기침을 해야 독가스가 빠져나갈 수 있는데 가스가 빠져나가지 못하면 결국은 피 속이나 근육 속에 남아 여러 가지 증상을 일으킬 수밖에 없는 것이다.

여기까지 잘 새겨서 읽은 사람은 기침이 왜 생기는지를 약간은 이해할 수 있을 것이다. 그러나 아직 이것으로 기침을 다 설명하지는 못하였다. 기침은 가래의 상태에 따라 크게 두 가지로 나눌 수 있다. 하나는 묽은 가래를 동반하는 경우이고, 하나는 가래가 없거나 혹은 있더라도 노랗고 끈끈한 가래를 동반하는 경우이다. 가래가 묽은 경우는 위와 심장의 기능이 약한 경우이고, 가래가 없거나 끈끈한 경우는 위나 심장의 열이 많은 경우이다. 앞의 경우는 따뜻한 약을 사용해야 하고, 뒤의 경우는 차갑고 진액을 보하는 약을 사용해야 한다. 같은 기침이라도 치료에 있어서는 전혀 다른 치법과 약을 사용하는 것이다.

14. 감기의 발열과 해열진통제의 사용에 관한 문제

감기라고 하면 대부분 열이 많이 나는 열감기(熱感氣)를 앓기 때문에 열에 대한 환자들의 반응이 예민하다. 그러므로 어떻게 하면 열을 내릴 수 있는가 하는 것이 치료의 목적으로 되어 버린 것 같다. 사실 감기가 잘 나으면 열이 없어진다. 그러나 열에 대하여 민감한 환자들의 반응 때문에 현재 해열진통제가 대단히 많이 사용되고 있는 것이 사실이다. 대부분의 사람들은 해열제를 복용하여 겉으로 열이 보이지 않으면 열이 없는 것으로 생각하지만 실은 열이 없어진 것이 아니라 열이 속으로 잠복하는 것이다. 일반인들은 의학지식이 부족하기 때문에 왜 열이 잠복하는지 모른다. 의학을 공부한 사람들도 왜 열이 잠복하는지에 대하여 별로 신경을 쓰지 않는 것 같다. 한의학의 온병학(溫病學) 이론에 열병(熱病)이 인체에 들어오면 위기영혈(衛氣營血)의 순서로 열이 겉에서 속으로 전변한다는 이론이 있다. 발열이 심할 때는 보통 기의 단계에 열이 있는데 해열제를 먹어 열이 내리면 열이 밖으로 빠져나가는 것이 아니라 속으로, 영(營)이나 혈(血)의 단계로 들어가는 것이다. 열이 깊숙이 피 속으로 들어갔기 때문에 겉으로 보아서는 열이 심한 것 같지 않다. 그러나 밤이 되면 열이 나고 땀이 많다든지 또는 미열이 나는 등의 개운치 않은 증상이 남을 뿐만 아니라, 편두통, 식욕부진, 다한, 불면, 아토피, 알레르기, 비염, 결막염, 혈변, 혈뇨, 코피, 갑상선기능항진, 고혈압, 중풍 등 갖가지 질병이 생기는 것이다. 그리하여 또 이러한 질병들을 치료하기 위해 갖가지 약을 먹기 시작하는 것이다. 젊은 시절에는 그런대로 지낼 수 있으나 나이가 들어가면서 통증이 심해지면서 쓸데없이 열이 나고 아프고 잠이 오지 않고 하는 등의 이른바 신경통이라는 것이 생기면 점차 진통제를 복용하게 되고 약의 양도 점점 늘어만 간다. 그리하여 나중에는 어떠한 약도 듣지 않는 불치의 병이 되고 마는 것이다. 왜 이러한 현상이 생기는가? 감기에 걸려서 열이 나고 통증이 생기는 것은 너무나 당연한 일이다. 인체가 스스로 판단하기에 반드시 이렇게 열을 내고 통증을 일으켜야 병이 나을 수 있다고 판단하고 있기 때문이다. 그런데 어리석은 사람들이 얄팍한 과학지식을 가지고 자연의 섭리에 도전하고 있는 것이다. 마땅히 열을 내야 하는데 열을 내리는 호르몬제를 투여하고, 적당하게 세균이 번식해야 하는데 항생제를 투여하고, 통증이 생겨야 하는데 진통제를 투여하니 인체가 스스로의 능력을 발휘할 수 있겠는가? 밖에서 도와주지는 못할지언정 오히려 방해만 하고 병이 낫지 않는다고 불평하고, 나중에 심각한 병에 걸리면 안절부절하면서 의사를 잡고 하소연을 해본들 아무런 소용이 없다. 제발 인간 스스로의 치유능력을 막지 말기 바란다.

그런데 더욱 심각한 것은 요즈음에는 나이가 어리고 젊은 사람에게도 이러한 현상이 나타난다는 사실이다. 젊은 사람들 중에도 진통제를 복용하고 있는 사람들이 적지 않다. 참으로 안타까운 일이다.

그러면 열이 날 때 어떻게 해야 하는가? 열이 나는 것이 꼭 나쁜 것은 아니다. 질병에 대한 인식을 바꾸어야 한다. 몸속에서 바이러스나 세균이 번식하면 열이 난다. 물론 아주 건강한 사람으로 몸이 아주 깨끗한 사람이라면 몸속에서 세균이 번식할 이유가 없다. 그러나 현실적으로 항상 깨끗한 몸만으로 살아가기는 어려운 것이다. 누구나 과식을 할 수가 있고 과로를 할 때도 있고 스트레스를 받을 때도 있다. 이러한 상황에 처하게 되면 인체 내에는 자기도 모르는 사이에 노폐물이 쌓이게 되는 것이다. 우리가 사업을 하다 보면 구석구석에 재고가 쌓이는 것과 마찬가지라고 생각하면 될 것이다. 노폐물이 많지 않으면 인체가 스스로 분해시켜 몸 밖으로 배설할 수 있지만 양이 많거나 인체가 해결할 능력이 약하면 자연히 세균이 들어와 이들을 처리할 수밖에 없는 것이다. 사업을 할 때에 가장 문제가 되는 것이 재고이다. 장사를 할 때 500원에 사서 1,000원을 받고 팔면 배가 남는다. 이렇게 하면 돈을 벌게 되어 있다. 그러나 문제는 재고이다. 사온 물건이 금방 팔리면 사업이 잘되고 돈을 벌지만 생각처럼 잘 팔리지 않는 것이 사업인 것이다. 생산 공장도 은행도 모두 재고가 문제이다. 그러므로 재고를 줄이려고 광고를 그렇게 많이 하고, 할인판매까지 동원하고, 그래도 안 되면 헐값에 처분하는 것이다. 밥을 먹어 영양분이 들어오면 이 영양분이 생리순환을 하게 되어 있다. 그런데 영양분이 어느 단계에 가서 잘 쓰이지 않고 쌓이게 되면 인체 생리 순환을 저해하게 되는 것이다. 그러므로 간에 지방간이 생긴다든지, 혈관에 콜레스테롤이 생긴다든지, 장에 숙변이 생기고 뱃살이 찐다든지, 당뇨병이나 고혈압이 생긴다는 것은 인체 생리 과정의 일부나 혹은 전 과정에 영양분의 재고가 많아진다는 말이다. 사업에 재고가 많아지면 망하듯이 재고가 많아지면 건강이 망가지지 않을 수 있겠는가? 그래서 소식을 하고 운동을 많이 하라고 하는 것이다. 소식을 하고 운동을 많이 하면 자연히 영양분의 재고가 줄어들 수밖에 없지 않겠는가?

적게 먹고 운동하라는 말을 하려는 것이 아니다. 몸속에 재고가 쌓여 이를 처분하려고 바이러스가 침투하여 열심히 재고를 소각시키고 있다. 물건을 소각시키려다 보니 연기가 나고 열이 날 수밖에 없다. 연기는 독한 가스이다. 현대인이 채소를 먹는 것이 아니라 독이 많은 육류를 많이 먹기 때문에 가스가 더욱 독하다. 그러므로 근육통 · 두통 · 요통 등의 통증이 심할 수밖에 없다. 가스로 인한 통증만이 아니라 소각으로 인한 열도 많이 날 수밖에 없다. 환자는 속에서는 어떠한 일이 일어나는 지도 모르고 아프고 열이 나니까 항생제와 해열진통제를 찾게 되는 것이다. 항생제를 먹으면 세균의 활동이 억제되어 세균의 노폐물 처리 작업이 정지되고 해열진통제로 환자의 신경을 무디게 하고 교란시키므로, 통증과 열이 느껴지지 않아 병이 나은 것으로 착각하게 된다.

자 그러면 이렇게 독가스가 나오고 열이 날 때 한방적으로는 어떻게 대처하여야 하는가? 우선 빨리 독가스를 배출시켜야 한다. 그래서 한방에서는 발한제를 많이 쓰는 것이다. 그리고 열이나 독으로부터 정상적인 세포나 조직을 보호하기 위하여 보호제를 같이 쓰고 있는 것이다. 세균이 노폐물과 재고품만 소각하는 것이 아니라 기세가 오르면 정상 조직도 파괴할 가능성이 많이 있기 때문이다. 그런데 한방의 문제는 발한제나 보호제가 한두 가지 약으로 한정되어 있지 않다는 것이다. 사람의 체질이나 병의 종류나 단계에 따라서 약이 바뀌어야 하기 때문이다. 이를 맞추기가 어렵기 때문에 한약을 먹는다고 해서 병이 꼭 낫는 것은 아니다. 혹자는 한약을 먹어도 병이 낫지 않는다고 불평하는 사람이 있을 것이다. 맞는 말이다. 한약을 먹는다고 병이 금방 낫는 것은 아니다. 잘못 약을 쓰면 병이 오래도록 잘 낫지 않고, 약을 잘 쓰면 병이 낫지만 양약처럼 금방 통증이 가시고 열이 내리는 것은 아니다. 어느 정도 시일이 걸려야 세균이 노폐물을 소각시키고 독도 빠져나가기 때문이다. 그러나 한약으로 병을 잘 치료하면 식욕이 늘며 잠도 잘 자고 체중이 줄고 소변, 대변과 가래가 시원하게 빠지고 하는 등의 좋은 현상이 많이 나타나는 것이다. 항생제와 해열진통제를 먹었을 때와는 전혀 다른 상쾌한 기분을 맛볼 수 있을 것이다.

이렇게 상쾌한 치료의 맛을 본 사람은 계속 한방치료를 찾게 되지만 양방치료에 젖은 사람들은 약간의 지루함을 참지 못하고 다시 양방의 치료를 선택하게 되는 것이다. 그리하여 무서운 항생제와 해열진통제의 늪으로 빠지게 되는 것이다.

15. 채식과 질병

사람은 왜 고기와 단 것과 고소한 것을 좋아하는가? 이는 우리가 편안한 것을 좋아하는 것과 같다. 우리가 살아가려면 외부에서 기를 벌어들이고 기를 갈무리할 수 있는 것도 만들어야 한다. 어린이가 채식을 싫어하는 것은 채소를 먹으면 기를 얻기가 힘들기 때문이다. 초식동물들은 채소를 먹고 열심히 소화를 시켜 기를 얻고 있지만 그 과정이 시간이 많이 걸리고 어렵다. 그러므로 사람은 기를 취하기 쉬운 곡물이나 과일을 많이 먹으려 하고, 곡물보다 기를 취하기가 더 쉬운 고기를 더욱 좋아하는 것이다. 이는 사람들이 걸어 다니다가 기차와 버스가 생기니까 이들 대중 교통수단을 이용하다가, 그것도 불편하다고 여겨서 자가용을 사는 것과 같은 이치인 것이다. 고기에는 기에 속하는 지방이 많고 기를 갈무리하는 단백질도 많다. 곡물에도 역시 탄수화물과 단백질이 모두 포함되어 있어 벌어들인 기를 어느 정도 저장할 수 있다. 그러나 곡물이나 육류에서 벌어들인 기는 이미 식물이나 동물들이 일차 혹은 이차로 사용하고 난 중고품이기 때문에 자연에서 직접 취한 기만큼 싱싱하지 못하다. 우리가 식물에서 가장 신선함을 느끼는 것은 식물은 자연에서 공기 · 물 · 빛 · 흙 등으로부터 직접 싱싱한 기를 취하기 때문이다.

사람이라고 하여 자연에서 직접 기를 취할 수 없는 것은 아니다. 자연에서 물과 공기만을 취하는 것이 아니라 직접 기를 취할 수도 있다는 것이다. 단지 사람이 수많은 세월 동안 곡물이나 육류로부터 기를 취하다 보니 스스로 기를 취하는 기능이 퇴화되었을 따름이다. 지금도 요가나 기공 수련(修練)을 많이 한 사람들이 음식을 적게 먹는 이유는 바로 스스로 기를 취하는 기능이 발달하였기 때문이다. 또한 스님들이 고기를 먹지 않는 것도 스스로 맑은 기를 취하여 영통(靈通)을 돕기 위한 것이다.

어떻게 사람이 자연에서 직접 기를 취할 수 있단 말인가? 사람과 식물을 가만히 비교하여 보면 크게 다르지 않다는 것을 알 수 있다. 식물에게 잎과 줄기와 뿌리가 있듯이 사람에게도 잎과 줄기와 뿌리가 있다. 단지 식물은 잎과 줄기와 뿌리가 잘 발달하여 확연히 구분되어 있는 반면에 사람은 퇴화되어 잘 구분이 되지 않을 뿐이다. 식물의 잎과 같은 것은 사람의 체모이다. 선인장의 잎이 퇴화되어 가시가 되었듯이 사람도 잎이 퇴화되어 체모가 된 것으로 생각하면 될 것이다.

그러면 사람의 줄기는 무엇인가? 사람의 줄기는 체모와 오장육부의 사이에 있는 근육과 골격이라고 생각한다. 식물에 있어서도 줄기가 식물을 지탱하듯이 사람에게 있어서도 근육과 골격이 사람을 지탱하고 있는 것이다. 근육과 골격은 기혈이 왕래하는 통로가 되기도 하고 또한 기혈을 저장하는 곳이 되기도 한다. 모든 생물이 그러하듯이 생물의 활동의 최종 목표는 기혈을 생성하는 것이 아니라 기혈에서 다시 정기(精氣)를 생성하는 것이 일차적 목적이다. 그러므로 기혈은 다시 근골 내에서 정기를 생성하기 위하여 오장육부와 체모와 협력하여 오행운동을 해야 한다. 그러면 그렇게 하여 생성된 정기는 어디에 저장이 되고 어떠한 역할을 하는가?

식물은 정기가 생성되면 열매가 맺힌다. 사람의 열매는 어디에 있는가? 사람의 몸에서 열매와 가장 유사하게 생긴 것이 무엇인가? 아마 남자의 불알이나 여자의 자궁과 난소를 생각하는 사람도 있을 것이다. 물론 이곳에서 씨가 형성되니까 열매라고 생각하는 것이 당연하다. 그러나 몸에 축적되었던 정기의 일부가 이곳에서 정자나 난자로 태어날 뿐이지 정기가 이곳에 축적되는 것은 아니다. 식물도 열매에 축적된 일부의 정기가 씨앗으로 변하고 그 중의 일부가 씨눈으로 변하듯이 사람도 대부분의 정기는 머리나 뼈 속에 저장되고 그 중 일부의 정기가 마치 봄이 되면 씨앗이 싹이 트듯이 생식기에서 정자와 난자로 변하는 것일 뿐이다. 그러므로 사람의 열매는 뼈 중에서 가장 큰 머리로 보아야 할 것이다. 식물도 열매가 꼭대기에 열리듯이 사람도 그 열매가 꼭대기에 열리는 것이다. 열매에 정기가 많으므로 천지의 신기(神氣)가 머리로 들어와 머리가 원신지부(元神之府)가 되고, 이 신(神)이 머리에 있기 때문에 이목구비(耳目口鼻)가 얼굴에 열리고 있는 것이다. 그러면 왜 신이 정기가 많은 머리로 통하는 것일까? 전기가 나무나 돌에는 통하지 않고 금, 은, 동이나 쇠에 통하듯이 신기(神氣)도 정한 정기에 잘 통하는 것이다. 기공을 잘하면 백회(百會)가 열리는 것도 바로 사람의 신기가 천기와 통하는 것인데 바로 머리에서 열리는 것이다. 왜 꼭 정자와 난자가 머리에 있는 정기에 뿌리가 있다고 하는가? 오입쟁이들의 말을 들어보면 "성생활을 과도하게 하고 난 후에는 머리가 어지럽다"는 말을 많이 한다. 이는 정액이 머리에서 생긴다는 것을 입증하는 것이 아니고 무엇이겠는가? 그러면 사람의 뿌리는 어디에 있는가? 한의학을 연구한 사람은 대개 알고 있는 것이지만 한의학을 연구하지 않은 사람은 모르는 이야기이다. 한의학을 연구하는 사람이라 하더라도 서양의학에 경도된 사람들은 사람에게 뿌리가 있다는 말을 믿으려 하지 않을 것이다. 식물은 그 뿌리를 땅속에 박고 있지만 사람은 배 속에 뿌리가 있다. 즉 장에서 수분과 영양분을 흡수하므로 장이 뿌리인 셈이다. 땅속에 많은 미생물이 있어 식물 뿌리의 영양흡수를 도와주듯이 우리 장속에도 많은 미생물이 있어 장의 영양흡수를 도와주고 있는 것이다. 이 장내의 미생물의 번성 여부가 장의 활동에 지대한 영향을 미치고 있다. 그런데 장내의 세균이 번성하려면 우리가 세균이 좋아하는 음식물을 잘 먹어 세균이 살기 좋은 환경을 만들어 주어야 한다. 논밭에 사는 미생물이 퇴비를 좋아하듯이 우리 장내에 사는 미생물도 채소를 좋아하고 육류를 싫어한다. 어떻게 알 수 있는가? 아주 간단하다. 우리가 채식을 했을 때와 육식을 했을 때의 몸 상태를 비교하여 보면 알 수 있다. 우선 방기의 냄새를 보면 채식을 하면 냄새가 구수하고 육식을 많이 하면 고약하다. 둘째 채식을 하면 속이 편안하고 육식을 하면 속이 불편한 경우가 많다. 셋째 채식을 하면 소화가 잘 되는데 육식을 하면 소화불량에 걸리는 경우가 많다. 이러한 것들이 바로 우리가 반드시 채식을 많이 해야 하는 이유인 것이다.

앞에서 사람의 잎은 체모라 하였는데 체모도 약간의 잎의 역할은 하지만 퇴화된 체모에 불과하고, 실제 잎의 역할을 하고 있는 것은 피부와 근육이라고 보아야 한다. 선인장의 줄기가 잎의 역할을 하듯이 사람도 피부와 근육이 잎의 역할을 담당하고 있는 것이다. 특히 피육 속에 있는 혈구가 식물의 엽록체와 같은 역할을 하고 있는 것이다. 그러므로 이 적혈구를 잘 기르려면 반드시 엽록체가 많은 싱싱한 채소를 많이 먹어야 한다. 언뜻 생각하면 식물의 엽록체가 사람의 적혈구와 무슨 상관이 있겠느냐고 생각할 수 있다. 그러나 이는 그렇지 않다. 서로 종류가 같은 것은 같은 것을 돕는 성질이 있는 것이다. 엽록체가 햇빛을 받아 기를 저장하듯이 혈구도 음식물에서 기를 받아 저장하는 역할을 수행하는 것이다. 서로가 비슷한 역할을 수행하기 때문에 엽록체는 반드시 적혈구의 발달에 도움을 주는 것이다.

그러므로 싱싱한 야채를 많이 먹으면 장내에 미생물이 번식하여 영양분의 섭취가 쉬워지고 혈액 내의 혈구가 왕성해져 혈액 속에 있는 기의 저장능력이 뛰어나 건강한 삶을 영위할 수 있게 되는 것이다. 그런데 현대인은 대부분 채식을 많이 하지 않는다. 여기에 기온은 올라가고 안락한 생활로 체중이 늘다 보니 몸속에 열이 많아져 대부분 열병에 시달리고 있는 것이다. 즉 비만, 당뇨, 고혈압, 중풍, 갑상선기능항진증, 불면, 천면, 변비, 아토피, 알레르기. 암, 심장병, 폐염, 편도선염, 각막염 등 이름 모를 수많은 병들이 거의 열로 인한 병들이다. 아울러 최근에는 장출혈, 혈뇨, 코피, 안구출혈과 가와사키, 대상포진, 궤양성 대장염, 경피증, 혈소판감소증 등도 많은데 이들 모두 열로 인한 병이다. 그런데 아직도 많은 사람들이 이러한 병들이 열로 인한 병인 줄 모르고 그저 독한 양약을 먹고 있거나, 기력이 약하니까 보한다고 한약을 먹고 있기가 일쑤이다. 참으로 안타까운 일이다. 지구는 나날이 더워지고 있다. 북극과 남극의 빙하가 녹고 고산의 만년설이 녹아내리고 있다. 우리가 언제 더워서 모두 앓아누울는지 모른다. 그런데도 현대인들은 밤이 새도록 전깃불을 밝히고 땅에서는 자동차로, 에어컨으로, 냉장고로, 난로로, 공장 굴뚝으로 열을 뿜고, 하늘에서는 비행기로, 바다에서는 배로 막강한 열을 뿜어내고 있다. 물론 열만을 뿜어내는 것은 아니다. 뿜어낸 가스가 하늘을 덮어 열이 빠져나가지 못하니 더욱 문제가 크다. 이뿐만이 아니라 도로를 내고 공장을 건설하려고 산에 있는 나무를 베고 목재를 쓰기 위하여 열대지방과 한대 지방의 나무를 자꾸 베다 보니, 지구 자체에서 열을 흡수하는 기능이 점점 떨어지고, 강우량의 불균형으로 사막화가 촉진되다 보니 지구는 나날이 더워지고 있는 것이다. 본인이 보기에는 앞으로 가면 갈수록 열병을 앓는 사람이 많아지고 종국에는 대부분의 사람들이 아프리카 사람들처럼 면역력이 떨어져 에이즈 같은 병이 만연할 것 같다.

16. 코막힘과 감기

요즈음 코모모라는 한의원이 있을 정도로 코가 막히는 사람이 많다. 한방적으로 보면 물론 이들은 모두 감기로 인하여 발병한 것이다. 그런데 병원에 가면 감기와 다른 비염이라는 병명을 붙여서 항생제를 투여하는 것 같다. 그러나 사람들은 항생제를 투여해도 잘 낫지 않고 또 한약을 먹어도 잘 낫지 않는다고 호소한다. 양방에서는 비염이란 것을 거의 똑같은 것으로 생각하고 있고, 한방에서도 변증시치에 능하지 못한 사람들은 그저 한두 가지 처방으로 비염이라는 병을 치료하려 드니 병이 잘 낫지 않을 수밖에 없다. 양방적으로 보면 비염이라는 것은 한 가지 병이지만 한방의 변증시치의 관점에서 보면 비염이라는 것이 너무나도 그 종류가 많다. 양방에서는 병명이 비염이듯이 코에만 염증이 있는 것으로 판단하여 염증을 해결하는 항생제를 투여하고 코를 청소하는 것 같다. 그러나 코는 폐와 외부와의 통로로서 폐의 상태가 좋지 않기 때문에 생기는 질병이지 코 자체만의 질병이 아니다. 그러므로 폐를 치료하는 것이 급선무이다. 물론 코는 폐와 연결되어 있는 기관이므로 폐와의 관련이 제일 많다. 그러나 꼭 폐하고만 관계가 있는 것은 아니다. 폐는 위장, 간, 심장, 방광, 신장 등과의 관계가 밀접하므로 비염이라는 병은 인체의 모든 장부와 경락과 관계가 있는 질병인 것이다. 실제로 필자가 비염을 치료할 때는 폐보다 다른 기관을 치료할 때가 더 많다. 제일 연관이 많은 곳은 위이다. 위에 열이 많을 때 폐가 열을 받아 노란 코나 마른 코가 생기면서 코가 막히고 기침이 나고 심하면 코골이를 하는 경우가 많다. 둘째는 간과의 관계가 많다. 간에 열이 생겨도 코가 막히고 코딱지가 많이 생긴다. 위에 열이 많은 경우는 기분에 열이 많은 경우이고 간에 열이 많은 것은 혈분에 열이 많은 경우이다. 비염은 감기로 인하여 발생한 열이 속으로 들어가 기분이나 혈분 속에 자리잡고 있기 때문에 발생하는 것이다. 예전에는 사람들의 열이 적었기 때문에 위가 차가워져서 생기는 비염이 많았다. 그러나 요즈음은 열이 많기 때문에 위가 차가워서 비염이 오는 경우는 적고 위가 덥고 간에 열이 많거나 또는 심장, 신장 등에 열이 많아서 오는 비염이 대부분이다. 속에 열이 많아도 단순히 열만 있는 것이 아니고 열과 함께 풍이 있다든지 습이 있다든지 조가 있다든지 담이 있다든지 어혈이 있다든지 하는 것을 가려야 하고 기분인지 혈분인지 영분(營分)인지 하는 것을 가려서 치료를 해야 비염이 낫는 것이다. 그러므로 비록 비염이라는 진단이 나왔다고 해서 간단하게 병을 치료할 수 있는 것은 아니다. 비염이 어떤 장부와 연관이 있으며 또한 어느 정도 깊이로 병이 들어 있느냐를 가리고 또한 열과 함께 어떤 종류의 사기가 함께 있는지를 알아야 병을 치료할 수 있는 것이다. 한방의 치료과정이 이렇게 복잡하고 어려우므로 이를 정확히 가려서 진료를 할 수 있는 능력을 갖추기가 어렵다. 그래서 예로부터 한방은 경험이 많은 의사를 찾곤 하였던 것이다. 한방이 이렇게 변증시치를 하기가 어렵긴 하지만 이렇게 치료를 해야 병이 비로소 낫는 것이다. 양방처럼 무조건 항생제를 처방한다고 어떻게 비염이라는 것이 다 낫겠는가? 그런데 한방으로도 비염이 낫지 않는다고 생각하는 사람이 많을 것이다. 왜냐하면 한의원에 가서 치료를 받았는데도 비염이 낫지 않은 경험이 많기 때문이다. 그러나 이는 한방이 잘못된 것이 아니라 한의사나 혹은 환자가 잘못한 것이다. 첫째 한의사가 변증시치를 잘 못한 경우가 있을 것이고, 둘째는 환자가 충분한 치료를 받지 않았거나 너무 오래된 병으로 기력이 쇠약하기 때문일 것이다. 셋째로는 환자가 금기를 지키지 않는 것이다. 공기가 나쁜 대도시에 살면서 음주와 흡연을 계속하며, 밤에 잠을 자지 않고 몸을 돌보지 않으니 병이 나을 까닭이 없는 것이다. 한방적인 비염의 치료는 복잡하다. 만약에 폐와 위가 마르고 열이 많은 경우라면 패모과루산이나 청금강화탕을 쓸 수 있다. 그러나 열이 혈분으로 깊이 들어간 경우는 청영탕, 서각지황탕, 화반탕 등에 과루인 패모 등을 가하여 써야 한다. 요즈음은 적지만 위가 냉한 경우는 소청룡탕을 가미하여 쓸 수도 있다. 그러나 간이나 심장에 열이 울체된 경우는 그곳의 열을 풀지 않으면 비염증상이 제거되지 않는다. 서각지황탕이나 청영탕도 이미 혈분의 병이므로 간이나 심장과 밀접한 연관을 가지고 있다. 그러나 병이 아직 영혈분(營血分)으로 들어가지 않은 경우에도 간이나 심장과 연관이 있다. 소시호탕이나 도적강기탕 증의 경우는 병이 영혈분(營血分)으로 완전히 들어갔다고 볼 수 없다. 그러나 이 병은 분명히 간이나 심장과 연관된 병이다. 그러므로 이러한 탕으로 치료할 수 있는 증상이 나타날 경우는, 비위와 폐에 해당하는 우관과 촌에 맥상이 나타나지 않더라도 비염 치료에 이러한 처방들을 쓰면 좋은 효과가 나타난다. 만약에 비염이라 하여 폐와 관련된 처방만 고집하면 많은 비염을 치료하지 못하고 시간만 끌 것이다.

17. 야제, 불면과 감기

필자가 한번 아침나절에 텔레비전을 본 일이 있었다. 마침 방송에서 소아의 불면과 야제(夜啼)에 대하여 전문의를 초청하여 시청자와 상담을 하고 있었다. 시청자 2명이 연속적으로 아이의 야제(夜啼)와 불면에 대하여 질의를 하니까. 소아과 전문의는 계속 수면 습관이 잘못되어 밤에는 잠을 자지 않고, 낮에만 잔다는 말로 대답을 하였다. 서양 의학 이론으로는 아이들이 밤에 자지 않고 우는 현상을 설명할 수가 없는 모양이다. 물론 밤과 낮이 바뀌어서 밤에 잠을 자지 못하는 아이도 있을 것이다. 그러나 대부분의 아이들은 몸에 이상이 있어서 밤에 잠을 이루지 못하고, 설사 깊은 잠이 들었다가도 일정한 시간이 되면 깨어서 우는 것이 야제 현상이다. 계속적으로 야제가 반복되는 것은 거의 심장에 열이나 습열이 울체되어 생기는 것이다. 단순히 열만 울체되었을 때는 머리와 등에 땀이 그렇게 많지 않고, 머리가 뜨겁고 아이들이 머리를 흔들거나 머리를 쥐어뜯는 등의 반응이 있다. 반면에 심장 주위에 습열이 뭉치면 머리와 등에 땀이 많고 소변이 잘 나오지 않는다. 심장에 열과 습이 울체하여 심장의 기능을 방해하므로 가슴이 답답하여 한숨을 쉬거나 짜증을 내고 몸을 뒤로 젖히면서 밤 1~2시경에 우는 것이다. 아이들이 낮에 오히려 잠을 자는 것은 낮이 되면 몸속의 열이 피부나 근육으로 나와 심장에 열의 축적이 적어지기 때문에 심장의 열 부담이 적어져서 잠을 이룰 수 있는 것이다. 열대 지방 사람들이 오수를 즐기는 것도 바로 이러한 이유에서이다. 수면 습관이 잘못된 아이는 그렇게 고통스럽지도 않다.

그러면 왜 이러한 병이 많은가? 요즈음 감기는 대개 온열병으로 인한 열감기이다. 이러한 열감기에 걸려서 열이 날 때 열을 밖으로 배출시키지 못하여 열이 속으로 들어갔기 때문이다. 가장 흔한 경우는 해열진통제의 남용이다. 그리고 둘째는 열감기를 방치한 경우이다. 흔히 해열제를 먹으면 열이 밖으로 빠져나가는 것으로 생각하는데 임상적으로 볼 때 열이 밖으로 빠져 나가기보다는 오히려 속으로 들어가서 잠복하는 것 같다. 서양에서 의사들이 해열제를 감기에 잘 쓰지 않는 것은 이러한 사실을 알고 있기 때문일 것이다. 한방적으로는 도적강기탕이나 청골산 등으로 야제를 잘 치료할 수 있다. 우리도 하루빨리 약의 부작용을 제대로 홍보하여 아이들이 해열제의 부작용으로 고생하는 일어 없으면 좋겠다. 이렇게 야제에 시달리는 아이들은 나이가 좀 들면 밤에 울지는 않지만 깊은 잠을 이루지 못하거나 자다가 자주 깨는 경우가 많고 손과 발의 바닥에 땀이 많으며 심하면 손, 발바닥의 껍질이 벗겨진다. 그러면 왜 심장에 열이 있다고 손발의 껍질이 벗겨지는지 생각하여 보자.

18. 수족한 및 수장피박리와 감기

어떤 아이는 시험을 볼 때 하도 손바닥에 땀이 나 시험지가 젖어서 찢어질 정도라고 하는 경우도 있었다. 당장 아픈 것은 아니지만 생활하는 데 불편한 것만은 틀림없다. 손바닥과 손가락의 피부가 벗겨지는 것도 아프지는 않지만 보기에 흉하니까 본인이 불편한 점이 적지 않다. 앞에서 말한 바와 같이 이것도 심장에 열과 습이 울체되어 오는 경우가 많다. 심장은 간에 저장되어 있는 혈액을 동맥혈관을 통하여 전신의 근육 피부로 보내기도 하고, 또 다시 정맥혈관을 통하여 거두어들여 신장과 간으로 돌려보내기도 한다. 그런데 심장에 열이 많으면 혈액을 밖으로 내보내는 작용과 혈액을 거두어들이는 기능에 문제가 발생한다. 세상에 모든 일이 다 그러하듯이 혈액이 나가고 들어오는 일은 조화를 이루어야 한다. 심장에 열이 많으면 폐나 간에도 영향을 미치어 장기가 흥분하기 쉽다. 열이 많다는 것은 심장의 박동이 빨라지지만 실제 내용에 있어서는 심장의 역할에 많은 문제가 있는 것이다. 심장에서 혈액의 박출량은 많아지겠지만 이 혈액이 꼭 말초 혈관까지 도달한다고는 보장을 못한다. 오히려 힘 있게 천천히 심장이 뛸 때 혈액이 말초 혈관까지 잘 도달할 수 있는 것이다. 손바닥은 색이 희고 손등은 색이 붉다. 손바닥의 색이 희다는 것은 혈액의 요구량이 많다는 것이다. 그런데 심장이 빨리 뛰기만 하고 심장의 혈액의 박출력이 강하기만 하면 수장의 모세혈관에 충분한 혈액이 공급되는데, 수장에 공급되었던 혈액이 빠져나오지 못하고 수장피 밑에 혈액이 축적되므로 손바닥이 붉어지면서 손바닥에 땀이 많이 나고 껍질이 벗겨지는 것이다. 수장피가 벗겨지는 아이들이 대개 머리와 등에도 땀이 많이 난다. 원래 열은 올라가면 내려가게 되어 있는데 심장에 열이 많아 심장의 열이 폐의 기를 내리는 작용을 망가뜨렸기 때문이다. 한방이론에 화극금(火克金)이라는 이론이 있다. 즉 화가 금의 작용을 억제한다는 것이다. 심장은 화에 속하고 폐는 금에 속하며 피부도 폐에 속하므로 심장의 열이 성하여 폐의 기를 거두고 내리는 작용이 억제되니까, 손바닥에 땀이 많이 나면서 피가 박리되는 것이다. 이는 심장의 열을 내리면 잘 치료되는 병이다. 또 어떤 사람은 일정한 시간 동안 손발이 뜨거워졌다가 또 차가워졌다가 하는 사람도 있다. 이러한 경우도 대개 심장에 열이 울체되어 오는 경우가 많다. 즉 심장이 스스로 열을 받아 뜨거워졌다가 일정한 시간이 지나면 기능이 약해져 혈액의 방출력이 약해졌기 때문이다. 물론 심장에 열이 울체되지 않고 심장의 기능이 약한 사람도, 여전히 땀이 많은 사람도 있다. 이러한 경우는 더위를 먹어 심장과 소화기능이 약한 사람이나 심장과 신장기능이 약하여 수화교제가 잘 이루어지지 않는 사람이다. 단순히 심장에 습열이 울체된 사람이라면 도적산이나 도적강기탕으로 치료하면 되고, 열이 울체한 사람은 청골산이나 진교별갑산, 청궁탕 등으로 치료하면 되지만 더위를 먹은 사람은 청서익기탕, 인삼탕 등으로 오히려 심장을 보하여야 한다.

19. 여드름과 감기

옛날에 우리가 초등학교에 다닐 때는 4~5학년이 되면 손가락에 사마귀가 많이 생겼다. 그리하여 공부 시간에 이를 없애려고 펜으로 쑤시고 문질러도 좀처럼 없어지지 않던 것이 중학교에 가서 사춘기가 되면 언제 없어졌는지도 모르게 사라지고 마는 것을 볼 수 있었다. 그리고는 사춘기가 되면 뒷목에 발치라고 하는 종양이 생기고 조금 지나면 얼굴에 여드름이 나기 시작한다. 이는 성장과정에서 몸속의 기운이 바뀌기 때문에 일어나는 현상이다. 사마귀가 손가락 끝부분에 많이 생기는 것은 한창 성장할 때에 성장하려는 기운이 손가락 끝으로 몰리기 때문이다. 즉 봄에 나무가 나무 끝부분에서 쭉쭉 자라듯이 아이들이 10세 정도가 되면 쭉쭉 자라려고 몸속에서 영양분이 말단으로 몰리는 것이다. 그런데 말단에서 이 기운을 미처 다 처리하지 못하면 기운이 울체되어 사마귀로 나타났다가 사춘기가 되어 성장이 활발해지면 순식간에 없어지는 것이다. 사춘기가 되어 키가 어느 정도 자라고 나면 이제는 살을 찌워야 한다. 살을 찌우려다 보니 많이 먹게 되고 체내에 지방질이 축적되어 피가 탁해지면 자연히 옹종이나 여드름이 생기게 되어 있다. 이렇게 사춘기를 지나면서 생기는 여드름은 생리적인 것으로 나이가 20살이 지나면서 정액이 많아지면 대개 없어지게 되어 있다. 그런데 요즈음 청소년이나 성인들의 얼굴에 생기는 여드름은 혈액에 지방성분이 많아서 생기는 것이 아니라, 혈액 속에 열이 잠복하여 혈액이 엉켜서 어혈로 변하여 말초 혈관이 막히어 생기는 여드름으로 병적인 것이다. 그러므로 사춘기가 지나 20살이 넘어도 그대로 남아 있고, 심지어 성인이 되었는데도 그냥 여드름이 존재하는 것은 여드름이 아니라 아토피 같은 피부병으로 보아야 한다. 이 병적인 여드름도 열감기가 걸렸을 때 열을 발산시키지 못하고 열이 속으로 잠복하여 생긴 것이다. 이렇게 병적인 여드름이 있는 사람들이 더위를 많이 타는데, 낮보다 밤에 열이 심하고 아침에는 열이 내리는 것이 특징이다. 그리고 아토피처럼 가려움이 동반된다. 그러므로 깊이 잠복해 있는 열을 발산시키는 은교산가미방, 서각지황탕, 청영탕 같은 약을 잘 쓰면 속의 열이 빠지면서 여드름이 없어지고 가려움도 없어진다.

20. 신생아 황달과 감기

요즈음 신생아를 보면 많은 아이들이 황달을 앓고 있음을 볼 수 있다. 이것도 태열의 일종이다. 물론 옛날부터 있었던 병이긴 하지만 현대에 와서 그 비율이 매우 높아졌다는 것이 문제이다. 대부분의 아이들이 시간이 지나면서 없어지기는 하지만 신생아 황달을 앓는 아이들은 아토피를 앓을 확률이 높고, 기타 면역력도 떨어질 것이 당연하다. 어쨌건 신생아 황달은 왜 생기는 것일까? 서두에 말하였듯이 모든 병은 감기로부터 출발한다. 신생아의 병이니까 병의 원인은 대개 엄마에게 있다. 아기는 엄마의 혈액을 먹고 자란다. 엄마의 혈액에 열이 잠복하여 피가 뜨거워서 아기의 간의 기능이 제대로 수행되지 않기 때문에 생기는 것이 황달이다. 더운 여름에 비가 많이 오면 물이 잘 빠지지 않는 곳에 있는 나무들이 잎이 노랗게 변하는 것을 볼 수 있다. 이와 마찬가지로 아기가 배 속에 있을 때 엄마의 피가 지나치게 뜨겁고 습기가 많으면 피부가 노랗게 변하는 것이다. 그렇다면 엄마의 피는 왜 뜨겁고 습기가 많은가? 요즈음 엄마들이 육식과 곡물만 많이 먹고 체열을 내리는 싱싱한 채소와 나물을 먹지 않고, 감기에 걸렸을 때 감기의 열을 겉으로 배출하지 않고 열을 속에 간직하고 있기 때문이다. 비록 감기에 걸려서 감기가 완전히 낫지 않았다 하더라도 나물과 채소를 많이 먹으면 심하게 황달이 나타나지 않는다. 그러나 감기가 걸려 있고 여기에 달콤한 음료수나 고기, 그 밖에 열량이 높은 음식을 많이 먹으면 당연히 황달이 생길 수밖에 없는 것이다. 황달이 생기고 아토피와 알레르기가 생긴 후, 아기가 울고 보채니까 그때서야 유기농 식품을 찾고 약을 바르고 먹어 보아도 쉽게 낫지 않는다. 이때라도 엄마가 수유하면서 엄마의 속 열을 빼는 약을 먹고 싱싱한 쓰고 신 채소를 많이 먹으면서 아이에게 모유 수유를 하면 쉽게 태열로 인한 아토피 등의 피부병이 나을 수 있다. 그러나 아기에게 일반 연고 같은 것을 바르면 일시적으로는 효과가 있지만 오래도록 병이 낫지 않고 아이의 성장에도 영향을 미칠 수밖에 없다. 필자가 바라는 바는 엄마와 아빠가 될 사람은 아이를 가지기 전에 몸속에 만성적인 감기가 있는지를 살펴서 만약에 감기가 있다면 이를 먼저 치료하고 음식을 채식 위주로 많이 하면서 아기를 가져야 한다는 것이다. 만성감기를 알아내는 방법은 코막힘, 재채기, 피부소양, 천면, 편두통, 기침, 안양, 눈물, 눈곱, 소변황 등의 유무로 알 수 있다. 앞에 언급한 것 중에 2~3개만 있어도 만성감기가 있는 것으로 본다. 특히 코막힘과 재채기가 있으면 거의 만성감기로 확진할 수 있다. 물론 만성감기를 치료하기가 쉬운 것은 아니다. 그러나 아직 젊은 사람이라면 음식과 생활을 주의하고 한방으로 잘 치료하면 1~2개월 안에 치료될 수 있는 병이다.

21. 손가락을 빠는 아이들과 산모의 당뇨

요즈음 손가락을 빠는 아이들이 많다. 심지어 어떤 아이 중에는 엄지의 관절이 변형될 정도로 손가락을 빤 아이도 많다. 엄마로서는 아이가 어디가 좋지 않은 것 같다고 생각하여 병원이나 한의원에 가서 문의를 해보아도 시원한 대답을 들을 수가 없고 막연히 아이의 정서가 불안하다는 대답만 들을 뿐이다. 대답이 그렇다 보니 치료법이 있을 수 없다. 이제 태어난 지 몇 달도 안 된 아기가 무슨 정서가 불안하다는 말인가? 필자로서는 도저히 이해가 가지 않는다. 만약에 정서가 불안하다면 밤에 잠을 자지 않는다든지 자꾸 운다든지 해야 할 것이 아닌가? 그런데 손가락을 빠는 아이들은 꼭 그렇지도 않다. 그저 손가락을 빨거나 젖꼭지를 주면 열심히 빨 뿐이다. 다시 한번 생각해 볼 필요가 있는 것이다. 아이가 정서가 불안한 것이 아니다. 아이가 자꾸 손가락이나 젖꼭지를 빠는 것은 먹는 것과 관련이 있는 것으로 보아야 한다. 엄마의 젖이 영양가가 적을 때는 아이가 젖을 자꾸 빨려고 한다. 이는 엄마의 젖에 문제가 있는 경우이다. 엄마가 밥을 많이 먹지 않고 국물이나 물만 많이 먹으면 이러한 현상이 온다. 이런 경우는 엄마가 그 이유를 알고 있을 것이다. 그런데 영양이 풍부한 젖이나 분유를 먹이는데도 계속 무엇인가를 빨려고 하는 것은 아기에게 문제가 있다고 보아야 한다. 성인들이 먹어도 금방 배가 고파서 자꾸 먹으려고 하는 경우는 대체로 당뇨병을 의심해야 한다. 아이들도 마찬가지이다. 먹어도 자꾸 먹으려고 하는 것은 아이에게 당뇨병과 비슷한 현상이 있다는 것이다. 초기 당뇨병은 대개 소변이 노랗고 몸에 열이 많다. 요즈음 임신부들은 감기 열이 속에 있는 상태에서 영양은 과다하고 운동이 부족하므로 아이를 가졌을 때 산모가 체중이 늘고 비만이 생겨 당뇨와 비슷한 증상을 가지기 쉽다. 그리고 태어날 때 아기의 체중이 과도한 경우가 많다. 옛말에 아이는 적게 낳아 크게 키우라는 말이 있다. 아이가 체중이 많이 나갈 때 엄마의 당뇨를 의심하는 것이 의료계의 상식이다. 엄마가 당뇨기가 있어 과체중으로 태어난 아기에게 또 다시 영양이 과다한 식품을 먹이다 보면 아기가 당뇨성의 질병에 걸리기가 쉽다는 것이다. 물론 손가락을 빠는 아이들은 단지 그것만으로 끝이 나는 것이 아니다. 성장 후에도 당연히 당뇨에 걸릴 확률이 높은 것이다.

아이를 가지기 전에 만성감기를 치료하는 것도 중요하고 아이를 가진 후에도 음식과 생활을 조심하는 것이 얼마나 중요한지를 알 수 있다. 물론 고기도 먹고 영양이 풍부한 음식을 많이 먹어야겠지만 절대 영양이 과도해서는 안 되고 피로하다고 하여 누워있지 말고 적당한 일이나 걷기를 계속하여 체내에 영양분이 축적되지 않도록 해야 한다.

22. 편도선염과 감기

흔히 편도선염은 신수(腎水 : 신장 속에 있는 수기)가 고갈되어 발생하는 병이라고 한다. 소양인이 신수가 모자라는 사람인데 소양인에게 편도염이 잘 발생하는 것을 보면 신의 수기가 모자라서 발생하는 병이 맞는 것 같다. 봄에 발생하는 편도염은 신장 속에 저장한 음정(陰精 : 음기가 많은 정)이 모자라는 경우로 보아야 할 것이다. 특히 현대인이 겨울에도 활동을 많이 하고 밤에 잠을 늦게 자는 경우가 많으므로 음정이 부족한 사람이 많다. 이러한 사람들의 체질이 소양이라면 편도염을 많이 앓을 수밖에 없을 것이다. 여름이나 가을에 편도염이 걸리는 것은 아마 여름의 더위에 시달려 서병(暑病)이 걸린 경우일 것이다. 소양인은 음기가 부족하므로 더우면 쉽게 상초의 음기가 고갈되어 상초가 마르고 양기의 숙강(肅降 : 양기가 음기에 꺾여 내려가는 것)이 되지 않으므로 인후에 습열이 울결하여 편도염을 앓게 된다. 소양인은 비교적 항생제가 잘 듣고 부작용도 적은 것으로 알려져 있다. 그러나 항생제는 쓰고 차가운 약이므로 오래 복용하였을 경우 오히려 진액을 고갈시켜 신수를 더욱 조하게 한다는 사실을 알아야 한다. 온병학에서 황련, 황금, 치자, 황백 등의 약을 꺼리는 것은 이들 약이 조습하여 진액을 갈하기 때문이다. 봄에 풍온이 성하여 편도염이 발생할 때에는 풍온도 치료하여야 하고, 신수를 보하기 위하여 생지황, 작약, 현삼 등의 약을 많이 쓰고 폐의 숙강작용을 강화하여 신수를 보하기 위하여 석고, 천화분, 활석 등을 많이 써야 한다. 특히 여름이나 가을에 발생한 편도염은 폐의 숙강작용이 부족하므로 이러한 약을 많이 사용하여야 한다. 염증이라고 단순히 고한(苦寒)한 황련, 황금, 치자, 황백, 시호, 승마와 거풍지제를 쓰면 신수를 더욱 고갈시킬 뿐이다.

편도선염은 감기와 어떤 직접적인 관계가 있는가? 사람이 사는 목적이 여러 가지가 있겠지만 생물적인 존재로서 사람의 목적은 씨를 만들어 후손을 번식하기 위한 것이다. 즉 사람의 씨인 정자나 난자를 만들기 위해서는 몸속에서 음양오행의 순환이 잘 이루어져야 한다. 앞에서 말한 대로 감기라는 것은 일종의 음양오행의 순환을 촉진하는 역할을 하는 것이다. 즉 감기가 걸려 열이 나는 것은 체내에서 생화학적인 변화가 촉진되기 때문이다. 이 화학적인 변화가 촉진되어 순환이 잘 이루어지면 정의 생성이 잘 되는 것이다. 정이 잘 형성되어 신에 정이 충만하면 편도염을 앓을 까닭이 없는 것이다. 그런데 감기에 걸렸을 때 열이 난다고 해서 해열진통제를 먹고, 머리가 아프고 콧물이 난다고 해서 항생제를 먹으면 체내의 생화학변화가 억제되거나 중지되어 버리므로 정의 생성이 잘 되지 않는다. 그러면 신의 정기가 고갈되어 편도염이 발생하는 것이다. 물론 항생제를 먹지 않아도 주색을 탐한다든지 과로를 하면 신의 정과 진액의 고갈로 편도염이 생길 수 있다. 여러 번 하는 말이지만 감기가 나쁘다는 인식을 버리고 감기라는 사물의 존재 의의를 정확히 알고 대처해야 할 것이다. 이 세상에 원래 존재하였던 것 중에서 무조건 나쁜 것은 없다. 단지 이를 우리가 잘못 이용할 뿐이다. 아무리 좋다고 여겨지는 밥이라 하여도 과식하였을 경우에는 오히려 우리를 괴롭힌다. 수은이나 봉독같이 유독한 물질도 그 질을 잘 알면 우리가 유용하게 사용할 수 있다. 감기는 분명 인간에게 고통을 안겨주는 존재이다. 그러나 고통을 주는 것이라 하여 무조건 나쁘고 안락을 주는 것이라 하여 다 좋은 것은 아니다. 그 성질을 잘 파악하여 우리가 어떻게 이용하느냐가 문제인 것이다.

23. 비만과 감기(복부비만과 하체비만)

감기에 걸리면 춥거나 덥고, 땀이 잘 나지 않거나 지나치게 많이 나며, 소변과 대변도 설사나 변비가 생기는 등 체내의 기혈의 순환과 내외의 출입이 고르지 못하다. 이러한 현상을 요약하여 말하면 기와 혈의 순환이 잘 이루어지지 않는 것이다. 현대 과학적으로 말하면 생화학적인 변화가 잘 이루어지지 않는 것이다. 화학적인 변화라는 것은 무엇인가? 우리말로 한다면 생명체가 잘 된다는 말이다. 우리는 농사가 잘 된다, 장사가 잘 된다, 홍역이 잘 되었다, 술이 잘 되었다, 집안이 잘 된다 등등의 말을 쓴다. 이 '된다'는 말은 인위적이지 않은 자연적인 힘으로 여러 가지가 잘 돌아가는 것을 말한다. 화학의 화자가 바로 될 화(化)자인 것이다. 인간의 문화가 고도로 발달한 것은 인간이 무엇을 직접 되게 하는 것이 아니라 잘 되게 할 수 있는 조건을 만들어 주는 것일 뿐이다. 논에 물을 대고 퇴비를 뿌리고 김을 메어 벼가 잘 되게 하는 것이지 우리가 쌀을 만들지는 못하는 것이다. 우리 인체에서도 사람이 혈구나 세포 단백질을 만드는 것이 아니라, 우리 몸에서 이러한 것들이 잘 되게 환경을 조성하는 것이 우리가 할 일인 것이다. 우리가 환경을 잘 조성하여 이러한 것들이 잘 만들어지면 건강한 것이고, 이러한 것들이 잘 만들어지지 않으면 건강하지 못한 것이다. 앞에서 말한 바와 같이 감기라는 것은 우리 몸 안에서 화학적인 변화가 잘 이루어지지 않을 때 이 변화를 촉진하여 노폐물이나 담을 제거하기 위한 비상수단인 것이다. 우리 인체도 기업과 같다. 기업이 자금을 투자하여 상품을 개발하고 공장을 세워 상품을 만들어 이를 팔아서 자금을 환수하고 이 자금을 은행에 두었다가 다시 투자를 하듯이 우리 인체도 똑같은 일을 하고 있다. 우선 기를 투자하여 기를 벌어들일 수 있는 시설을 만들고 이 시설에서 천지와 기를 교류하여 기를 벌어들여서 이 기를 잘 정리하여 신장에 갈무리하였다가 필요할 때에 다시 쓰는 것이다. 이를 좀 더 알기 쉽게 설명하면 우리 몸에는 뇌나 뼈 속에 뇌수가 많다. 이 뇌수가 바로 은행에 저장해 둔 자금과 같은 것이다. 이 자금을 그대로 두어서는 정(精)이 더 생성되지 않는다. 그러므로 이 정으로 새로운 세포나 혈구를 만들어 일을 시켜야 기를 벌어들일 수 있는 것이다. 물론 아예 정자나 난자를 만들어 나와 비슷한 분신을 만들어 동업자나 분점을 열 수도 있다. 그런데 우리가 여유가 있을 때에 분점을 내든지 동업자를 구하는 것이지 사업이 어려울 때는 자기 자신만을 돌보기도 힘이 드는 것이다. 여하튼 새로운 세포를 만들어 이를 근육 피부 혈액 속에 배속하여 이들로 하여금 기를 벌어들이게 하는 것이다. 일을 하고 밥을 먹으면 혈액 속의 혈구가 음식으로부터 기를 벌어들이고 근육이나 피부에서는 혈액이 가져다 주는 곡기에다가 외부의 하늘과 땅에서 받아들인 기(공기, 물, 전기, 햇빛, 우주력, 인간이 가진 신기 등등)를 가하고 이를 갈고 다듬어 조잡한 찌꺼기는 버리고 정미한 정기를 만들어 이를 잘 거두어 신장에 갈무리하는 것이다. 우리가 은행에 돈이 많다고 집안에 살림이 많은 것이 아니다. 공장이나 사무실이 복잡한 것은 공장이 안 돌아가거나 상품의 재고가 많기 때문이다. 우리 몸에 군살이 많이 찌는 것은 기의 벌이와 저장이 제대로 이루어지지 않기 때문이다. 만약 젊은 사람인데도 얼굴이 파리하다면 은행에 저축한 돈을 투자하지 않은 사람이다. 우리는 태어날 때 부모로부터 많은 유산을 가지고 태어난다. 그 유산을 사람의 기를 운행시키는 신장(腎臟)에 가지고 있는데 이를 투자하지 않고 쌓아 두면 얼굴이 파리하고 잘 성장을 하지 못하는 것이다. 아이들이 가만히 있지 않고 하루종일 움직이고 뛰어 다니는 것은 바로 이 신장 속에 가지고 있는 부모의 유산을 꺼내어 투자를 하고 있는 것이다. 투자를 하였으면 무엇인가를 벌어들여야 한다. 투자를 하여 많은 설비를 갖추어 가고 있기 때문에 아이들은 새로운 것을 받아들이기 위하여 탐색을 하고 시험을 해 보아야 한다. 그러므로 아이들은 호기심이 많은 것이다. 무엇이나 새로운 것이기 때문에 만져 보고 먹어 보고 경험을 쌓아 가는 것이다. 그리하여 자기와 맞는 것을 찾아가는 것이다. 우리가 공장을 세웠다고 하여 곧장 상품을 만들 수 있는 것은 아니다. 전에 생산하였던 것과 똑같은 상품을 생산한다면 누가 잘 사주겠는가? 남자는 훌륭한 여자가 탐내는 고급의 정자를 상품으로 개발하여야 하고, 여자는 남자가 탐이 나는, 정자를 잘 기를 수 있는 난자라는 상품을 만들어 내야 한다. 물론 아이들은 부모로부터 대대로 내려온 많은 노하우와 기술을 가지고 있다. 훌륭한 부모로부터 태어난 아이일수록 좋은 기술과 노하우를 기지고 있다. 그러나 이것만 가지고 되는 것은 아니다. 자기 나름대로 시대에 맞는 새로운 상품을 개발하지 않으면 인기를 끌 수가 없는 것이다. 일단 투자를 하여 많은 지식과 기를 벌어들였다면 이 기를 잘 정리하여 잡스럽고 쓸모없는 것은 버리고 바른 것만 모아서 신장에 저장한다면 어찌 비만이라는 것이 생겨나겠는가? 벌어들인 기를 정리하려면 운동을 많이 하고 공부도 많이 해야겠지만 무엇보다 원대한 꿈이 있어야 한다. 즉 나는 정말 훌륭한 씨를 만들어 나보다 나은 후손을 만들어 내겠다는 생각이 있어야 한다는 것이다. 그런데 정부에서는 1960년대부터 산아제한 정책을 써 왔다. 현재 50대인 우리가 중학교를 다닐 때부터 아이를 낳는 것이 마치 죄악인 것처럼 배워 온 것이다. 그러니 누가 훌륭한 아이를 낳겠다는 생각을 했겠는가? 마치 아이를 많이 낳으면 사람이 아니라 짐승 같다는 인식을 갖게 한 것이다. 자연히 사람은 자기 자신만을 생각하게 되었고 미래에 대한 설계는 약해질 수밖에 없었다. 물론 이것뿐만이 아니다. 이러한 정신적

요인도 상당한 역할을 하였지만 의학적 요인도 만만치 않다.

앞서 말한 바와 같이 감기는 음양오행의 순환 곧 기의 순환을 촉진하려는 의도가 많은 것이다. 그런데 감기에 걸렸을 때 항생제나 해열진통제를 복용하면 감기가 진행되지 않고 잠복하는 경향이 강해진다. 감기가 진행되지 않고 잠복하면 체내의 기의 순행은 많은 장애를 받을 수밖에 없다. 기의 순행이 장애를 받으면 자연히 담이나 노폐물의 축적이 늘어나고 정의 부족현상이 나타난다. 정이 부족하면 기의 부족에 대한 염려가 많아지므로 식욕은 늘고 체내에 지방이 축적되면서 자연히 비만으로 진행되게 되어 있다. 정은 많은 기가 축적되어 있으면서도 부피가 거의 없지만 지방은 기는 적고 부피만 많기 때문인 것이다. 원대한 꿈을 가지고 운동과 공부를 하고 감기를 잘 진행시켜 기의 순환을 순조롭게 하면 지방이 정리되어 정으로 변화하므로 비만이 생기지 않는다. 그러므로 비만이 감기의 책임만은 아니지만 감기와도 무관하지 않다는 것을 알아야 한다. 특히 해열진통제를 많이 먹으면 젊은 사람이 꿈과 희망을 잃어버리게 되므로 이것들의 판매에 담배와 같은 제한과 금지를 반드시 두어야 할 것이다.

요즈음에 복부비만과 하체 비만을 호소하는 사람이 많이 있다. 비만은 앞에서 말한 바와 같이 정이 잘 형성이 되지 않기 때문에 생기는 것이지만 복부비만과 하체비만은 차이가 있다. 복부비만은 두 가지 유형이 있는데, 하나는 대변이 잘 나가지 않으면서 멀미를 하고 구역질이 나면서 대변 냄새와 구취가 심하고 기침이 나는 경우가 있는 상복부의 비만이 있다. 이는 간담의 기능이 나빠져서 변이 잘 나가지 않아 숙변이 장과 위에 남아 있고 장간에 지방이 축적되는 비만이다. 그 원인은 간의 기능이 원활하지 못하기 때문이다. 간은 인체에서 장에서 흡수된 영양분을 근육으로 보내어 소모하는 역할을 하는데 간의 기능이 원활하지 못하므로 흡수된 영양분이 장이나 간, 비장 등에 그냥 축적되는 현상이다. 간에서 영양분이 축적되므로 장에서도 영양분이 축적되어 대변이나 입에서 냄새가 많이 나고 기가 위로 치솟으므로 구역질과 차멀미가 나고 기침이 심하게 나는 것이다. 또 하나의 유형은 이와 증상이 비슷한데 그 원인이 간에 있지 않고 폐기가 막힌 경우이다. 기침도 있지만 유난히 코막힘이 심한 것이 특징이다. 심하면 아예 냄새도 맡지 못하는 경우가 있다. 이 두 가지가 모두 습과 열로 인한 감기에 걸리어 있고 채식을 적게 하여 생기는 병이다. 간과 담으로 인한 경우는 지실도체탕을 쓰고 폐로 인한 경우는 청기화담탕을 쓴다.

이와 달리 하체의 비만을 호소하는 사람들은 무엇 때문일까? 물론 신장이 나빠 소변이 잘 나가지 않아 신체가 부으면서 하체가 비만한 경우는 신장이 나빠서 오는 병이다. 그러나 신장의 기능이 그렇게 나쁘지 않은데도 몸이 약간씩 부으면서 하체에 비만이 심한 경우가 있다. 이는 신장에 병의 원인이 있는 것이 아니라 심장의 기능이 약하기 때문이다. 심장의 기능이 약하여 하체로 쏠리는 기혈(氣血)을 끌어 올리지 못하기 때문에 하체에 영양분이 축적되어 하체비만이 오는 것이다. 이런 사람들은 오래 걷거나 서 있기가 힘들고, 아침에 자고 일어나면 얼굴이나 손이 붓는 경우가 많다. 그러므로 당연히 심장의 기능을 강화시키는 약을 먹어야 한다. 이는 물론 선천적으로 심장이 약하게 태어났기 때문이거나 후천적으로 열감기의 치료를 잘 하지 못하였기 때문이다. 대부분 열이 심장으로 들어가 심장의 기능을 망가뜨렸기 때문이다. 어렸을 때 밤에 자다가 깨어 많이 울었거나 엄마나 아빠가 심장이 약한 사람에게 많이 나타난다. 자감초탕(炙甘草湯)이나 가감복맥탕(加減復脈湯) 등의 약을 가감하여 사용하면 나을 수 있다.

24. 당뇨와 감기

인체의 생리활동 상황을 짐작하는 데 있어서 소변과 대변은 매우 중요한 지표가 된다. 그런데 요즈음 소변과 대변에 대해 물어보면 아예 관찰을 하지 않는 사람이 많고, 변기가 갈색이나 흑색이기 때문에 색을 모르는 사람도 많다. 이외에 자기의 치부를 말하는 것 같아서 꺼리는 경향도 많다. 피를 뽑거나 사진을 찍어서 관찰하는 것은 세련되어 보이고 소변이나 대변을 보는 것은 뒤떨어진 비과학적인 것으로 인식하고 있는 것이다. 피를 보거나 사진으로 보는 것이 뛰어난 점도 있겠지만 소변이나 대변으로 보는 것이 편리하고 좋은 점도 많다는 것을 알아야 한다. 우선 소변과 대변의 차이를 생각하여 보면, 소변은 몸속의 기를 소모하고 나서 만들어져 나오는 것이다. 그러므로 소변은 땀과 아주 밀접한 관련이 있다. 『황제내경(黃帝內經)』에 기화(氣化 : 기가 잘 변화하면 땀이 난다)가 되어야 소변이 나온다고 하였고, 임상에서도 발한을 시켜서 소변이 나오게 하는 치법도 있다. 이와 달리 대변은 음식물을 소화시켜 기를 흡수하는 것과 관련이 많다. 즉 음식물의 소화흡수가 잘 안 되면 변비가 생기는 것이다.

당뇨라는 것은 소변으로 관찰이 되는 것이다. 즉 소변과 관련이 있으므로 체내의 기의 소모와 관련된 질병이라는 것이다. 한방에서 당뇨와 연관이 깊은 질병으로는 소갈, 단(癉 : 양만 있고 음이 없는 병), 열중(熱中) 등의 병명이 있다. 소갈이라는 것은 몸이 마르고 물을 많이 먹는다는 뜻이고 단이라는 것은 양기만 있고 음기가 없다는 말이고, 열중이라는 것은 비위에 열이 많다는 말이다. 앞에서 말한 바와 같이 일단 몸에서 기를 벌어들이면 나무가 열매를 맺듯이 이 기를 잘 정리하여 정으로 만들어야 한다. 정으로 만들지 않고 그냥 기를 쌓아두면 콜레스테롤 같은 지방이 몸 안에 축적되어 비만이 생기는 것이다. 지방이 축적되면 일정기간은 그대로 있지만 오래되면 여러 가지 생리작용에 대하여 장애를 일으키므로 이를 밖으로 배출할 수밖에 없다. 이때 지방이 나오지 않고 지방이 다시 당으로 분해되어 나오거나, 먹은 음식에서 당이 흡수되지 않고 그냥 배출되기 때문에 당뇨라는 병이 생기는 것이다. 그러므로 당뇨에 걸린 사람은 대개 비만인 사람이 대부분이다. 정상적인 사람이라면 지방이 생기면 정으로 변화되어 저장이 되어야 하는데 어찌된 영문인지 지방이 정으로 화하지 않고 그냥 지방으로 축적되기 때문에 당뇨라는 질병이 생기는 것이다. 식물도 여름에서 가을로 접어들 때 꽃이 피어 열매를 맺는다. 그리고는 다시 꽃이 피지 않는다. 사람도 나이가 들면 열매를 맺을 능력을 상실하므로 정의 생성능력이 떨어지는 것이다. 정의 생성 능력이 떨어지면 당이 나올 수밖에 없는 것이다. 그러므로 나이가 들어서 당뇨가 나오는 것은 어찌 보면 당연한 일이라 할 수 있다. 그러나 아직 젊은 사람이 당뇨가 나오는 것은 여러 가지 문제가 있는 것이다. 당뇨를 유발하는 원인을 몇 가지 생각하여 보기로 하자. 우선 영양분의 지나친 과잉 섭취로 인한 것을 생각할 수 있다. 이러한 경우는 식습관을 바꾸면 바로 해결될 수 있는 것이다. 우유, 고기, 계란 등의 과잉 섭취로 인하여 소변이 탁하거나 붉은 경우는 음식에 채식을 곁들이고 영양분을 줄이면 해결된다. 둘째는 간담 기능에 문제가 생긴 경우가 있다. 오행에서 목은 오행순환의 선두에 있다. 그러므로 간기가 잘 순환되어야 오행순환이 잘 된다. 그런데 임상에서 보면 간기가 막혀 순행이 잘 되지 않으면 소변이 탁하거나 황색이 되며, 냄새가 나거나 거품이 생기는 경우가 많다. 이런 사람들은 음부에 소양이 있고 눈물이 잘 나오거나, 눈곱이 끼고 소변을 자주 보고 짜증을 많이 낸다. 이는 오행의 순환이 되지 않으므로 영양분이 혈중에 쌓이기 때문에 나타나는 현상이다. 일단 장에서 흡수된 영양분이 혈 속으로 들어오면 다시 간의 기를 받아 푸른색으로 변하고 심장의 기를 받아 붉은 색으로 변하였다가 폐의 기를 받아 흰색으로, 신장의 기를 받아 검은 색으로 변하면서 순환을 하여야 한다. 그런데 간기가 순행을 하지 않으면 그냥 혈중에 울체되므로 황색으로 머물게 되었다가 당으로 분해되어 소변으로 배출된다. 그러므로 얼굴색이나 소변이 노랗게 되는 것이다. 콩나물을 기를 때 콩나물이 햇빛을 보지 않으면 그냥 노란색으로 있다가 햇빛을 보면 파란색으로 변하는 것을 보았을 것이다. 파란색이 나타난다는 것은 바로 목기를 받아 오행운동을 시작하였다는 뜻이다. 사람의 몸속에서도 이와 똑같은 일이 일어나고 있다. 음식물의 영양분이 흡수되면 목기가 들어와 영양분이 청색으로 변해야 한다. 콩잎이 청색으로 변해야 태양의 열을 받아 동화작용을 할 수 있듯이 사람의 혈구도 청색을 띠어야 엽록체처럼 동화작용을 할 수 있는 것이다. 사람이 음식에서 얻은 영양분은 땔나무처럼 열은 낼 수 있겠지만 생명력이 있는 정은 만들어 낼 수 없는 것이다. 사람도 청색의 혈구에서 태양의 빛과 우주력과 오장의 신기(神氣)를 아울러 정을 합성하면 비로소 생명력이 있는 씨앗이 생기는 것이다. 사람이 사는 것을 보면 태양의 빛과 밀접한 관계에 있음을 알 수 있다. 태양이 지면 잠을 자고 태양이 뜨면 다시 일어나는 것은 사람의 삶과 태양과의 관계가 매우 밀접하다는 것을 의미한다. 즉 태양이 뜨면 인체의 기가 밖으로 떠오르고 태양이 지면 인체의 기가 안으로 잠장하는 것이다. 즉 인체의 경맥에는 12정경과 기경 8맥이 있는데 12정경은 태양의 기를 받아 기벌이를 하는 경락이고, 기경 8맥은 인간이 가지고 있는 정기를 관리하고 운행하는 경맥이다. 그러므로 12정경은 태양의 움직임과 아주 밀접하게 연관되어 있다. 태양이 뜨면 12경락이 운행하고 밤이 되어 잠이 들면 경락의 운행도 멈추는 것이다. 식물의 잎에서 동화작용을 하고 호흡을 하며 김내기를 하고 수분을 발산하고 흡수하듯이, 12경락도 호흡이나 수분의 출입은 물론 물질의 동화작용과 여러 가지 생화작용에 관여하고 있는 것이다. 그러므로 우리 인체가 일정한 시간을 두고 호르몬이 생겨나고 없어지고 몸에 변화가 일어나는 것이 모두 경락의 작용과 관련이 있는 것이다. 즉 12정경이 태양의 기를 받아들이면 기경 8맥은 이 기를 땅과 인체의 기와 조화시켜 인체의 변화를 일으키는 작용을 하고 있는 것이다. 그런데 목기가 작용하지 못해 인체에서 지방을 소모하여 정을 만들 수가 없으니 당연히 당이 그냥 배출될 수밖에 없는 것이다. 즉시 간에 들어온 사기를 사하면 당뇨도 없어진다.

성인의 당뇨는 어떠한가? 성인의 당뇨는 마치 가을에 단풍이 든 나무와 같은 것이다. 나뭇잎은 봄에는 담담하고 비릿한 맛이 나고 여름이 되면 쓴맛이 난다. 그러나 가을이 되어 단풍이 들면 단맛이 많이 난다. 그만큼 잎에 당이 많아졌다는 말이다. 사람의 피도 마찬가지이다. 젊은 사람은 쓴 맛이 나지만 나이가 들면 피가 달게 된다. 쓴맛이 날 때는 오행운동을 하여 외부로부터 싱싱한 기를 받아들이지만 피가 달게 되면 이미 기를 많이 벌어들이고 받아들일 능력은 약해진 것이다. 그러므로 피가 달게 되지 않도록 하기 위해서는 단 음식보다는 시고 쓴 싱싱한 채소를 많이 먹어야 한다. 곡류나 고기는 이미 외부로부터 기를 받아들일 능력을 소실한 음식이다. 그러므로 아직 기를 받아들일 능력을 소지한 채소를 많이 섭취하는 것이 그래도 당뇨를 막는 한 가지 방법이다. 둘째는 계속 우리 몸에서 싱싱한 세포가 생성되도록 하는 것이다. 이른바 회춘을 하는 것이다. 아주 어린 사람처럼 다시 태어날 수는 없겠지만 약간의 회춘은 가능하다. 병약한 어머니가 꼭 돌보아야 할 아기가 있을 때는 병을 극복하고 살아가는 경우가 있다. 이는 엄마의 아기에 대한 집념이 어미를 회춘하게 만드는 것이다. 보통 사람도 자기가 꼭 해야 할 일이 있다면 회춘을 할 수 있다. 마음속에 반드시 해야 할 일이 있다고 느끼면 이 마음이 세포를 자극하여 목기를 일으키는 것이다. 속설에 동남동녀와 합방을 하면 젊어진다는 말이 있다. 그러나 약간의 젊은 기운을 느낄 수는 있겠지만 만약 색욕을 느끼어 상화가 발동한다면 오히려 생명을 재촉하는 일이 되고 말 것이다.

끝으로 감기는 당뇨와 어떤 관계가 있는가? 당뇨는 체내에 기가 과도하게 축적되어 나타나는 병이다. 감기를 잘 앓으면 몸 안에 기가 축적되지 않지만 해열제나 항생제를 많이 먹어 감기의 열이 간에 들어갈 경우 당뇨를 유발한다. 특히 열감기로 여름에 당뇨를 유발하는 경우가 있고, 만성적으로 당뇨는 아니더라도 소변이 노란 사람이 많은데 이러한 경우도 근본적으로 당뇨와 병리가 같다. 감기는 반드시 열을 내고 땀을 내야 몸 안에 감기가 잠복하지 않는다. 감기가 잠복하면 이로 인한 부작용이 모든 병의 근원이 되는 것이다.

25. 중풍과 감기

중풍이라는 것은 남의 일처럼 느껴지다가 어느 날 갑자기 나에게도 찾아오는 병이다. 현대 의학에서는 혈압이 높아서 생기는 병이라고 하지만 한방에서는 이를 풍이라고 말한다. 고혈압이라는 말은 알아들을 수 있지만 풍이라는 말은 사람들이 잘 알아듣지 못하는 것 같다. 한방에서는 감기도 풍이라고 한다. 이것만이 아니다. 기분을 내고 노는 것도 풍이라고 한다. 자기의 뜻대로 살아가는 사람을 풍운아라고 한다. 가을에 나뭇잎이 붉게 물드는 것도 단풍이라고 한다. 얼굴이 벌겋게 보기가 좋은 것도 풍궐이 좋다고 한다. 한방의 풍이라는 개념에는 세균의 뜻도 포함되어 있다. 그렇다면 풍이라는 것은 도대체 무엇인가? 이 세상에 존재하는 모든 것은 일정한 틀 속에 있지만 끊임없이 변화하고 있다. 변화를 하려면 기를 발생시켜야 한다. 한방에서는 이 기를 발생시키는 것을 풍이라고 하고, 기를 발생시키는 인자, 현상, 발생시켜 나타난 결과 등을 모두 풍이라는 이름으로 부르고 있는 것이다. 조그마한 씨앗이 싹이 트는 것은 씨앗 속의 기가 밖으로 발산되는 현상인데 이것도 풍이라고 하고, 나무가 불에 타는 것도 나무 속의 기가 밖으로 배출되는 것인데 이것도 풍이라고 한다. 이것만이 아니다. 무가 속이 마르는 것도 바람이 들었다고 하고, 얼굴이 마비되거나 팔다리가 마비되어 떨리는 것도 풍이 들었다고 한다. 원래 모든 물질은 고유의 기와 기장(氣場)을 가지고 있다. 그런데 기장을 유지하는 힘이 약해지면 외부에서 다른 세력의 침입을 받아 기장이 망가지는 것이다. 무가 속이 마르는 것이 대표적인 현상이다. 감기가 든다고 하는 것도 바로 외부 세력이 사람의 기장 속으로 침입하는 것이므로 풍이라고 한 것이다. 외부 세력이 들어오는 것이 기를 발산시키는 것이 아닌데 왜 풍이라고 하였을까? 외부 세력이 들어오면 침입을 받은 물체가 급격한 변화를 일으켜 기가 많이 발산하기 때문에 이를 풍이라고 한다. 감기에 걸리면 반드시 열이 나고 무가 바람이 들면 썩어서 열을 발산하기 때문에 풍이라고 하는 것이다. 졸중풍도 열이 심하게 나지는 않지만 은근히 열이 많이 나는 것이다. 단풍이나 얼굴이 발갛게 되는 것을 풍이라고 하는 것도 모두 자체에서 기가 발산되고 있는 현상을 지칭한 것이다.

이렇게 설명하면 어떻게 해야 중풍이 걸리지 않는지 이해할 수 있겠는가? 혈압을 아무리 낮추는 약을 먹는다 하더라도 스스로 부스러지는 조직과 세포를 누가 막을 수 있겠는가? 우리는 나무가 썩고 쇠가 녹스는 것을 풍화작용이라고 한다. 사람이 늙으면 우리의 세포와 조직도 풍화작용을 받아 부스러지는 것이다. 싱싱한 나무는 진액이 많기 때문에 바람이 불면 휘어는 질지언정 부러지지 않는다. 그러나 진액이 말라버린 고목은 바람이 불면 부러지고 또는 부스러지고 만다. 이미 진액이 다 말라 고목처럼 된 노인이라면 혈압약을 먹어 혈압을 떨어뜨려 중풍을 예방해 볼 수도 있겠지만 아직 진액이 많은 젊은 사람이라면 혈압약을 먹어 오히려 진액의 생산을 막을 필요가 있겠는가?

중풍을 막기 위한 보다 중요한 일은 진액을 보존하여 세포와 조직이 부스러지는 것을 막는 것이다. 골다공증도 바로 진액이 말라서 오는 현상이다. 뼈가 부스러진다면 근육이나 피부, 혈관은 부스러지지 않겠는가?

비만인 사람은 당뇨에 잘 걸리고 당뇨에 걸린 사람들이 중풍을 앓기 쉽다. 비만이나 당뇨가 있는 사람들은 주로 물을 많이 마신다. 물을 자주 마신다는 것은 몸 안에 진액이 말랐다는 것을 의미한다. 이렇게 진액이 말라서 비만과 당뇨가 오고 중풍이 온다는 사실로 미루어 보면 중풍을 막는 방법은 혈압약을 먹는 것이 아니라 진액을 보존하거나 생산하는 것임을 알 수 있다. 진액을 보존하려면 어떻게 하고 진액을 생산하려면 어떻게 해야 하는가를 생각하여 보기로 하자.

첫째 진액을 보존하려면 어떻게 해야 하는가? 진액은 땀을 흘릴 때 제일 많이 소모된다. 그런데 보통 노동을 하거나 운동을 하면서 흘리는 땀으로 인하여 소모된 진액은 물을 먹거나 음식을 먹어서 금방 회복이 된다. 즉 혈액 속에 있다가 소비된 진액은 음식으로 바로 회복이 된다는 것이다. 그런데 음정으로 하초에 있던 진액은 음식만으로는 회복이 되지 않는다. 하초의 음정은 주로 주색이나 칠정상(七情傷 : 스트레스로 인한 정기손상)으로 인해 소모가 된다. 화를 많이 내거나 너무 슬퍼하거나 자포자기를 하면 하초의 음정이 소모되고 생성도 잘 되지 않으며, 주색을 지나치게 해도 음정과 함께 진액이 소모된다. 하초의 진액은 단순히 음식을 먹어서는 회복이 되지 않고 음식을 먹어서 생긴 진액이 다시 한번 정화를 거쳐야 생기는 것이다. 그러므로 상당한 운동이나 정신적 수양을 해야 생긴다. 우리가 요가나 명상 기공을 하는 목적은 바로 이 하초의 진액을 생성하기 위함이다. 이 하초의 진액이 마르면 각종 호르몬 생성기관, 뼈의 골수, 혈맥, 림프관, 신경조직 등 인체 조식의 핵심 부분에 있는 진액이 빠져 나간다. 그러므로 심장 기능의 이상으로 갑상선병, 폐 기능의 이상으로 림프종, 당뇨, 비만, 고혈압, 중풍, 해수, 불면, 탈모, 관절염, 심장병 등등 수많은 성인병이 생기는 것이다. 즉 혈관의 근육이 진액의 고갈로 탄력성이 없어져 혈압이 올라가고 있는데 혈압이 높다고 단순하게 혈압을 떨어뜨리면 진액이 생기겠는가? 진액이 생성되는 과정을 생각하여 보면 혈압을 떨어뜨리는 것이 얼마나 무모한 일인 줄 알 수 있을 것이다. 진액이 생긴다는 것은 가을에 이슬이 내리는 것과 그 이치가 같다. 여름에 덥다가 가을이 되어 기온이 떨어지면 안개가 끼고 이슬이 내린다. 이슬이 내리려면 낮에는 덥고 밤에 기온이 많이 내려가서 일교차가 커야 한다. 비록 가을이라 하더라도 낮에 구름이 끼고 바람이 불면 이슬이 내리지 않는다. 사람도 진액이 많이 생기려면 낮에 일단 체열이 올라갔다가 밤에 충분한 휴식으로 체온이 많이 내려야 한다. 그래야 진액이 많이 생긴다. 낮에 체온이 올라가려면 심장의 활동이 왕성하고 혈압이 약간 상승해야 한다. 그래야 몸속의 양기와 혈액이 체표의 말초까지 충분하게 퍼져서 체온도 상승한다. 그리고 해가 져서 활동을 줄이고 휴식을 하면 몸속으로 양기와 혈액이 수렴되면서 체온이 하강하고, 몸 안의 폐에서 이슬이 맺히듯 수분이 생겨 신수(腎水)를 자하게 되면 진액이 생기는 것이다. 그런데 혈압약(血壓藥)을 먹으면 양기가 충분히 발산되지 않으므로 낮에는 아무래도 활동이 위축되고 체표의 체온이 충분히 오르지 않는다. 그러면 밤이 되어 체온이 하강한다 해도 체내의 폐에서 이슬이 생기지 않는다. 더욱이 혈압약을 먹어 울체된 양기가 심장이나 신장에 머물게 되면 자연히 심신의 진액의 소모를 오히려 촉진할 뿐이다. 진액이 많이 소모되어 혈압이 오르고 심장의 기능이 약화되면 혈압약을 먹기가 힘들어져 약을 중단하면 중풍이 오게 되는 경우가 많다. 이때 의사들은 혈압약을 중단하여 중풍이 왔다고 환자에게 모든 책임을 전가하나, 이를 꼭 환자의 책임이라고 말할 수 있겠는가?

누누이 언급하는 내용이지만 감기라는 것은 발산되어야 할 양기가 충분히 발산되지 못하고 울체되었을 때 생기는 병이다. 그러므로 비록 열감기라고 하더라도 감기의 초기에는 오한이 있다. 그리고 실제 치료에 있어서는 열감기라고 하더라도 초기에는 발산을 시키는 것을 위주로 치료를 한다. 그런데 감기로 인해 열이 난다고 하여 항생제와 해열진통제를 마구 사용하면 결국 양기가 발산되지 않고 노폐물이 울체하므로 진액이 생산되지 않는다. 전문적인 이론으로 태양병이 오래 지속되면 진액이 말라 양명병이 되어, 변이 말라 대변이 통하지 않는다. 이는 속에 열이 생겨서 그렇다고 하는데 속에 열이 생기는 이유는 첫째로는 태양병으로 내부의 양기가 발산되지 않아 진액이 생성되지 않기 때문이고 둘째는 속에 울체된 양기가 속에서 진액을 말려 버리기 때문이다. 보통의 감기를 치료하지 않고 내버려 두어도 속의 진액이 마르는 경우가 많은데 항생제나 해열진통제를 쓰면 진액이 마르는 경우가 더욱 많아질 것이다.

한두 번의 경우는 곧 진액이 회복될 수도 있겠지만 이러한 치료가 반복되고 이러한 상황이 오래 지속되면 결국은 진액을 고갈시키는 원인이 될 수밖에 없을 것이다. 인간의 어설픈 과학지식과 의학지식은 자연적인 인간의 생태계를 파괴하고 있는 것이다.

앞에서 말한 바대로 중풍이 감기만으로 발생하는 것은 아니다. 그러나 감기치료가 잘못될 경우에 진액이 마르는 것은 결국 중풍 발생을 쉽게 할 여지가 많다. 감기도 크게 보면 일종의 염증이다. 보통의 종양이 국소의 염증이라고 한다면 감기는 전신적인 염증이다. 국소의 염증은 영양물질이 국소에 울체될 때 염증이 발생하는 것이지만 감기는 비교적 전신에 생리순환이 되지 않는 물질이 울체될 때 발생하는 병이다. 그러므로 감기가 걸리면 열이 나고 땀이 나고 오한이 나고 하는 등의 야단법석이 벌어지는 것이다. 그렇게 해야만 울체된 물질을 분해하여 제거할 수 있기 때문이다. 그런데 이것은 비정상적인 것이므로 사람에게 통증을 주고 기분을 불쾌하게 한다. 사람들은 예전에 자신이 잘못하여 인체의 생리기능을 망쳐버린 것은 생각하지 않고 당장의 고통만을 생각하여 이를 면하려고 해열진통제를 마구 남용하고 있는 것이다. 물론 이것이 일시적으로는 고통을 덜어주겠지만 결국은 더 커다란 고통이 뒤에서 기다리고 있다는 사실을 모르고 있는 것이다. 나중에 병이 악화되어 자신에게 진통제를 준 의사나 약사를 찾아간들 아무런 소용이 없다. 오히려 더 강력한 진통제나 혈액순환제, 어혈약, 항암제 등등 무서운 약들을 권할 뿐이다. 점점 더 병이 악화되면 수술을 하거나 드러눕게 되었을 때 누구를 원망할 수도 누구에게 책임을 물을 수도 없게 된다. 아예 고질적인 병을 가지고 태어난 사람이 아니면 처음부터 고약한 병에 걸리는 것은 아니다. 사소한 감기를 제대로 치료하지 않고 엉뚱하게 치료하다 보니 중풍이니 암이니 하는 무서운 병이 되어 버리고 마는 것이다. 이러한 무서운 병이 되었을 때는 이 병이 발생하도록 진통제를 처방하고 판 사람들 중 아무도 이러한 질병을 책임질 수 없다는 사실을 명심해야 할 것이다.

26. 암과 감기

암이라고 하면 모두 몸서리를 치는 병이다. 그만큼 무서운 병이기 때문이다. 더욱 우리를 두렵게 하는 것은 암에 걸리는 사람이 점점 늘어만 가고 있다는 사실이다. 그런데 암에 대한 발병원인과 치료원칙에 대해서도 확실히 인정된 것은 적다. 물론 감기 등 모든 병에 대한 확실한 치료법이 있는 것은 아니다. 단지 있는 것으로 우리가 착각하고 있을 뿐이다. 감기는 발병원인과 발병하는 시간과의 간격이 작기 때문에 병의 원인을 인식할 수 있지만, 암이나 중풍, 당뇨 등의 중병은 그 간격이 길기 때문에 보통 사람은 원인을 인식하기 어렵다. 경험이 많으면서 혜안을 가지고 연구를 한 사람만이 어느 정도 인식이 가능하다. 현대의학에서는 어느 성분이 모자라서 병이 생긴다는 말을 많이 한다. 보통 인슐린이 부족해서 당뇨가 생기고 비타민 A가 부족해서 야맹증이 생긴다고 한다. 이는 물론 맞는 말이다. 그러나 한방에서는 대체로 기가 잘 통하지 않기 때문에 질병이 발생한다고 본다. 기가 잘 통하지 않는 원인은 목기, 화기, 토기, 금기, 수기가 부족하거나 음기나 양기가 부족하기 때문이라고 생각한다. 물론 이들이 너무 강해도 불균형을 일으켜 기의 순환이 잘 되지 않는다고 보는 것이다. 암이나 감기도 마찬가지이다. 인체에서 음양오행의 조화가 잘 이루어지지 않아 기의 순환이 잘 되지 않기 때문에 암이 발생한다고 생각하는 것이다. 사마귀도 암의 일종이라고 한다. 우리가 어릴 때 사춘기가 되기 전에 손가락 끝에 울퉁불퉁하게 마구 생기는 사마귀를 많이 본 일이 있다. 그런데 이 사마귀가 사춘기가 되면 어느 순간에 자취도 없이 없어져 버리는 것을 경험해 보았을 것이다. 왜 그렇게 많던 사마귀가 하루아침에 흔적도 없이 사라져 버렸을까? 지긋지긋한 암 덩어리도 그렇게 흔적도 없이 사라져 버릴 수는 없는 것일까? 사춘기 직전에 손가락에 사마귀가 생기는 것은 목기가 울체하기 때문이다. 사춘기가 되면 화기가 성해지고, 사춘기가 되기 직전은 목기가 성한 때이다. 성한 목기가 화기로 넘어가지 못하니, 울체한 목기가 바로 사마귀로 나타나는 것이다. 화기로 넘어가면 사마귀가 없어지는 이유는 목기는 음양이 화하는 힘이 약하지만 화기는 음양이 화하는 성질이 강하므로 화기로 넘어가면 음양이 화하여 올라가는 성질만이 아니라 내려가는 성질이 생겨 손끝에 뭉쳤던 기가 밑으로 내려가기 때문에 사마귀가 없어지는 것이다. 사마귀가 물론 악성암은 아니지만 그래도 불편해서 치료를 하려면, 목기를 사하면 사마귀가 없어진다. 다른 암도 이와 원리가 다른 것은 아니다. 뇌암에 걸린 환자 아이를 치료한 경험이 있는데 뇌에 열이 많아 열을 빼는 약을 많이 투여하여 뼈 속의 열을 빼내니까 증상이 많이 호전되고 종양의 성장이 둔화되었지만, 사마귀가 없어지듯이 종양이 쉽게 사라지는 것은 아니었다. 그러나 이 역시 악성암이라고는 하지만 화의 단계에서 토나 금으로 변화하지 못하고 울체된 기에 의하여 암이 발생한 것임에 틀림없다. 담배를 많이 핀 사람이 폐암에 잘 걸리는 것은 담배 연기로 인하여 폐의 기능이 약해져 폐, 즉 금의 단계에서 기가 많이 울체하기 때문이다. 폐가 약한 사람이라 하더라도 공기가 맑은 곳에서 살면서 폐운동을 잘하면 폐암에 걸릴 확률이 적어질 것이다. 고기를 많이 먹거나 과식을 많이 한 사람은 소화기 암에 많이 걸린다. 이 역시 비위와 토의 단계에서 기가 울체하기 때문이다. 평소에 소화력이 그리 강하지 못한 사람이 과식하거나 육식을 많이 하면 소화기 암에 걸릴 수밖에 없는 것이다. 더욱이 현대인들이 항생제를 많이 먹고 농축

산물에 농약이 많이 포함되어 있기 때문에 장이 약해져 소화기 암이 많이 걸리는 것 같다.

누차 언급하는 말이지만 현대인은 과도하게 음식물을 먹고 노동과 운동이 부족하다. 그러므로 체내에 영양물질이 축적되어 기가 축적될 가능성이 많다. 기가 축적되면 반드시 오행 중 어느 단계에서 순행이 억제되어 기가 울체될 가능성이 높은 것이다. 그러므로 비만・당뇨・고혈압 등이 바로 암의 근본 원인이고, 항생제・해열진통제・호르몬제 등의 사용이 암의 유발원인이 되는 것이다.

감기는 울체된 기를 풀기 위하여 생기는 질병이다. 몸에 울체된 기가 많아 이를 해결하기 위하여 감기가 발생하였다. 비록 열이 나고 통증이 심하지만 열이나 땀을 내고 소변과 대변이 많이 나가고 기침이 나고 콧물이 많이 나오고 나서 감기가 낫는다면 일시적이기는 하겠지만 몸 안의 기체는 풀릴 수 있는 것이다. 열이 나면 화의 장인 심장의 기체가 풀리고 피부에서 땀이 나면서 기침이 나고 콧물이 나오면 피부와 같이 호흡을 하고 있는 폐의 기체가 풀릴 것이다. 또한 소변이 잘 나가면 소변을 만들어 주고 있는 신장, 방광과 간의 기체가 풀릴 것이고, 대변이 잘 나가면 소화흡수를 주관하는 비위와 간담의 기체가 풀릴 것이다. 이렇게 오장육부의 기체가 풀리면 우리 몸에 아토피나 알레르기는 물론 괴상한 암 같은 무서운 병이 생기지 않는다. 물론 감기에 걸리기 전에 과식하지 않고 운동을 적당히 하는 것이 더욱 현명한 방법일 것이다. 그러나 일단 감기에 걸렸을 때는 우리 몸이 울체된 기를 분해하여 배설할 기회를 충분히 주는 것이 무엇보다 중요하다.

우리는 암이나 중풍, 한센병, 각기병 같은 무서운 병을 아예 감기 같은 병과는 종류가 다른 병으로 생각하기 쉽다. 또 이러한 병들이 전염된다고 생각하고 있다. 그러나 그렇지 않다. 모든 병은 감기에서부터 시작하고, 감기를 잘못 다스려서 발전하는 병이다. 물론 전염되는 병이 없는 것은 아니다. 그러나 함부로 병이 전염되는 것은 아니다. 병이 전염될 때는 충분한 조건을 갖추어야 한다. 예를 들어 콜레라가 유행할 때 상한 음식을 먹은 사람은 콜레라에 걸릴 수 있다. 콜레라균은 여름에 열이 높고 습이 많을 때 잘 번식한다. 밖의 환경이 습열이 많으면 건강하지 못한 인체 내의 환경도 습열이 많아지므로, 콜레라 균이 침입하면 쉽게 번식하여 병이 발생할 수 있다. 그러나 건강한 사람이라면 밖의 환경이 습열이 성하더라도 체내에 항성성을 유지하여 습열이 성하지 않으므로 비록 콜레라 균이 침입한다 하더라도 쉽게 발병하지 못한다. 좋은 예로 학교 급식으로 집단 식중독이 발생할 때에 아이들의 증상이 확연히 다른 것을 볼 수 있다. 어떤 아이는 증상이 심각하지만 어떤 아이는 별다른 증상이 없는 경우도 많다. 그러므로 병이 발생하는 것은 병균의 전염에 모든 책임이 있는 것은 아니다. 물론 전염도 막아야 하지만 비록 전염이 되어도 병균의 번식을 막을 수 있는 면역력을 미리 갖추어 두는 것이 더욱 중요하다는 것이다.

그러면 면역력이라는 것은 무엇인가? 혹자는 백혈구가 튼튼해야 한다고 생각할 것이다. 물론 백혈구도 튼튼해야 한다. 그러나 그보다 더욱 중요한 것은 우리 몸의 항상성을 유지시킬 수 있는 능력이다. 항상성이란 무엇인가? 적당한 체온, 적당한 습도, 적당한 산소, 질소, 탄소 등의 공급, 적당한 영양상태의 유지이다. 한방에서는 이를 풍한서습조화의 육기와 정기라고 한다. 우리의 몸이 건강하면 이 육기와 정기가 항상성을 유지할 수 있는 것이다. 이들이 항상성을 유지하려면 물론 오장육부와 12경락이 제 기능을 충분히 할 수 있어야 한다. 경락과 장부가 자기의 기능을 충분히 수행하려면 몸 안에 기혈의 울체가 없어야 하고, 기혈의 울체를 막으려면 과식과 육식을 피하고, 채식을 많이 하고, 적당한 운동과 노동을 해야 한다. 또한 감기에 걸렸을 때 열이 나고 땀이 나서 병이 나을 수 있도록 하고, 장과 몸속에서 소화 흡수되어 순환이 잘 되도록 발효식품을 많이 먹어야 한다. 그리고 자기만이 사는 것이 아니라 모든 생물 즉 미생물까지도 같이 살아간다는 생각을 가지고 산다면 아마 암에 걸리지 않을 것이다.

암에 걸리는 이유를 다시 한번 정리하면 인체 내의 환경이 악화되기 때문이다. 우리가 산에 가거나 들판에 가면 장소에 따라 자라는 식물이 다른 것을 볼 수 있다. 그런데 대체로 토질이 좋고 수분이 적당하면 부드러운 식물이 자라고 동물들이 잘 먹는다. 그러나 돌만 많고 수분도 적고 바람이 많이 부는 지역은 가시 돋친 식물이나 억센 식물이 자라며, 이 풀은 동물들도 잘 먹지 못한다. 사람의 몸속에는 수많은 미생물이 살고 있다. 물론 미생물뿐만이 아니라 사람을 구성하고 있는 세포와 혈구의 수도 많은데 크게 보면 이들도 미생물의 한 종류라고 할 수밖에 없다. 사람의 체내환경이 좋아지면 체내에 사는 미생물도 부드러워지고 인간의 세포와 공생을 잘 할 수 있다. 그러나 체내환경이 나빠지면 체내의 미생물도 부드럽지 않고 악랄한 존재로 바뀌게 된다. 이로 인하여 인체의 세포도 결국은 악독한 환경에 처하게 되는 것이다. 미생물이 악랄하게 변하면 질병이 발생한다. 일시적인 질병은 오히려 인체 내의 환경을 개선하기 위한 것이다. 그러나 치료를 잘못하여 환경이 개선되지 않고 더욱 나빠지면 인체의 친위대인 세포나 혈구까지 악랄하게 변해서 암이 발생하는 것이다. 우리가 사막에 가면 선인장이나 아주 억센 식물이 많은 것을 볼 수 있다. 사막에 원래 이렇게 억센 식물이 많았던 것은 아니다. 사막의 환경이 고약하니까 이에 적응하려고 억센 식물이 생겨난 것이다. 사람도 마찬가지이다. 인체 내의 환경이 악화되니까 이러한 악조건에 적응하려고 보통의 세포가 암세포로 진화하는 것이다. 현대에 와서 암이 많아지는 것은 현대인의 체내환경이 점점 나빠지고 있다는 것을 의미한다. 미생물이 가장 좋아하는 환경과 현대인의 체내환경은 점점 거리가 멀어지고 있는 것이다. 담배를 많이 피는 사람이 폐암에 많이 걸리는 것은 당연하다. 담배를 많이 피워서 폐의 환경을 오염시키고 폐세포가 정상적으로 살기에 부적합한 환경을 조성하였기 때문이다. 술을 많이 먹는 사람이나 운동을 적게 하고 많이 먹는 사람들이 간암에 많이 걸리는 것은 간에 영양분이 축적되어 간세포가 살기 힘든 환경을 조성하였기 때문이다. 최근에 호주의 어떤 학자가 채식이 항암제보다 암 치료에 효과가 좋다는 논문을 발표하였다. 이는 너무나도 당연한 말이다. 현대인은 과식하고 운동을 적게 하여 영양과다로 인한 체내오염이 많은데 채식을 하면 이 오염된 인체를 정화할 수 있으니 암이 좋아지지 않을 까닭이 있겠는가? 그러나 아직도 암을 연구한다는 사람들 중에는 암을 어떠한 한 가지 물질로 치료하겠다고 생각하는 사람이 많다. 암은 절대적으로 체내환경을 개선하는 길밖에 없다. 왜 항생제가 암을 유발한다고 생각하는가? 왜 감기에 적당히 걸리면 암에 걸리지 않는가? 이러한 문제도 모두 체내환경과 관련이 있는 문제들이다. 앞에서도 말한 것처럼 감기에 걸려서 땀을 흘리고 열을 내고 기침이 나고 소변, 대변이 잘 나가면 체내환경이 개선되는 것이다. 그러나 항생제를 먹거나 해열진통제를 먹으면 인체가 감기를 앓고 환경을 개선할 기회를 송두리째 빼앗아 가는 것이다. 항생제나 해열진통제를 먹어 열이 속으로 들어가 만성감기로 변하면 겉으로 보기에는 감기가 나은 것 같다. 그리고 속에 감기 열이 있으니 감기에 잘 걸리지 않는다. 그러나 열이 속에 있고 장부와 경락의 기능이 원만하지 않으니 자연히 인체 내의 환경은 나빠질 수밖에 없다. 그러므로 이런 사람들은 자연히 알레르기나 아토피 등을 가지고 있다. 속에 독이 많으니까 이러한 질병이 생기는 것이다. 아토피나 알레르기가 생기는 것은 어쩌면 독을 밖으로 배출하기 위한 수단이고 빨리 치료를 하라는 경고인지도 모른다. 그래도 계속 치료를 하지 않고 속에 열과 독을 간직하면 결국 악조건에 견디지 못한 세포나 혈구가 암세포로 돌변하게 되는 것이다.

그런데 특이한 것은 평소 깨끗한 음식을 먹고 건강에 유의를 많이 해도 암에 걸린다는 말을 하는 사람들이 종종 있다. 물론 음식을 함부로 먹고 운동도 게을리하는 사람들이 대부분 암에 많이 걸리는 것은 기정사실이다. 그런데 이렇게 예외가 있는 것은 무슨 까닭일까? 아마 정신적인 문제가 아닌가 한다. 한방의 병인론에 의하면 병은 외감과 내인이 있는데 외감은 육기외감(六氣外感)이니까 감기를 말하는 것이고, 내인은 칠정내상(七情內傷)을 말하니 곧 정신적인 문제를 말하는 것이다. 요즈음의 말로 하면 스트레스가 암의 원인이 된다는 것이다. 아무리 감기에 걸리지 않고 음식을 잘 먹고 운동을 하더라도 칠정이 잘 다스려지지 않으면 암에 걸린다는 것이다. 특히 지나치게 음식을 가리고 건강을 염려하는 사람들 중에 칠정이 다스려지지 않은 사람들이 많다. 칠정이란 우리가 느끼기 어려울 뿐이지 인체에 미치는 영향은 지대하다. 단지 의서나 처방서에 많이 언급이 되지 않는 것은 의사들이 이를 다루기가 너무 어렵기 때문이다. 생각을 많이 하거나 걱정을 많이 하면 비장이나 폐에 기가 울체하고 오래되면 진액이 말라 암이 생길 가능성이 많고, 화를 많이 내거나 기분을 많이 내면 간이나 심장의 기가 말라 간이나 갑상선에 암이 생길 우려가 많다. 물론 위, 소장, 대장, 방광 등에 암이 많이 생기는 것은 먹는 음식과 관련이 많다.

27. 면역력 즉 항상성 유지와 감기

면역력이라 하면 마치 창과 방패를 든 군인이 성곽을 지키듯이 우리 몸 안으로 침입하는 병균을 막는 힘으로 생각하는 경향이 많다. 물론 백혈구가 이러한 기능을 수행한다고 알려져 있다. 그러나 예를 들어 우리가 쥐를 막으려고 아무리 고양이를 키워도 쥐의 피해를 다 막기는 어렵다. 쥐가 먹을 음식물을 깨끗이 치우고 쥐의 음식물에의 접근을 차단하는 것만이 최선의 방법이다. 독한 항생제로 병균을 제압하려 하기보다는 아예 병균이 번식하기에 부적합한 환경을 만드는 것이 최상의 방법이다. 우리가 조그마한 텃밭에 농사를 짓는다고 가정하여 보자. 퇴비를 많이 하고 잘 갈아주고 곡식을 심으면 곡식이 잘 자라며 잡초도 많이 자라지 않고 병충해도 많이 생기지 않는다. 그런데 퇴비도 하지 않고 잘 갈아주지도 않으면 잡초가 많이 생기고, 화학비료를 많이 쓰면 병충해가 심각하다. 원래 농토에는 곡식이 잘 자랄 수 있는 환경이 있고, 잡초가 잘 자랄 수 있는 환경이 있다. 곡식은 영양이 풍부할 때 잘 자라고, 잡초는 영양이 풍부하지 않을 때 잘 자란다. 그러나 화학비료를 사용하면 곡식이 잘 자라기는 하지만 병충해에 약하다. 왜냐하면 화학비료는 이미 영양물질이 분해되어 있어 미생물이 번식할 여지가 없기 때문이다. 곡식은 미생물이 퇴비를 분해하여 생기는 여러 가지 물질을 섭취할 때 땅과의 친화성을 가지게 되고, 땅속에 있는 지기(地氣)를 받을 수 있는 것이다. 잎은 하늘에서 천기를 받고 뿌리는 땅속에서 지기를 받아야 하는데, 땅속에 있는 미생물이 없이는 뿌리가 혼자 지기를 받기가 어려운 것이다.

천기는 태양열이나 하늘에서 오는 파동 같은 것으로 인식할 수 있지만 지기라는 것은 무엇을 말하는가? 그냥 막연히 말할 수는 없는 것이다. 하늘에서는 태양열이 오고 여러 별들의 빛과 파동이 지구로 쏟아지고 비와 이슬이 내리고 있다. 이들이 그냥 오기만 한다고 되는 것이 아니다. 이를 받아서 유용하게 쓰려면 이를 저장할 장치가 있어야 한다. 마치 방송국에서 방송을 하면 이를 받아 줄 수신기가 있어야 하듯이 지구는 일종의 천기의 수신기와 마찬가지인 것이다. 태양이 하지에 북반구에 제일 오래 지구를 비치지만 북반구는 하지보다는 하지가 지나고 한달이 넘어야 더욱 더운 날씨를 보이고 있다. 이는 지기가 천기와 다르다는 것을 말하는 것이다. 물론 지구에는 하늘로부터 받는 기나 물 이외에 스스로 내부에서 발생하는 기도 있다. 이 기는 약하기는 하지만 있는 것만은 틀림없다. 여하튼 하늘로부터 받은 기와 물을 저장하였다가 생물에게 공급하더라도 이 지기가 생물에 미치는 영향은 대단하다. 여름에 하늘은 뜨겁고 땅속은 시원하다. 만약에 여름에 하늘도 뜨거운데 땅속마저 메마르고 덥다면 모든 생물은 살아남기 어려울 것이다. 모든 생물은 음기와 양기가 공존하여야 하는데 여름에는 더워서 양기가 성하고 음기는 소멸되기 쉬운 상황이다. 그러나 땅이 음기를 보존하고 있기 때문에 생물이 땅의 음기를 빌어 자신의 음기를 보존하는 것이다. 또한 하늘은 뜨겁고 땅이 서늘하기 때문에 음양의 조화가 이루어져 생물의 기가 승강작용을 잘 할 수 있는 것이다. 반대로 겨울에는 하늘의 기는 차갑고 땅속의 기는 따뜻하다. 그러므로 겨울에는 땅이 양기를 잘 갈무리하기 때문에 생물도 지기의 힘을 빌어 생물들이 겨울에 양기를 땅속에 간직할 수 있는 것이다. 이러한 땅기운을 잘 받으려면 땅과 친화성이 가장 강한 미생물의 도움을 받지 않으면 안 된다. 이렇게 땅기운을 잘 받은 곡식을 먹을 때 사람은 간접적으로 지기를 받을 수 있는 것이다. 그런데 요즈음은 화학 비료를 쓰고 농약을 많이 사용한 먹거리만 먹고 있으니, 어떻게 충분한 지기를 받을 수 있겠는가? 농작물은 대개 더운 여름에 많이 자라는데 요즈음 농작물은 하늘의 양기만 받고 서늘한 음기를 받지 못하기 때문에 열만 있고 음기 즉 냉기는 없다. 그러므로 현대인이 모두 열병에 시달리고 있는 것이다. 항상성이라는 것은 그냥 변하지 않고 가만히 있는 것이 아니라 시간과 공간에 적응하여 적당하게 변하는 것을 말하는 것이다. 여름에는 양기가 많아야 하고 겨울에는 음기가 많아야 하며, 봄에는 음기가 줄면서 양기가 생산되어야 하고, 가을에는 양기가 줄면서 음기가 생성되어야 항상성이 유지되는 것이다. 이렇게 음기가 많아지고 적어지는 것을 오행이라고 표현하는 것이다. 천기는 그냥 음양의 기가 많아지거나 적어지는 것으로 목, 화, 금, 수 네 가지뿐인데 그 중간에 지구 즉 토가 들어와 천기를 저장하였다가 조정을 하고 있기 때문에 목화금수의 변화가 부드럽게 이루어지고 있으며 이를 오행이라고 하는 것이다. 토가 굳이 화의 다음에 들어가는 것은 태양의 열을 여름에 제일 많이 받아 이를 저장하는 것이나, 태양의 열에 대항하여 지기의 힘을 발휘하는 시기가 여름이 끝날 무렵이 가장 강하기 때문이다. 즉 지기의 작용이 여름과 가을 사이에 가장 잘 나타난다는 말이다.

우리가 흔히 풍수라는 말을 쓰는데 이때 풍이라는 말은 곧 하늘의 양기를 말하고 수라는 말은 곧 지기를 말하는 것이다. 하늘의 기는 풍 즉 풍한서습조화의 육기를 따라서 내려오고 땅의 기는 땅속에 있는 물을 쫓아서 다니므로 천지의 기를 풍수라는 말로 표현하고 있는 것이다. 즉 계절에 따라서 부는 바람이 건조하고 습이 많고 뜨겁고 서늘하고 차갑고 하는 차이가 있다. 이와 마찬가지로 땅속에 흐르고 있는 물도 마르고 차갑고 뜨겁고 서늘한 차이가 있다. 이러한 기운이 그대로 생물에 영향을 미치고 있는 것이다. 그러나 우리는 볕이나 바람의 여부나 비의 많고 적음이 생물에게 얼마나 막대한 영향을 끼치고 있는 줄은 알고 있지만, 땅속에 있는 물의 지기가 생물에게 얼마나 커다란 영향을 미치는지는 잘 모르고 있는 것이다.

항상성에 대한 이야기를 하다가 내용이 너무 주제를 벗어난 것 같다. 앞에서도 잠깐 이야기를 하였지만 인체 내에는 많은 미생물이 살고 있을 뿐만 아니라 우리 몸의 세포나 혈구도 사실 하나의 미생물과 같은 존재이다. 이들 미생물이 잘 생존하려면 미생물들이 잘 살 수 있는 환경을 만드는 것이 가장 중요하다. 개인마다 약간의 차이는 있겠지만 보통 건강한 사람이 가지고 있는 환경 즉 체온, 습도, 산소, 탄소, 질소 등의 밀도, 영양상태 등이 바로 우리 인간과 공생할 수 있는 미생물의 항상성을 유지하는 요소이다. 이러한 요소들이 일정한 상태를 유지하는 것은 쉽지 않다. 만약 화를 내면 곧바로 체표와 상체의 체온이 오르고 피나 진액이 말라 건조한 상황으로 변하고 만다. 그러나 반대로 인체의 내부와 하체는 체온이 내리고 습도가 높아질 수 있다. 반대로 슬퍼하면 상체는 체온이 내리고 습도가 낮아지며, 하체는 그 반대로 습도가 높아지고 체온도 오를 수 있다. 물론 이뿐만이 아니다. 몸이 스스로 조절기능을 잃어버려 밖의 온도가 올라가면 체온이 오르고, 밖의 온도가 내려가면 체온이 내려가 기타 습도나 기체의 구성비도 변하게 될 것이다. 그러므로 이렇게 체내환경이 항상성을 유지하지 못하고 변해 버리면 인체와 공생할 수 있는 미생물은 생존경쟁에서 밀리고 인체와 공존하지 못해 오히려 인체를 파괴하기 쉬운 사나운 미생물이 번성하여 질병을 일으키게 되는 것이다. 우리가 사막에 가면 가시 돋친 선인장이나 억센 나무가 자라고 있는 것을 보면 알 수 있다. 환경이 열악해지면 독한 식물만 자라게 된다. 그러므로 우리 몸도 환경이 열악해지면 독한 미생물만 번식하게 되어 있는 것이다. 미생물뿐만 아니라 결국에는 세포가 변하여 암세포라는 무시무시한 존재까지 나타나는 것이다. 인체의 오장육부와 경락은 인체의 이러한 환경을 잘 보전하기 위한 존재들이다. 간은 바람을 일으키는 존재이고 심장은 열을 내는 기관이고,

비(脾)와 위는 땅과 같이 수분을 간직하는 기관이고 폐는 습도를 조절하는 기관이고 신장은 물을 관리하면서 열관리를 하는 기관이다. 경락과 육부도 역시 오장과 연계되어 이러한 일들을 하고 있다. 아무리 오장육부와 경락이 항상성을 유지하려고 애를 써도 문제가 생기지 않을 수 없다. 즉 항상성이 깨져 병균의 침입을 받지 않을 수 없다는 것이다. 그러므로 일단 병균이 침입하여 감기가 발생하는 것을 나쁘게만 보지 말아야 한다. 이는 도리어 깨어진 항상성을 회복할 수 있는 기회이기도 하기 때문이다. 열이 나고 땀이 나고 기침이 나고 설사가 나고 하는 등은 깨어진 습도, 온도, 풍도(산소, 탄소, 질소 등의 비율) 등을 조절하고자 하는 하나의 과정에 불과한 것이다. 그런데 이를 잘못 처리하면 도리어 이들의 상태를 더욱 나쁘게 할 수 있다. 습도가 많은 것을 더욱 습하게 하고, 열이 많은 것을 더욱 높게 할 수가 있는 것이다. 병균은 습을 좋아하는 놈이 있는 반면 높은 온도를 좋아하는 놈이 있고, 산소가 많은 것을 좋아하는 놈이 있고 이와 반대의 경우도 다 있다.

습한 것을 좋아하는 병균은 건조하게 하면 없어지고, 온도가 높은 것을 좋아하는 균은 온도를 내리면 없어지게 되어 있는 것이다. 균이 항생제를 쓰지 않아도 세균이 소멸된다. 여름에 마당에 나는 풀을 아무리 뽑아도 다 없애지는 못할 것이다. 그러나 겨울이 되면 풀이 나지 않는다. 이와 마찬가지이다. 육기를 바꾸면 몸 안의 병균이 바람처럼 사라지는 것이다. 결론적으로 말하면 면역력이란 결국 오장과 육부, 그리고 경락이 제 기능을 잘 이행할 수 있도록 항상 주의해야 하는 것뿐이다. 오장육부와 경락이 제 기능을 잘 수행하여 인체에 정이 축적되면 인체 스스로 몸의 항상성을 잘 유지할 수 있다. 행여 자동차 배터리가 방전되면 차의 시동이 걸리지 않듯이 원기 즉 정기가 허한 사람은 인삼이나 녹용에 작약, 맥문동, 지황, 오미자 등을 적당히 가해 먹어서 원기를 보충할 필요가 있다. 그러나 보약도 지나치면 오히려 해가 된다는 사실을 명심해야 한다. 특히 열이 많은 사람은 양기를 돋우는 인삼이나 홍삼, 녹용을 먹기보다는 도리어 음기를 보하는 아교, 지황, 작약, 오미자 등을 먹어야 한다. 현대인은 양기가 부족한 사람보다 오히려 음기가 부족한 사람이 많은데도 계속 양기만 보하는 약을 먹고 있는 것이 문제이다. 원기라는 것은 결국 전지와 같은 것이다. 전기가 없으면 양기를 보하는 약을 먹어 충전을 해야 하지만 온도가 높으면 방전이 잘 되므로 양기만 보하지 말고 음기도 보하여야 전지가 오래 갈 것이다.

28. 에이즈와 감기

우리나라는 아직 에이즈 환자가 그렇게 많지는 않지만 그래도 환자가 꾸준히 증가하고 있는 추세이다. 사람들이 이 질병을 이해할 수 없다고 하지만 한의학적 이론으로 보면 이해가 어려운 것은 아니다. 인체의 면역력이란 인체라는 기장 내에서 기의 순환운동이 계속 일어나는 것을 말한다. 공장을 예를 들어 설명하면, 공장이 잘 운영되려면 공장의 자기 자본금이 어느 정도 있어야 하는 것이다. 에이즈를 후천성 면역결핍이라고 하는 것은 공장으로 말하면 자기 자본금은 어느 정도 있다는 말이다. 단지 자본금은 어느 정도 있었는데 공장이 잘 돌아가지 않아 자본금을 다 까먹은 상태라는 뜻이다. 사람은 태어날 때 부모로부터 원기를 가지고 나온다. 이 원기를 자본으로 하여 기벌이를 하여 체내의 기의 운행을 지속함으로써 삶을 영위하는 것이다. 그런데 기를 잘 돌리지 못하여 기벌이를 하지 못하면 기를 벌지 못할 뿐만 아니라 부모로부터 받은 원기를 까먹게 된다. 이렇게 되면 면역력이 없어지는 것이다. 비록 후천성 면역결핍이라고 말하지만 아마 대개 선천적으로 면역력이 약한 사람들이 대부분일 것이다. 왜냐하면 선천적으로 원기가 약하기 때문에 후천적으로 기벌이가 잘 이루어지지 않을 가능성이 많기 때문이다. 원기가 약하다는 것은 음양의 극성이 약하다는 것이다. 음양이 극성이 약하다는 것은 전기로 말하면 전압이 낮다는 것이다. 전압이 낮으니 전류의 흐름이 약하고 전류의 흐름이 약하니 자연히 다시 발전을 할 능력이 약해져서 전기의 재충전력이 약해지는 것과 마찬가지이다. 사람에게 있어서는 원음과 원양이 약하니 오장육부에서 정기의 흐름이 약하고 오장육부에서 정기의 흐름이 약해지니 경락에서 삼음삼양의 기의 흐름이 약해진다. 삼음삼양의 흐름과 오장육부의 정기의 순환으로 정기가 재생산되고, 이 정기에 의하여 원음원양은 재충전되어 인체의 기장이 영위되어 면역력이 유지되는 것이다. 그런데 원음원양이 약한 사람이 이를 잘 간직하고 운영하지 않으면 기장이 깨지므로 면역력이 없어지는 것이다. 현대인들이 삶에 대한 의욕이 없어지거나 어릴 때부터 초콜릿, 코코아, 커피 같은 기호식품과 화학물질을 많이 섭취하고, 나이가 먹어서는 마약, 커피, 술, 담배 등을 많이 먹고 성생활이 문란하다 보니 자연히 원기가 깨어져서 점차 에이즈가 확산되고 있다. 이러한 사람들은 원기가 약하니까 아예 출산을 하지 못하든지, 출산을 한다고 하더라도 원기가 약한 제2, 제3의 에이즈 환자를 출산할 가능성이 많은 것이다. 현대의학에서는 HIV 바이러스가 환자의 DNA에 침입하여 에이즈가 발생한다고 보고 있다. 그리고 문란한 성생활을 그 유발요인으로 보고 있다. 물론 문란한 성생활은 원기를 손상하므로 에이즈의 유발 원인이 되지만 성생활뿐만이 아니라 앞에서 말한 마약, 초콜릿 같은 기호식품이 외려 원기를 손상할 우려가 더 많다. 현대의학에서 바이러스가 유전자에 침입한다는 말은 맞다. 한방에서는 생명의 근원이 원기에 있다고 보는데 서양의학에서는 유전자에 있다고 보는 것이다. 그런데 서양의학에서는 유전자에 정보만 있다고 보고 있는데, 유전자에 정보만 있는 것이 아니라 기가 있다는 사실을 중시해야 한다. 한의학적으로 말하면 유전자 정보는 이(理)이고 원기는 기(氣)이다. 조선에서 성리학의 대표적 주제였던 이기론의 입장에서 말한다면 유전자에는 기만 있고 이는 없다고 보는 것이다. 그러면 이는 어디에 있는 것인가? 심(心)이 거하는 신(神)에 있는 것이다. 이라는 것은 비록 사람이 가질 수는 있지만 개인이 독점하는 것이 아니고 사람과 하늘이 공유하는 것이다. 유전자에는 정보가 들어 있는데 이는 고정된 것으로 물질적인 것이다. 그러므로 바이러스의 침입을 받을 수 있는 것이다. 한의학에서는 이 원기를 선천지기라고 한다. 즉 태어나기 전에 부모에게서 받은 것으로 보는 것이다. 그러므로 에이즈를 단순히 후천성 병으로 보는 것은 어리석은 일이다. 아이가 태어나기 전에 이미 부모로부터 취약한 원기를 받았기 때문에 이러한 병에 잘 걸린다는 것이다. 물론 후천적으로도 걸릴 수 있다.

이와 기의 관계를 보면 기는 항상 이(理)의 지배, 즉 마음의 지배를 받는다. 그러므로 에이즈는 비록 기의 병이지만 기를 지배하는 마음에 문제가 있기 때문에 기에 문제가 생기는 것이다. 주자의 맹자집주에 보면 정자(程子)가 "지(志)가 9할의 영향을 기(氣)에 미치고, 기(氣)가 1할의 영향을 지(志)에 미친다"고 하였다. 여기서 지는 곧 심(心)을 말하는 것이다. 즉 마음과 기가 서로 영향을 미치는데 마음이 기보다 9배의 강한 영향력을 가지고 있다는 것이다. 에이즈에 걸리는 사람들 중에는 동성연애를 하거나 마약을 하는 사람들이 많다. 이들의 공통점은 모두 뜻을 잃어버렸다는 것이다. 뜻을 잃어버렸으니 기가 흐를 까닭이 없다. 기가 흐르지 않으니 자연히 마약이나 기호식품을 선호하고, 또한 이성보다는 동성을 찾는 비정상적인 정신상태가 출현하는 것이다. 이는 크게 보면 음양이 깨어져 버린 것이다. 그러므로 남성이지만 남성적 기능을 상실하고 여성이지만 여성적 기능을 상실한 것이다. 체내에 만물의 근저인 음양의 균형이 깨어졌으니 모든 것이 무너져 버린 것이다. 참으로 참혹한 일이 아닐 수 없다.

현재 유치원이나 초등학교 때 아이들을 공학시키고 있는데, 이는 문제가 많다. 옛말에 男女七歲不同席이라고 했다. 이는 공연히 한 말이 아니다. 남자는 7세가 되면 양기가 생성되기 시작하고, 여자는 6세가 되면 음기가 생기기 시작한다. 그런데 이때에 남녀가 가까이 있으면 양기가 음으로 흘러 양기가 허해진다. 그러므로 옛날 양반집에서는 남자아이가 7세가 되면 안방에서 사랑방으로 옮겨 키웠다. 안방에 있으면 어머니나 누나, 동생들의 음기 때문에 사내의 양기가 소진될 것을 우려한 것이다. 그러나 요즈음은 엄마가 아이를 감싸고 있음은 물론 학교에 가면 짝꿍이라고 남자아이를 여자아이와 같이 앉히니 남자의 양기가 여자에게 흐르지 않을 수 있겠는가? 게다가 선생님마저 대부분 여자들이니 사내아이들이 힘을 쓸 수가 없는 것이다. 예전에는 남자아이들이 공부도 잘하고 씩씩했지만 지금은 공부도 여자들이 더 잘하고 반장이나 회장도 여자아이들이 많이 하고 있다. 이는 그럴 수밖에 없다. 남자아이들은 매일 양기를 빼앗기고 여자아이들은 매일 양기를 받고 있으니 여자아이들은 점점 사내다워지고 남자아이들은 점점 여자 같아지는 것이다. 여기에서 끝나는 것이 아니다. 이렇게 남녀의 특성을 잃어버린 아이들이 자라면 음양이 쉽게 망가질 우려가 많다. 그리하여 작게는 불임이나 정자 감소를 일으키고, 크게는 에이즈 같은 무서운 질병도 발생할 수 있는 것이다.

29. 뇌질환과 감기

요즈음 뇌를 연구하는 사람이 많다. 그런데 한의학의 경전인 황제내경에는 뇌에 대한 언급이 별로 없다. 단지 뇌를 기항지부(奇恒之府)라고 언급한 부분만 있을 뿐이다. 기항지부란 특수한 역할을 하는 부라는 뜻이다. 실제 뇌라는 것을 보면 그 역할이 매우 지대하다. 또한 우리가 이에 대해 인식하기가 매우 어려운 것도 아니다. 그런데 『황제내경』에서 이에 대한 언급을 하지 않고 오직 오장육부와 경락만을 언급한 까닭은 무엇일까? 혹자는 뇌를 잘 몰랐기 때문에 말하지 않았을 것이라고 생각할 것이다. 그러나 필자의 생각으로는 절대 그렇지 않다. 왜냐하면 황제내경(이하 내경)의 구석구석에 있는 어려운 내용들은 보통 사람이 이해하기 매우 어려운 심오한 내용들이기 때문이다. 현대의 우리가 이해할 수 있는 내용이라면 이는 내경의 저자들도 너무나 쉽게 알 수 있는 것들이다. 아마 내경을 좀 더 심도 있게 연구해 본 사람들이라면 본인의 말에 동의할 수 있을 것이다.

아마 옛날 내경의 저자들도 뇌의 역할이나 효용가치에 대하여 잘 알고 있었으리라 생각한다. 그런데 내경에서 뇌를 언급하지 않은 것은 그 필요성이 없었기 때문일 것이다. 왜 뇌에 대한 지식이 필요하지 않은가? 이는 질병을 진단하고 치료하는 데 뇌에 대한 지식이 필요하지 않다는 뜻이다. 물론 현대에는 두통이 많고 뇌종양이나 뇌혈관 질환도 많다. 옛날이라고 이러한 질병이 없었던 것은 아니다. 그런데도 뇌를 언급하지 않은 것은 뇌에 대한 지식의 필요성을 느끼지 않았다는 것이다. 여기까지 읽은 사람들 중 필자의 말이 괴변이라고 생각하는 사람들이 많을 것이다. 그러나 다음 이야기를 듣고서 판단하기 바란다.

우선 인체에서 뇌의 역할과 기능, 장부와 경락과의 관계를 생각하여 보자. 뇌를 여러 가지로 말할 수 있겠지만 한방에서는 원신지부(元神之府)라는 말로 후세에 지칭하였다. 이는 아주 적절한 명명이다. 뇌가 원신지부가 될 수 있는 것은 뇌에 정 즉 뇌수가 많기 때문이다. 정은 사람의 씨와 같은 것인데 이는 뇌에 사람의 씨가 제일 많이 있다는 말이다. 정(精)은 기혈이나 진액보다 맑은 기로 신이 이곳에 머물고 있기 때문에 원신지부라고 한다. 한의학적으로는 정을 신에서 장한다고 했는데, 그러면 신과의 관계는 어떻게 되는 것인가? 신은 활동적인 정을 장하는 곳이고 뇌는 비활동적인 정을 장하는 곳이다. 뇌를 비활동적이라고 말하면 납득하기 어려운 사람이 많을 것이다. 달리 비유하면 뇌는 흐르지 않는 정이고 신장의 정은 흐르는 정으로 보면 될 것이다. 뇌는 정이 흐르지 않기 때문에 여러 가지를 비추어 보아 생각을 하고 판단을 할 수 있다. 그러나 신장의 정은 흐르기 때문에 비추어 생각을 하거나 판단을 할 수 없고, 오히려 기를 발생시켜 오장육부를 운영하고 생식도 할 수 있는 특장(特長)이 있다. 그래서 내경에서는 신(腎)을 "작강지관(作强之官)으로 기교(伎巧)가 나온다"고 말하였다. 작강(作强)이란 정(精)에서 기를 발생시킨다는 말이다. 뇌를 또 다른 말로 비유하면 나무의 열매와 같은 것이다. 즉 경락과 오장육부가 만든 정을 뇌에 저장하고 있는 것이 마치 나무가 기를 열매에 저장하는 것과 같다는 뜻이다.

뇌와 장부 경락과의 관계를 생각하여 보자. 이를 밝히면 아마 뇌를 이해할 수 있을 것이다. 우리가 판단하고 생각하는 것이 뇌에서 이루어지는 것 같은데 왜 한의학에서는 오장육부나 혹은 심장에서 이루어지는 것처럼 말하고 있는가? "심자(心者)는 군주지관(君主之官)으로 신명출언(神明出焉)하고, 전중자(膻中者)는 신사지관(臣使之官)으로 희락출언(喜樂

出焉)하니라" 하여 심장이나 심포에서 생각이나 감정이 나오는 것으로 말하고 있는 것이다. 실제로 우리는 마음이라는 것이 가슴에 있지 뇌에 있다고 생각하지 않는다. 머리를 써서 생각하는 것은 거짓말을 하거나 남을 속이는 꾀를 내는 것으로 여기는 경향이 강하다.

우선 오장육부보다는 심과 뇌만을 대비시켜 생각하여 보기로 하자. 뇌의 색은 정이 많기 때문에 희다. 그러나 심장을 흐르는 피는 붉다. 붉다는 것은 색이 있음을 의미하고, 희다는 것은 무색을 의미한다. 이로 보면 뇌는 무색계에 있는 것이고, 심장은 색계에 있는 것이다.

색계가 현상세계라면 무색계는 죽음의 세계에 가깝다. 콩을 예를 들어 설명하면 싹이 없는 콩 열매는 무색계에 있는 것이고 싹이 터서 줄기와 잎이 있는 콩은 색계로 나온 것이다. 콩은 무색계에 있는 존재이므로 오랫동안 두어도 잘 상하지 않고 별다른 변화가 없다. 즉 콩은 가을에 열리는데 그 다음해 가을까지 두어도 수분만 없으면 잘 견딘다. 그러나 싹이 난 콩이라면 가만히 있을 수가 없다. 햇빛을 받지 못해도 죽고, 추워도 죽거나 시들고, 습기가 너무 많거나 적어도 문제가 생긴다. 왜냐하면 변화하는 색계에 존재하는 물질이기 때문이다. 같은 콩이지만 콩과 싹이 튼 콩은 많은 차이가 있다. 사람의 머리와 몸체의 관계는 곧 콩과 싹튼 콩의 관계와 같다. 단지 다른 점은 사람은 같은 몸속에 색계와 무색계가 공존하고 있다는 것이다. 우리가 머리에서 생각하고 느끼고 기억하는 것은 머리로 직접 들어온 것이 아니다. 모두 색계의 존재인 눈이나 귀, 코, 오장육부와 경락을 거쳐서 들어온 것들이다. 이러한 정보들이 무색계인 뇌에 모든 것들을 비추고 있는 것이다. 뇌가 백지장이나 거울이라면 오장육부와 경락은 화가나 배우와 같은 존재인 것이다. 모든 것이 뇌에서 인식되는 것 같지만 이러한 인식을 일으키는 존재는 색계에 있는 존재들이다. 우리가 번뇌(煩惱)가 생긴다고 하여 뇌를 직접 다스릴 수는 없는 것이다. 눈을 감고 귀를 막고 마음을 다스리고 경락을 다스려야 뇌 속의 번뇌가 없어지는 것이다. 이와 마찬가지로 뇌에 병이 생긴다고 뇌를 직접 다스릴 수는 없다. 뇌에 그림을 그리고 소란을 떨고 있는 오장육부와 경락을 다스릴 수밖에 없는 것이다. 실제로 한방에서 뇌의 병을 다스리는 처방이 대부분 오장육부와 경락을 다스리는 처방임에도 불구하고 좋은 효과를 거두는 것은 이러한 연유에서일 것이다. 요즈음 뇌를 열고 수술을 하는 경우도 많은 것 같다. 그러나 그 결과가 좋지 않은 경우도 많다. 물론 병도 중병이겠지만 뇌의 병이라 하여 뇌를 직접 다스리는 것이 올바른 방법이 아니라는 뜻이다. 우리 몸에서 단단한 것으로 쌓여 있는 것은 그만큼 손상을 받으면 좋지 않다. 그러므로 뇌를 함부로 여는 것은 많은 문제가 있다는 것이다. 콩을 가지고 생각하여 보자. 콩이 병들었다고 콩에다 약을 쓰거나 또는 콩을 도려낸다고 콩의 병이 나을 수 있겠는가? 그러나 싹이 튼 콩은 그래도 퇴비도 주고, 바람도 쏘이고, 햇볕도 쏘이고, 영양제나 약을 써서 그 병을 치료할 방법이 많이 있다. 이와 마찬가지로 사람의 뇌질환도 뇌를 직접 치료하는 것이 아니라 오장육부와 경락을 치료하는 것이 더욱 효과적이고, 그렇게 할 수밖에 없기 때문에 뇌를 언급하지 않았던 것이다. 이외에도 한방에서는 항상 병이 피부 맥 근육에 있을 때 치료할 것을 강조하고 병이 장부에 들어가기 전인 경락에 있을 때 빨리 치료하기를 강조하고 있다. 병이 뼈에 들어가고 장부에 들어가면 잘 낫지 않고 죽기가 쉽다는 것이다. 뇌는 뼈 중에서도 가장 커다란 뼈이므로 뇌로 병이 들어가면 그만큼 치료가 어렵다.

그러나 요즈음 양방에서는 감기를 치료하기 위해 해열진통제를 남용하고 있다. 해열제를 쓴다고 열이 빠져나가는 것이 아니다. 그 열이 폐와 심장이나 간장과 신장으로 들어가고 심하면 뇌로 들어가 뇌에 열이 축적되는 경우를 적지 않게 볼 수 있다. 이러한 사람들은 가벼우면 편두통이 오고 심하면 두통이 심하며, 더욱 심하면 불면과 경련이 발생하고 최종적으로는 뇌에 종양이 발생한다. 사실 이러한 질환들이 대부분 열성감기일 때 열을 빼내지 않거나, 감기 치료를 게을리하거나, 혹은 해열제를 많이 복용하여 발생한 것인데도 의료인들은 감기와는 전혀 상관없이 별개의 병인 양 치료하고 있는 것 같다. 아이들의 경우 머리로 열이 올라가면 흔히 말하는 경기가 발생한다. 임상적으로 보면 경기는 오히려 열이 방출되는 현상으로 보인다. 경기를 예방한다고 해열제를 많이 복용하면 오히려 열이 심장이나 뇌에 쌓이는 경향이 많다. 요즈음 아스피린이 심장병을 예방한다고 하는 것도 의문이 많다. 해열제를 먹으면 제일 많이 열이 잠복하는 곳이 심장이다. 한방에서는 심장이 아니라 심장을 싸고 있는 심포(心包)라고 하는 곳에 열이 들어간다고 하는데 이곳에 열이 잠복하면 심장병이 발생하는 것이다. 어린이들은 자다가 깨서 우는 야제증이 매우 많다. 아이들이 머리와 등, 손발에 땀이 많고 혹 한숨을 쉬고 소변을 자주 보거나 하면 대개 심장에 열이 잠복한 경우이다. 물론 성인들도 적지 않다. 그러나 성인들은 증상이 잘 안 나타나는 경우가 많다. 그러나 가슴이 답답해 잠을 자다가 깨거나 소변이 시원치 않은 증상이 나타나는 경우가 많다. 이렇게 열이 심장으로 들어간 경우는 이미 심장에 병이 든 상태이다. 이때 아스피린을 먹으면 일시적으로 심장의 긴장 상태가 풀려 가슴이 답답한 증상이 호전될 수는 있을지 모르겠으나 근본적으로 심장에 잠복한 열이 빠져나가지는 못한다. 오히려 병을 점점 키워서 나중에 커다란 수술을 해야 하는 지경으로 가지 않을지 걱정이 된다.

30. 갑상선 질환과 감기

요즈음 갑상선 질환이 매우 많다. 예전에도 이러한 병이 없었던 것은 아니지만 왜 이러한 병이 자꾸 증가하고 있는 것일까? 갑상선이란 우리 몸의 리듬을 주관하는 곳이다. 리듬이란 한방적으로 말한다면 음양이라는 뜻이다. 세상의 일이 복잡한 것 같지만 요약하면 간단할 수도 있는 것이다. 우리가 어떠한 상황에 처하였을 때 결정을 내리는 것은 대개 두 가지 중에 하나를 택하는 것이다. 어떤 자가 나에게 도전을 하였을 때 싸울지 아니면 참고 말지를 결정하는 것이다. 북한이 핵실험을 했을 때는 여러 가지 복잡한 사정이 있겠지만 최종적으로는 북한을 공격해서 전쟁상태로 갈지 아니면 대화를 해서 평화적으로 풀지 결정해야 한다. 그런데 이 두 가지 중에서 적당한 것으로 한 가지를 택하여서 열심히 하면 반드시 북핵문제는 해결이 될 것이다. 물론 평화적으로 해결을 하는 것이 분명한 원칙이다.

우리가 질병에 걸렸을 때에도 마찬가지이다. 사기가 들어오면 이 사기를 어떻게 하든지 쫓아내어야 한다. 아예 나의 무력을 동원하여 사기를 진압하든지 아니면 사기와 적당히 양보하고 타협을 해야 한다. 약간 독성이 있는 약을 먹고 땀을 내고 열을 내리는 것은 전쟁을 하는 것이고, 그냥 쉬면서 음식요법을 하는 것은 타협을 하는 것이다. 그런데 전쟁이나 타협도 하지 않고 그냥 해열진통제를 먹어서 일시적으로 사태를 수습하면 어떻게 하겠다는 것인가? 인체 스스로 싸울 것인지 아니면 평화적으로 해결할 것인지를 결정하지 않고 해열진통제로 사태를 수습하면 스스로의 결정을 포기한 것이다. 이와 같은 일이 한 번이나 두 번이라면 문제가 심각하지 않겠지만 반복되다 보면 인체 스스로 생체의 리듬을 잃게 되는 것이다. 그러므로 인체의 리듬을 조절하는 역할을 담당하는 갑상선이 안전할 까닭이 없는 것이다. 더욱이 인체가 감기에 걸려 열이 나는 것은 인체가 판단하기에 반드시 열을 내야 감기를 극복할 수 있기 때문이다. 아무리 사람의 지혜가 발달한다고 하더라도 인체가 스스로 판단하는 능력을 능가할 수 있겠는가? 반드시 열을 내는 것이 인체의 건강유지에 유리하기 때문에 열을 내고 있는 것이다. 그런데 얄팍한 지식을 가진 사람들이 열이 나면 인체에 나쁜 영향을 미친다는 생각만 하고 해열진통제를 마구 먹이고 있는 것이다. 어리석은 사람들은 약을 먹으면 우선 열이 내리고 통증이 없어지니까 나중에 어찌되던 약을 마치 밥처럼 받아먹고 있는 것이다. 반드시 열을 내야 하기 때문에 인체 즉 갑상선 같은 곳에서는 열심히 호르몬을 분비하고 있는데 사람들은 열을 내지 못하게 하는 호르몬을 계속 투여하고 있으니 이 같은 모순이 어디에 있단 말인가? 즉 갑상선은 열을 내려고 호르몬을 분비하고 해열제, 진통제는 열을 내리려는 호르몬이니 갑상선이 미치지 않고 배겨나겠는가? 갑상선이 얼마나 허탈감에 빠지겠는가? 그러므로 당연히 병이 날 수밖에 없다.

이렇게 하여 갑상선이 병이 나면 또 갑상선 호르몬을 투여하여 치료하게 된다. 이때라도 감기를 제대로 열을 내고 땀을 내어 치료하면 그래도 갑상선이 어느 정도 회복할 가능성이 있을 터인데 여기에 또다시 갑상선 호르몬을 투여하면 갑상선은 영원히 폐기될 수밖에 없는 것이다. 세상에 자기를 알아주지 않는 주인을 위하여 계속 봉사할 존재가 어디에 있겠는가? 우리 몸의 주인인 우리가 우리 몸에서 열심히 일하고 있는 우리 조직을 잘 부리면서 격려하고 아껴주어야 우리 몸이 정말 건강하게 오래 살 수 있지 않겠는가?

실제 임상적으로 보면 요즈음 열감기가 많아 속에 열이 축적되는 경우가 매우 많다. 그냥 겉에 열이 있는 것이 아니라 속에 열이 많은데, 이 열로 인하여 갑상선 기능이 항진되는 경우가 많은 것 같다. 속에 열이 많으면 열만 많은 것이 아니라 이 열이 피 속으로 들어가 피의 수분을 소모하여 피를 조하게 하고, 진액이 말라 상화가 동하므로 갑상선 기능이 항진되는 것 같다. 이를 치료하려면 혈분의 열을 사하는 약을 사용하고 어혈이 생겼으면 어혈을 풀고 진액을 보하는 약을 같이 사용해야 한다. 갑상선기능항진증에 맛이 짠 바다에 나는 약을 많이 사용하는 것도 바로 함미가 열을 내리고 양기를 잠장하는 기능이 뛰어나기 때문이다. 지금 대체로 갑상선항진을 치료하는 약들은 음을 보하고 화를 내리는 약들이 많은데, 보다 더 적극적으로 혈분의 열을 사하는 약들은 적다. 초기라면 오히려 서각, 청호, 석고, 황련 같은 약을 많이 써서 빨리 치료하는 것이 좋을 것이다.

31. 차멀미와 감기

멀미는 병 같지 않지만 앓는 사람은 그래도 괴롭다. 특히 아이들이 많이 앓고 있는데, 부모들은 이를 무시하기 일쑤이지만 아이들은 상당히 괴로울 수밖에 없다. 멀미에는 두 종류가 있다 보통은 어지럽고 구토를 하며 속이 메스꺼운 것이 보통이지만 차를 타면 그냥 잠만 자는 아이들도 있다. 멀미는 대체로 식사를 하고 바로 차를 타면 심한 것을 볼 수 있다. 그러므로 많은 사람들이 멀미를 위의 병으로 간주하고 있다. 물론 위의 병인 것은 사실이나 위의 병만은 아니라는 사실을 알아야 이 병을 잘 치료하고 예방할 수 있다. 어지러운 것에는 두 가지 종류가 있다. 한 가지는 빈혈처럼 머리에 기가 부족하여 오는 것이다. 밥을 먹지 않거나 빈혈이 있으면 오는 현운이 바로 이것이다. 즉 뇌에 기가 부족하여 오는 것이다. 그런데 멀미는 그렇지 않은 경우도 많다. 밥을 먹고 차를 타면 멀미가 심한 것은 오히려 머리에 기가 많기 때문에 오는 것으로 보아야 한다.

실제로 멀미를 하는 아이들의 맥을 보면 좌관(左關)에서 당낭(膽囊)의 맥이 동맥(動脈)으로 나타난다. 이는 담에 울결이 있다는 말이다. 아울러 우맥이 대완(大緩)하게 나타나는데 이는 장과 위에 음식물의 정체가 많다는 이야기이다. 즉 위에서 수곡을 부숙(腐熟 : 장내에서 영양분을 분해하기 위하여 음식물을 썩히고 익히는 것을 말함)하기는 하지만 곡기가 폐나 심 등으로 분포되지 못하고 담에서 담즙이 분비되지 않기 때문에 장에 숙변이 정체된다는 말이다. 이 경우 얼굴이나 손발이 약간 노란색을 보이고 대변도 황색이면서 냄새가 고약하고 입에서도 냄새가 많이 나는 것이 특징이다. 쉽게 말하면 곡기가 목에서 화, 토, 금, 수로 순환이 안 되기 때문에 생기는 병이다.

왜 이러한 병이 많이 생기고 있는 것일까? 이는 크게 두 가지로 나누어 생각할 수 있다. 첫째는 과식과 운동부족이고, 둘째는 감기의 치료를 잘못하여 간담의 기능이 부실하기 때문이다.

음식물이 장에서 소화가 되어 영양분이 흡수되면 이를 전신에 공급하여 영양분이 소모되도록 하는 것은 간이 주도적으로 하는 일이다. 그런데 간기가 울결되어 이러한 일을 잘 못하면 근육이나 피부에서 기혈이 울체되면서 기혈의 오행변화가 잘 일어나지 않으니 이로 인한 여파가 장에까지 미쳐 장에서 변이 정체되는 현상이 발생하므로 가스가 배에 차서 복부가 창만해진다. 변과 얼굴이 노랗게 변하는 까닭은 간의 진액이 순환되면 파란색, 빨간색, 흰색, 검은색으로 변하게 되어 있는데 오행 순환이 이루어지지 않으므로 그냥 노란색으로 남아 있는 것이다. 사람들은 황금 똥이 아주 좋은 것으로 알고 있는데 황금 똥이 꼭 좋은 똥은 아니다. 오히려 약간 검은색을 띠고 있어야 건강한 사람의 변으로 볼 수 있는 것이다. 물론 검다고 해서 아주 검어서는 안 되고 노란색 바탕에 검은 색이 약간 섞인 변을 가장 건강한 변으로 볼 수 있다. 황색은 원래 토의 색으로 음식 본래의 색이다. 식물이 오행의 변화를 겪으면 마지막에 열매가 익듯이 변도 오행의 변화를 겪으면 익어서 단단해지고 약간 검은 빛을 띠게 되는 것이다. 감기는 오행의 변화가 잘 이루어지지 않을 때 오행의 변화를 촉진해서 몸속의 재고 물질을 소모하기 위한 비상수단이다. 그런데 이 감기가 제대로 진행되지 못하고 중단되어 버리면 인체 내의 오행변화가 원만할 수가 없는 것이다. 음식물이 원만하게 흡수되면 기가 밑으로 내려가는데 흡수가 안 되니 기가 상부에 울체될 수밖에 없다. 기가 상부에 울체하면 위는 기가 많고 아래는 기가 부족하니 가분수가 되어 어지러울 수밖에 없는 것이다. 그냥 있어도 어지러운데 차를 타면 더욱 어지럽지 않겠는가? 이는 지실과 대황 같은 약에다 소화제를 곁들여 복용하면 잘 낫는 병이다. 물론 채식을 많이 하고 과식을 피하여야 한다.

32. 정력과 감기

아이들은 가만히 있으려고 하지 않는다. 그러나 나이를 먹으면 먹을수록 움직이기를 싫어하는 경향이 많아진다. 어릴 때는 뛰는 것을 좋아하다가 나이가 들면 걷고 기운이 빠지면 눕기를 좋아한다. 이렇게 사람이 변하는 것은 정력이 점차 떨어지기 때문이다. 그런데 나이를 먹어도 잘 움직이는 사람이 있다. 물론 성격이나 습관의 차이도 있겠지만 이렇게 잘 움직이는 사람들은 정력이 좋은 사람들이다. 정력이란 무엇인가? 문자 그대로 정에서 나오는 힘을 말한다. 정이란 씨를 말한다. 몸속에 씨가 많아야 정력이 강한 것이다. 그러면 어떻게 해야 몸속에 씨가 많아지는 것인가? 이는 물론 쉬운 일은 아니다. 그러나 잘 알아서 몸을 관리하면 훨씬 나아질 수 있다. 물론 체질에 따라서 방법을 달리해야 한다. 필자는 소음인은 봄형이라고 보고, 태음인은 여름형, 소양인은 가을형, 태양인은 겨울형이라고 본다. 봄형이라는 것은 봄의 초목과 비슷한 상태의 사람이라는 뜻이다. 봄에는 초목의 잎이 아직 어리니까 부드럽고 색도 연약하다. 그리고 가지가 아직 가늘고 그냥 길게 뻗는 계절이다. 그러므로 봄형의 사람은 모발이 가늘면서 부드럽고, 피부도 연약하고 부드러우며 색이 약간 연약하고 진하지 않다. 그리고 체형은 나무처럼 마르고 쭉 뻗어있는 형이다. 식성은 까다롭고 소화불량에 잘 걸리고 체열이 적어 추위를 잘 탄다. 몸에는 굵은 털보다 솜털이 많이 난다. 몸에 열이 없으니까 음수량이 적고 찬물보다 더운물을 즐기고 맥주보다는 소주나 독한 술을 조금씩 먹는다. 봄은 여름을 준비하는 계절이다. 만물은 계속 변해야 한다. 소음인이 병이 나는 것은 봄의 상태에서 여름의 상태로 변하지 못하는 데에 있다. 그러므로 소음인을 치료하려면 봄의 날씨와 같이 겉은 따듯하게 하면서 약하게 발산을 시키고 속은 온보하는 약으로 보해주는 것이 좋다. 소음인의 맥상은 춘맥(春脈)인 현맥(弦脈)인데 가늘고 연약한 편이다. 몸의 상태가 좋아지면 여름맥처럼 홍대(洪大)해진다. 반대로 병이 심해지면 연약함이 심해진다.

태음인은 여름형이라 여름의 나무가 잎이 크고 무성한 것처럼 모발이 굵고 색이 녹음처럼 거무튀튀하며 피부도 거칠고 털이 많이 나 있다. 또한 여름에 나무에서 진액이 흘러나오듯이 여름형의 사람은 땀이 많다. 여름에는 초목이 무성하듯이 여름형의 사람은 인상이 무성하게 느껴지고 살집이 좋다. 그런데 아직 어린아이는 잘 안 나타나는 경우도 많다. 그러다가 나이가 20대 중반을 넘어 성장기가 끝나고 성숙기에 들어가면 잘 나타난다. 여름에 초목이 햇빛을 받아 동화작용을 많이 하여 기를 많이 벌어들이듯이 태음인은 기벌이가 왕성하므로 무엇이든 잘 먹고 많이 먹는다. 건강한 여름형의 사람이라면 살이 찌고 땀이 많고 잘 먹으며, 모발이 무성하고 코가 막히지 않아야 한다. 여름형은 진액이 많고 기가 아직 정리되어 있지 않아 부피와 무게가 많이 나가므로 몸이 무거운 상이다. 코가 막히는 것은 기가 막히는 것이므로 여름형은 진액이 많고, 기를 많이 취하므로 코가 막히기 쉽다. 물론 근본적으로는 가을형이 기가 더 많지만 가을형은 이미 잘 정리된 정기가 많으므로 기가 막히지 않는다. 그러나 여름형은 기가 아직 정리되지 않았기 때문에 기가 잘 막히는 것이다. 여름형에 마황, 갈근, 백지 같은 발산제를 많이 사용하는 것은 습을 제거하여 기의 정리 속도를 늘려 기체를 막아 보려는 것이다. 즉 여름에서 빨리 가을로 변화시키려는 것이다. 여름형의 맥은 앞에서 말한 바와 같이 홍대한 맥이다. 진액도 많고 열도 많으므로 당연히 맥이 홍대하여야 한다. 건강한 사람이라면 홍대하면서 부(浮)한 가을 맥이 나타나고 건강이 나빠지면 홍대하면서 맥이 가라앉는다.

소양인을 가을형이라고 했는데 마치 가을의 나무와 같다. 가을에 나뭇잎이 마르면서 단풍이 들듯이 소양인의 모발은 마른 듯하고 색이 붉은 기가 돈다. 그리고 모발이 가늘면서도 뻣뻣하다. 피부의 색은 건강한 사람이라면 흰색에 윤기가 많다. 열이 많아 진액이 많이 모자라는 사람은 탄 것 같은 검은색이 나타난다. 소양인은 진액이 적고 기가 많으므로 몸이 가볍게 보인다. 만약 가을형인데도 몸이 무거워 보이면 건강하지 못한 것이다. 가을형은 빨리 가을의 일을 하고 겨울로 변하여야 한다. 가을에 농부들은 익은 곡식을 거두어 창고에 갈무리하고 초목은 나무에 있는 조잡한 기를 정리하여 열매나 뿌리에 저장하는 일을 한다. 사람도 이와 같으므로 건강한 가을형이라면 일을 빨리 처리하여 시기가 지나면 기가 잘 갈무리되므로 부하면서도 침맥을 겸할 수 있다. 그러나 건강하지 못하면 계속 부한 상태이거나 도리어 여름형의 홍맥을 겸할 수 있다.

태양인은 겨울형으로, 이제마 선생의 말대로 태양인은 적다. 그러나 초목이 겨울이 되면 모두 열매만 남고 잎이 떨어지듯이 사람도 나이가 많아지면 거의 모두 겨울형의 태양인으로 변하는 것이 원칙이다. 그러나 모든 사람이 겨울형으로 변하지는 못하고 건강을 잘 지켜 장수하는 사람이나 수련을 많이 한 사람들만이 겨울형 사람이 되는 것 같다. 겨울에 과일 나무를 보면 잎은 다 떨어지고 과일만 가지에 빨갛게 달린 것을 볼 수가 있다. 이것이 바로 겨울형의 상이다. 사람도 수련을 많이 하여 기가 충만한 사람은 얼굴이 홍안이고 머리는 흰 이른바 홍안백발이 된다. 겨울에는 나무에 진액은 없고 오직 뿌리의 한수(寒水)가 양기를 잠장하고 있듯이 태양인은 진액은 없지만 신수가 성하여 양기를 잘 잠장하므로 홍안백발의 상태로 오랜 세월을 견딜 수가 있는 것이다. 진인(眞人)이나 지인(至人)이 있다면 바로 겨울형의 사람이 아니겠는가? 겨울형은 정기가 실하므로 머리가 몸통에 비하여 크고 피부색은 희면서 속에 붉은 기를 감추어 마치 적송과 같은 상을 띤다. 맥은 침하면서 안정되고 음식은 소식을 한다. 병이 잘 생기지 않고 일단 병이 나면 고치기 어려운 것이 당연하다. 이제마 선생이 말하였듯이 돈 같은 세속의 일에 관심이 적고 원대한 이상을 가지고 사는 사람이다.

지금까지 장황하게 체질에 대한 언급을 하였다. 기벌이를 잘 하려면 반드시 자기의 체질을 잘 알아야 하기 때문이다. 봄의 체형이라면 초목이 봄에 따뜻한 기후 조건하에서 잎을 피우고 가지를 뻗어 가듯이 항상 자신의 몸을 봄의 따뜻하고 포근한 상태로 유지해야 한다. 봄은 따뜻하긴 하지만 아주 덥지는 않다. 찜질방이 좋다고 해서 봄형도 찜질을 많이 하면 오히려 해로울 수 있다. 여름형이나 가을형의 사람들은 찜질을 어느 정도 견디지만 봄형은 찜질을 견디지 못한다. 왜냐하면 여름형이나 가을형은 이미 벌어들인 기가 많고 마음만 먹으면 당장 기를 벌어들일 능력도 좋지만 봄형은 벌어들인 기도 없고 당장 벌어들일 능력도 시원치 못하기 때문이다. 그런데 찜질을 하여 땀을 빼면 진액과 함께 기가 빠져나가 탈진하게 되는 것이다. 봄에 초목이 싹이 트고 줄기가 자라는 것은 공장을 설비하여 상품을 만들려는 것과 같다. 상품을 만들려면 재료가 필요한데 설비를 만드는 과정에서는 재료의 수요가 적고 도리어 자본금과 건축자재나 기계류가 필요하다. 설비를 만들 때는 항상 자본금이 문제가 되므로 봄형은 음식을 먹을 때 인삼이나 부자, 녹용, 꿀 같이 자본금이 될 만한 온보지제(溫補之劑)가 제일 필요하고 아울러 인체를 구성할 수 있는 다양한 종류의 음식을 소량으로 먹는 것이 중요하다. 그러나 초창기는 아직 준비 단계이므로 해야 할 일이 많다. 그러므로 봄형은 부지런히 움직이어야 한다. 그러므로 반드시 꾸준한 운동을 하여야 건강을 유지할 수 있다.

여름형은 이미 설비를 마치고 원료를 들여 부품이 될 재료를 만드는 초기 단계에 돌입한 과정에 있는 사람을 말하는 것인데, 즉 주로 이 과정을 잘 못하는 형을 말한다. 상품을 많이 생산하기 위해서는 원료를 많이 들여와야 하기 때문에 영양가가 높은 음식을 많이 먹어야 한다. 그리고 먹은 음식을 소화흡수하고 배설해야 하기 때문에 인체생리는 매우 왕성하게 돌아간다. 그러므로 많이 먹고 땀도 많고 소변, 대변도 많이 배설한다. 여름형은 원래 가만히 있어도 생리활동이 왕성하므로 운동을 게을리하기 쉽다. 운동을 열심히 하면 우리의 몸이 천지의 기와 교류를 하여 현재 세상이 어떻게 변화하고 있는지 그 정보를 정확하게 알게 되는 것이다. 그러나 운동을 게을리하면 현세상의 정보를 모르기 때문에 가을에 어떤 부품이 소요되는지를 모르고 아무런 부품이나 만들게 된다. 그러면 많은 부품이 있다 한들 이 부품이 팔려 나갈 까닭이 없는 것이다. 그러므로 여름에서 가을로 전환이 되어도 여름에 만든 부품이 팔려 나가지 않고 재고로 쌓여 비만이라는 병을 앓게 되는 것이다. 학교에서는 사회가 요구하는 인재를 길러내야 실업자가 줄고, 여름형은 정을 만드는데 필요한 기를 만들어야 비만에 걸리지 않는다. 어떤 식물을 심어 놓고 퇴비나 화학비료를 많이 주는 대신 햇볕을 적게 쪼이게 해보라. 처음에는 아주 무성하게 잘 자랄 것이다. 그러나 잎만 무성하지 열매를 맺지 못할 것이다. 즉 여름에 뿌리에서 기를 많이 벌어들이는 반면 잎에서는 스스로 기를 벌어들이려고 노력하지 않았기 때문에 열매가 요구하는 기를 생산하지 못한 것이다. 사람도 이와 똑같다. 많이 먹고 운동을 하지 않으면, 장에서는 많은 기를 흡수하여 기의 양은 많지만 모발이나 피부에서 스스로 벌어들인 기는 적기 때문에 정을 만드는 재료가 부족할 수밖에 없는 것이다. 현대에 불임환자가 많은 것은 반드시 비만과 관련성이 많다. 즉 많이 먹기만 하고 육체노동이나 운동을 게을리하여 정을 만드는 재료가 부족한 것이다. 아울러 만성적으로 감기에 걸려 있기 때문에 모발, 피부, 근맥의 활동이 장애를 받아 스스로 기를 벌어들이는 능력이 더욱 감퇴되어 있기 때문이기도 하다.

가을형은 여름에 만들어 놓은 부품의 재료를 잘 다듬어 조립하는 과정을 잘 못하는 경향이 많다. 여름에 만든 기는 아직 조잡한 단계이다. 이를 가지고 정기를 만들려면 다시 가공을 해야 한다. 첫째 아직 수분이 많으므로 수분을 날려 보내고 정한 기만을 취해야 되고 둘째는 기를 도망가지 못하도록 잘 포장해야 한다. 기는 조금만 틈이 있으면 흩어져 버리는 존재이다. 어지간한 기술로는 기를 잡아두기가 어렵다. 기를 잡아두려면 아주 차가운 음기가 있어야 한다. 기는 양이므로 음을 좋아하는데 음기가 약하면 언제든지 도망가 버린다. 그러므로 차가운 음기를 준비하는 것이 어렵다. 차가운 기는 그냥 생기는 것이 아니다. 땀을 내고, 기를 발산시켜야 차가운 음기가 생기는 것이다. 가을형의 사람이 맥이 부한 것은 기를 발산시켜 습을 제거함과 동시에 차가운 음기를 얻고자 함이다. 가을형은 원래 태생이 내부에 양기도 적고 음기도 부족한 사람이므로 부족한 음양의 기를 보충하기에 편리한 형태로 만들어져 있는 것이다. 가을의 초목은 기벌이를 많이 하지 않는다. 단지 이미 벌어들인 기를 잘 저장만 하면 된다. 그러므로 가을형의 사람은 기벌이를 많이 할 필요가 없다. 즉 밥을 많이 먹지 않아도 된다는 말이다. 단지 이미 벌어들인 기를 잘 가공하여 저장하기만 하면 되므로 가공하기 위하여 강활, 독활, 형개, 방풍 같은 발산제를 쓰고, 양기를 갈무리하기 위하여 석고, 지모, 생지황, 구기자, 산수유 같은 약이 필요한 것이다. 이렇게 처방하면 자연히 정기가 실해져 면역력이 강화되는 것이다.

그러면 겨울형은 어떠한가? 겨울에 초목은 잎이 없고 오직 줄기와 열매만 존재한다. 열매를 잘 보존하려면 어떻게 해야 하는가? 열매에는 양기가 많이 저장되어 있다. 양기는 열을 받거나 움직이면 세어 나가는 것이다. 그러므로 겨울형은 정신적 안정을 취하면서 과도한 노동이나 운동을 삼가야 한다. 그리고 몸을 시원하게 해야 양기의 소모를 막을 수 있는 것이다. 운동은 삼가야 하지만 간단한 스트레칭이나 걷기는 하는 것이 좋다. 너무 운동을 하지 않으면 신체에 기체가 올 수 있기 때문이다. 노인은 겨울형에 속한다. 그러므로 노인은 과도한 노동과 운동을 삼가고 정신적·육체적 안정을 취하는 것이 최상의 건강법이다. 왜냐하면 노인들은 이제 새로이 정기를 벌어들이는 것이 아니라 이미 벌어놓은 기를 아껴가면서 알뜰히 사용해야 하기 때문이다.

건강을 지키는 것은 사람이 사는 것과 똑같다. 젊은 시절엔 일을 많이 해서 돈을 벌고 나이가 들면 벌어놓은 돈으로 생활을 하는 것이다. 육체도 마찬가지이다. 젊은 시절에 정기를 많이 벌어 놓았다가 나이가 들면 벌어놓은 정기를 사용하면서 살아가는 것이다. 그러므로 젊은 시절엔 일과 운동을 많이 해야 하고, 나이가 들면 일과 운동을 줄여 나가야 하는 것이다. 그리고 나이가 들어서는 기를 아껴야 하기 때문에 성생활도 줄여야 한다. 어떤 사람들은 나이가 들어 정을 소모해도 건강에 이상이 없을 것으로 말하는 사람들이 많은데 절대 그렇지 않다. 특수한 사람이 있겠지만 대부분의 사람은 나이가 들면 정을 아껴야 한다.

감기가 들 때도 체질에 따라서 감기의 유형이 달라진다. 봄형의 감기는 초목이 봄철에 해야 할 일을 제대로 하지 못하여 여름에 해야 할 일을 못하는 것과 같고, 여름형의 감기는 여름에 해야 할 일을 제대로 하지 못하여 가을일을 못하는 것과 같다. 가을형은 가을에 해야 할 일을 제대로 하지 못하여 겨울 일을 하지 못하는 것과 같고, 겨울형의 감기는 겨울에 해야 할 일을 제대로 하지 못하여 봄 일을 하지 못하는 것과 같다. 그러므로 봄형의 감기는 봄철의 기후처럼 겉을 따뜻하게 하고 속에서 양기가 잘 발양될 수 있도록 해야 하고, 여름형은 여름의 초목처럼 생리활동이 왕성해야 하므로 발산도 시키고 배설도 많이 시켜야 한다.

그런데 여름에는 양기가 겉으로 몰려 속이 허해질 가능성이 많으므로 설사가 나면 바로 속을 덥히는 약을 쓰면서 발산을 시켜야 한다. 그러나 여름에 지나치게 땀을 많이 흘리면 진액이 탈하듯이 감기로도 나중에 진액이 말라 변비가 오므로, 그때는 부득불 열을 빼는 약을 쓰면서 겉의 열을 사해야 한다.

가을형의 감기는 겉은 발산을 시켜 수분을 제거하고 속은 음기를 보강하여 양기의 저장을 도와야 한다. 물론 발산이 지나쳐 양기가 과하고 진액이 고갈한 경우는 차가운 금기가 성한 약을 써서 열기를 사하고 음기를 보하여야 한다. 겨울형은 감기가 잘 걸리지 않겠지만 일단 걸리기만 하면 낫기가 매우 어려울 것이다. 우선 안정을 취하면서 치료를 하는데, 음기와 양기를 보하면서 약하게 발산을 시켜야 한다. 왜냐하면 태양인은 양기는 많지만 기벌이가 되지 않으므로 쉽게 허증에 빠질 수 있기 때문이다.

정력의 감퇴는 기혈이 제대로 돌지 않아 정기가 생성되지 않기 때문이다. 감기는 바로 기혈이 제대로 돌지 않아 이를 바로잡으려는 시도이다. 그런데 도리어 이 시도를 차가운 항생제나 미봉책인 해열진통제로 무마하면 기혈은 제대로 돌 기회를 잃어버리고 만다. 감기에 걸린다는 것은 바로 제대로 정기를 만들어 보려는 인체의 첫 단계 작업인 것이다. 감기를 잘 앓아 기혈이 제대로 돈다면 반드시 정력이 살아날 것이다. 그러므로 반드시 땀을 흘리고 소변과 대변이 잘 나가게 하여 인체의 정기적인 생산 시스템이 다시 살아난다면 정력이 살아나지 않겠는가? 이를 허튼 소리로만 여기지 말고 반드시 한 번 시도해 보길 바란다.

33. 변비와 감기

요즈음 변비로 고생하는 사람이 적지 않다. 왜 변비가 생기는 것일까? 대부분의 의사들은 물을 많이 먹으면 변비가 해결된다고 말하고 있다. 물론 물이 많이 먹힐 만큼 생리순환이 잘 되는 사람은 변비가 있을 까닭이 없다. 그러나 변비가 있는 사람들은 대개 물이 많이 먹히지 않는 사람들이다. 물이 많이 먹히지도 않는데 억지로 물을 많이 먹으면 소변이 잘 나가지 않아 오히려 몸만 무겁고 잘못하면 아침에 몸만 붓는 일이 생길 수밖에 없다. 제대로 치료를 하려면 물을 많이 먹기를 권하기 이전에 물이 많이 먹히도록 몸의 상태를 바로잡는 것이 원칙이다. 변비에서 '비'자가 '숨을 비(秘)'자이므로, 밥을 먹으면 변이 많이 나와야 하는데 변이 나오지 않고 어디론가 숨어 버린다는 뜻이다. 즉 변이 막히어 나오지 않는 것이 아니라 어디론가 행방을 감추어 나타나지 않는 것을 변비라고 부르는 것이다. 변이 완전히 형성되었는데도 대장에 뭉치어 나오지 않는 것은 엄격히 말한다면 변비가 아니고 변폐(便閉)이다. 변비(便秘)라고 하는 것은 변이 제대로 형성이 되지 않는 것을 말하는 것이다. 물을 많이 먹거나 다시마 같은 것을 먹으면 변이 나오는 것은 변폐(便閉)에 속하는 것이지 변비가 아니다. 그런데도 변비 환자가 물을 많이 먹으면 도리어 소화불량에 걸리어 설사만 나오지 변비는 전혀 해결되지 않는다.

요즈음 변비에 좋다고 청국장이나 요구르트 같은 발효식품을 많이 먹어서 좋은 효과를 보는 사람이 많은 것 같다. 바로 이러한 발효식품을 먹거나 채식을 많이 해서 변이 잘 나오는 사람들이 진정한 변비환자라는 것을 알아야 한다.

그러면 왜 요즈음 사람들이 변비 환자가 많은가? 많은 사람들이 소화불량에 걸리어 있기 때문이다. 본인은 소화불량인 줄 모르고 있지만 사실은 소화불량인 것이다. 물론 이는 예전의 소량만을 먹고 일을 많이 해도 소화가 안 되는 것과는 다른 소화불량이다. 현대인은 영양분이 많은 음식물을 과도하게 먹고 일과 운동이 부족하여 소화불량에 걸리는 경우가 대부분이다. 아직 몸속에서 축적하여 놓은 영양분이 소모되지도 않았는데 또 많은 음식을 먹으므로 체내에 영양분이 적체될 수밖에 없는 것이다. 그러다 보니 장내에 있는 음식물이 빨리 오행의 변화를 할 수 없어 변이 제대로 형성되지 않는 것이다. 변이 형성된다는 것은 마치 알밤이 익듯이 장속의 음식물이 먼저 부숙(腐熟)이 되어 영양분이 분해되고, 이 분해된 영양분이 혈액 속으로 흡수되며, 또 혈액 속의 영양분이 소모되면서 땀과 소변이 분리되는데 이때 대장이나 소장 속에서 수분이 흡수되면서 변이 완성되는 것이다. 그런데 현대인은 앞에 말한 바와 같이 영양분이 적체되어 있으니 장에서 영양분의 섭취가 활발하게 일어날 까닭이 없고 노동과 운동의 부족으로 혈액 속의 영양분이 소모되지 않으니 수분의 섭취가 잘 일어날 리도 없는 것이다. 그러므로 자연스럽게 변이 형성되지 못하므로 변비가 생길 수밖에 없다. 청국장이나 요구르트, 채식을 하면 변이 좋아지는 것은 현대인들의 장속에 세균이 부족하여 장속의 세균이 잘 번식하지 못해 수곡의 부숙(腐熟)이 잘되지 않다가, 이것들을 먹자 부숙이 잘 되어 변의 형성에 도움을 주기 때문이다. 그러나 이러한 것들만 먹고 운동과 채식을 게을리하고 과식을 계속한다면 변비가 생기고 말 것이다.

흔히 변비라고 알고 있는 변폐(便閉)는 왜 생기는 것일까? 아마 두 가지 유형이 있을 것이다. 한 가지는 수곡이 부숙(腐熟)되어 영양분과 수분이 흡수되고 정상변이 형성되었는데 배출이 안 되고 대장에서 막히는 것과, 아예 부숙이 잘 안 되어 소장에서 막히는 것이 있다. 대장에서 막히는 경우는 장속에 진액이 부족한 것이다. 몸에 열이 많거나 노동이나 운동으로 지나치게 진액을 많이 소모하면 혈액 속에 수분이 모자라 변에 있는 수분까지 흡수해 버리기 때문이다. 원래 인체의 구조는 혈액 속에 수분이 충분히 있으면 이 수분이 증발하므로 이때에 기화열을 빼앗기게 되는데, 이를 이용한 폐의 숙강작용(肅降作用 : 여름에 열을 받아 치솟는 기를 한랭한 기로 꺾어 밑으로 하강하게 하는 것)으로 진액이 생성되고 장을 적시어 장벽이 마르지 않게 되어 있다. 그런데 혈액 속에 있는 혈구가 수분을 머금었다가 내뿜을 수 있는 능력을 잃어버리면 혈액 속에서 증발작용을 하지 못하므로 진액이 생성되지 않는다. 산에 나무가 없는 벌거숭이산은 비가 오면 홍수가 나고, 날이 며칠만 가물면 금방 하천이 마르는 현상이 나타난다. 그러나 산에 산림이 무성하여 나무가 많고 낙엽과 부식토도 많으면 비가 올 때 물을 흡수하고 비가 오지 않으면 물을 뿜어내서 가뭄을 막아준다. 우리의 혈구도 물을 먹으면 수분을 흡수하고 물을 먹지 않으면 적당하게 수분을 내뿜어 수분 조절을 하는데, 혈구가 병이 들어 이러한 기능을 상실하면, 물을 많이 먹으면 설사를 하고 물이 모자라면 장벽이 말라 변폐(便閉)가 생기는 것이다. 물론 변폐(便閉)뿐만이 아니라 물이 없으면 목이 말라 밥도 먹지 못하는 현상이 생기는 것이다. 이를 치료하려면 산에다 나무를 심듯이 우리 몸 안에 세균이 번성하도록 해야 한다. 세균이 번성하지 않는 땅이 메마르고 홍수가 나듯이 세균이 번성하지 않는 몸은 설사와 변비, 변폐와 목마름을 앓을 수밖에 없는 것이다.

두 번째로 부숙이 안 되어 변폐가 생기는 것은 쉽게 말하면 소화가 되지 않아 변이 생성되지 않는 것을 말한다. 만약에 변폐가 소장의 한 부위에서 형성되었다면 소장(小腸)의 그 부위에서 해야 할 일을 마치지 못한 것이다. 자동차 생산라인에서 각 부위에서 해야 할 일이 있듯이 장에서도 각 부위에서 마땅히 해야 할 일들이 있는 것이다. 만약에 음식물이 부숙이 잘 되었다면 장속을 지나가면서 영양분이 바로바로 흡수되어 장벽과의 만남과 헤어짐이 잘 이루어질 것이다. 그러나 음식물이 부숙이 잘 되어 있지 않으면 장벽과의 일이 빨리 끝나지 않으므로 변이 장의 한 곳에 울체하게 된다. 변이 소장에 울체하다 보니 부패한 변에서 독한 가스가 배출되고 혈액 순환도 잘 되지 않아, 장의 근육에 경련이 생기면서 변폐가 생기고 심하면 장폐색(腸閉塞)까지 발생하는 경우도 있는 것이다.

계속 반복되는 말이지만 감기에 걸리거나 염증이 있다고 항생제를 남용하지 말고 육식보다 채식을 많이 하여 몸속에 세균이 번성하도록 하는 것이 변비를 막는 최선의 방법이다. 땀을 흘리고 열을 내서 감기가 나아 담이 분해(分解)되어 배출되고 생리 순환이 잘 되는 날에는 몸속에 우리와 공생할 수 있는 세균이 자연히 번성하게 되는 것이다.

34. 소변과 감기

대변은 장속에서 나오지만 사실은 아직 조직 속으로 흡수되지 않은 음식물이 나오는 것이므로 진정으로 몸속에서 나오는 것은 아니다. 그러나 소변은 일단 조직과 세포 속으로 흡수되었던 물질이 체내의 대사과정을 거쳐서 나오는 것이다. 그러므로 소변은 대변과 유사한 것 같지만 사실은 많은 차이가 있는 것이다. 또한 체내의 상황을 대변보다 더 직접적으로 반영하고 있다고 볼 수 있다. 소변으로 인한 증상으로 제일 많이 호소하는 것이 소변이 막히는 것이며, 그리고 소변을 자주 보는 것인데, 어쩐 일인지 일반인들은 소변을 자주 보는 것을 병으로 생각하지 않는 경향이 많다. 소변을 볼 때 통증을 느껴야만 병으로 생각하는 경향이 많다. 여성들은 기침을 약간만 하거나 코가 막히는 것이나, 중이염, 피부질환 등에 대하여는 매우 민감한 반응을 보이면서도, 소변의 이상에 대하여는 매우 둔감하다. 왜 그럴까? 소변의 이상은 앓고 있는 본인은 괴로울지 모르지만 남의 눈에는 잘 띄지 않기 때문이 아니겠는가? 또 이에 대한 인식이 잘 안 되어 있기 때문일 것이다. 대변은 참으면 약이 되고 소변을 참으면 병이 된다는 말이 있다. 대변을 참으라는 이야기는 대변의 생성과정이 정(精)의 성숙과정과 연계가 되어 있으므로, 대변을 참으면 정이 단단해지기 때문이다. 그러나 소변의 생성은 정이 분해되고 정이 막 생기는 과정과 관계가 있으므로 참으면 오히려 정의 분해와 출생을 방해할 수 있다. 즉 소변은 정이 분해되는 과정에 더 많은 관련을 가지고 있는 것이다. 즉 기를 소모하는 과정과 관련이 있는 것이다. 내경에서 소변에 대하여 "기화즉능출(氣化則能出)"이라는 말을 하였는데 기화 즉 인체 내에서 생화학적 변화가 잘 일어나야 소변이 잘 나간다는 말이다. 생화라는 말은 물질이 분해되기도 하고 해로운 물질이 생기기도 하는 것이다. 이렇게 물질이 분해되거나 생성되는 것은 주로 혈액 속에서 일어난다. 그러므로 소변의 문제는 혈액과 관련이 깊은 심장, 간장, 신장과 연관이 많다.

그런데 감기도 몸속의 영양물질이 잘 분해되지 않고 축적될 때 이를 분해하려고 침입하여 번성하는 바이러스 때문에 생긴다고 하였다. 그러므로 감기에 걸리면 일차적으로 오한 발열이 생기면서 땀이 잘 나지 않는다. 설사 땀이 난다 할지라도 제대로 된 땀이 나는 것이 아니라 설익은 땀이 나는 것이다. 땀이 잘 난다는 것은 몸속의 영양물질이 충분히 잘 분해되어 정(精)한 기는 수렴이 되고 조잡한 기와 수분이 배출되어야 하는 것이다. 그런데 영양물질이 충분히 분해되지 않으면, 더워졌을 때 노폐물이 섞이지 않은 물만 배출되는 것이다. 이렇게 식은땀은 아무리 배출되어도 몸속의 노폐물을 배출하지 못한다. 땀이 혈관 밖에서 일어나는 생화작용이라면 소변은 혈액 내에서 일어나는 생화작용인 것이다. 우리가 물을 먹으면 물이 그냥 소변으로 나오는 것이 아니라 물도 곡기(穀氣)와 같이 오행순환을 거치고 배출된다. 그러므로 식은땀이나 설사같이 그냥 몸속을 거쳐 나오는 것이 아닌 것이다. 즉 물이 위장에서 흡수되어 비장(脾臟)을 거쳐 간과 심장을 통하여 폐까지 갔다가 폐의 숙강작용(肅降作用)을 받아 배출되어야 하는 것이다. 이를 구체적으로 말한다면, 물이 일단 흡수되면 몸 안에서 오행의 순환을 거쳐야 한다는 것이다. 즉 음식물의 영양물질이 간으로 가서 저장되었다가 심장을 거쳐 조직에 분포되어 기를 조직에 주면 조직에서 이 기를 사용하고 이때 나오는 노폐물의 가스는 피부로 배출되고 액체 노폐물은 소변으로 배출되는 것이다. 우리 몸에 들어오는 기나 폐기물이 된 기, 그리고 우리 몸에 유익한 정기(精氣)는 모두 물속에 저장된다. 물이 이렇게 오행 순환을 하는 것이 얼마나 중요한지를 알 수 있을 것이다.

요즈음 감기에 걸려 열이 나면 무조건 해열진통제를 먹인다. 물론 해열진통제를 먹이면 땀이 나면서 열이 내린다. 그러나 이때 나는 땀은 몸속에서 기가 순환되면서 나는 진정한 땀이 아니라 겉으로만 수분이 발산되면서 나는 가짜 땀인 것이다. 그러므로 열이 내렸다가 또 다시 열이 오르곤 하는 것이다. 땀뿐만이 아니다. 통증도 우리 몸에서 오행 순환이 안 되는 기를 약간 억지를 써서라도 순환시키려고 하다 보니 나타나는 현상인 것이다. 통증이 없는 것이 좋은 것이지만, 통증이 없으면 몸을 회복하려는 의지도 없는 상태라는 것을 알아야 한다. 중병을 앓으면서 통증이 심하던 사람이 어느 날 갑자기 통증이 없어지고 병이 나은 것 같은 경우는 대개 곧 사망하려는 징조임을 알 수 있다. 즉 이는 인체의 정기가 오행순환을 포기하고 병과의 싸움을 포기한 상태인 것이다. 이렇게 통증이 우리 건강에 중요한 것임에도 불구하고 해열진통제가 마치 만병의 통치약인 양 투여하고 또 열심히 먹고 있으니 안타깝기 짝이 없다.

누차 말하는 바이지만 병에 걸렸는데도 아무런 고통이 없이 그냥 병을 낫겠다는 생각은 버려야 한다. 사회의 모순을 아무런 고통 없이 잘 해결할 수 없듯이 우리 몸속의 모순인 질병도 아무런 고통 없이 해결하는 것은 불가능하다는 것을 명심해야 할 것이다.

35. 결막염 등 눈병과 감기

개울이나 강가를 가보면 물이 계절에 따라 맑기가 전혀 다른 것을 볼 수가 있다. 즉 가을이 되면 여름까지 그렇게 흐리던 물이 아주 깨끗하게 맑아지는 것을 볼 수 있고, 봄이 되면 그렇게 맑던 물에 무엇인가가 자꾸 떠오르면서 흐려지는 것을 볼 수 있다. 눈은 마치 물거울과 같은 것이다. 물은 본래 맑은 것이지만 물이 흐려지면 거울 노릇을 할 수 없는 것이다. 겨울에 깨끗한 물에는 벌레도 없고 물고기도 어디론가 사라지고 보이지 않는다. 그러나 봄에 물이 흐려지면 벌레와 고기가 몰려든다. 우리의 물거울인 눈도 마찬가지이다. 눈 속의 물이 흐려지면 벌레가 모여 염증을 일으키는 것이다. 그러면 눈 속의 물을 흐리게 하는 원인을 찾아야 눈병을 고칠 수 있을 것이다. 눈 속의 물은 어디서 오는 것일까? 결국 눈 속의 물은 혈액에서 오는 것이고 이 혈액의 청탁을 조절하는 것은 간이다. 한방에서는 간이 그 구멍을 눈으로 열고 있다고 했다. 이는 맞는 말이다. 간은 혈액을 저장하고 있는데 간에 저장하고 있는 혈액이 탁하고 열이 있으면 그 혈액에서 혼탁한 물이 나와 눈으로 공급된다. 그러면 눈에 있는 수액은 마치 봄여름의 물처럼 혼탁해져 많은 벌레들이 기생하게 되는 것이다.

앞에서 가을엔 물이 맑아진다고 했다. 가을에 물이 맑아지는 것은 금기(金氣)의 서늘한 기운이 작용하기 때문이다. 우리 몸에서도 마찬가지이다. 간에서 공급되는 수액이 맑아지려면 가을의 작용을 하는 폐가 몸의 열을 잘 식혀야 한다. 폐가 열을 잘 식히면 간에서 따뜻한 수액을 분비하지 않고 맑고 투명한 수액을 눈에 공급하므로 눈에서 결막염 같은 질병이 생기지 않을 것이다. 언뜻 생각하면 눈병이 모두 간의 병이라고 생각할 수 있다. 물론 앞에서 말한 것처럼 간에서 공급하는 수액이 혼탁하기 때문에 눈에 염증이 생긴다. 여기까지만 생각하면 간의 병이라고 생각할 수 있지만 간의 수액이 혼탁해진 원인을 따져 보면 폐가 열을 식히는 작용을 수행하지 못하였기 때문이다. 그러므로 오히려 더 근본적인 원인은 폐에 있다고 생각할 수 있다. 한방의 온병학 이론에 의하면 열병은 폐를 먼저 상하게 한다고 되어 있다. 열병은 열감기라고 하는 것들을 말하는데 이 열감기에 걸리면 폐가 열을 식히는 작용을 하지 못하므로, 간에 열이 생기면 눈병이 생기기 쉬운 것이다.

혹자는 눈의 결막에 염증이 생겨 결막이 손상되면 안 되니까 항생제를 먹어서 빨리 염증을 가라앉혀야 한다고 할 것이다. 결막은 사람의 피부와 같이 눈의 피부인 것이다. 눈 안에 있던 열이 결막을 통하여 배출이 되는데 그 배출되는 눈물이 탁하여 배출이 잘 되지 않고 결막에 엉켜 있기 때문에 여기에 세균이 기생하고 있는 것이다. 세균의 기생이 오래되면 당연히 결막을 손상시키겠지만 세균은 어떤 의미에서는 막힌 결막을 청소한다고 생각해야 한다. 무조건 항생제를 써서 세균의 활동을 억제하면 일시적으로 결막염을 낫게 할 수는 있을지 모르지만 결막에 노폐물을 축적시켜 결막의 배설작용을 망가뜨리면 결국은 결막하(結膜下)나 안구(眼球)에 충혈(充血)이나 출혈(出血)을 유발할 가능성이 높다는 것을 알아야 한다.

한방적 치료는 무엇인가? 한방의 안병치료약이 대부분 간의 풍열이나 습열을 치료하는 약으로 되어 있다. 간의 사기를 치료하는 약도 있지만 실은 폐의 풍열이나 습열을 치료하는 약이 많이 들어가 있다는 사실을 알아야 한다. 자동차를 보면 세상의 이치를 알 수 있다. 액셀러레이터는 자동차를 빨리 달리게 하는 장치이다. 그러나 반드시 브레이

크가 있어야 한다. 구동장치가 있으면 반드시 제동할 장치가 있어야 하는 것이다. 엔진도 마찬가지이다. 엔진은 열을 내고 힘을 내는 장치이다. 그러나 이 열을 식히는 장치가 없으면 자동차는 오래가지 못하고 멈추어 버린다. 우리 몸에서 간은 엔진과 같은 심장의 활동을 부추기는 역할을 하는 것으로 자동차의 액셀러레이터와 같은 것이다. 반면에 폐는 엔진의 열을 식혀서 엔진이 잘 돌아가게 하는 냉각기와 같은 역할을 하는 것이다. 이 두 가지 장기는 서로 상반되는 작용을 하여 모순이 되는 것 같지만 실제에 있어서는 서로를 돕고 있는 것이다. 세균이 일으키는 질병도 이와 마찬가지인 것이다. 좁고 짧게 보면 병을 일으키는 세균이 정말 백해무익한 존재 같지만 잘 생각하여 보면 오히려 인체 안의 생태계를 잘 보존하여 인간의 생존과 건강을 보호하고 돕고 있다는 사실을 깨닫게 될 것이다. 임상에서 보면 결막염을 앓고 있는 사람들이 소변에 문제가 생기는 경우가 많다. 그러므로 신장염(腎臟炎)을 같이 생각하여 보기로 하자.

36. 신장염과 감기

사람들은 겉으로 드러난 병은 잘 인식을 하고 걱정을 하지만 잘 보이지 않는 병은 혼자만 고통스러워하면서 내색을 잘 하지 않는다. 소변이 잘 나가지 않아 몸이 붓고 무거우면서 관절이 아프고 붓는 신장염이 대표적인 병이다. 신장염은 왜 생기는 것인가? 우선 신장의 구조와 기능을 생각하여 보면, 왜 신장의 소변을 거르는 일에 이상이 생기고, 어떻게 해야 치료할 수 있는지를 알 수 있을 것이다. 신장은 혈관이 많이 분포되어 있고 호르몬도 생산하는 기관이지만 일차적으로는 생화작용이 마무리되고 혈액 속에 남아 있는 노폐물을 배설하고 그 중에 쓸모 있는 것들을 다시 흡수하는 기능을 수행하는 기관으로, 대강의 형태는 채와 같다고 생각하면 될 것이다. 신장염이 생긴다는 것은 바로 채의 구멍에 영양물질이 껴서, 이를 분해하기 위해 기생하는 세균이 여기에 염증을 발생시키는 것이다. 즉 채의 구멍이 막혀서 세균이 이를 먹어치워 청소를 해야 할 일이 생긴 것이 염증의 원인이다. 사람이 적당히 먹고 적당하게 노동과 운동을 하면 신장으로 들어온 혈액에 신장의 채와 같이 생긴 사구체를 막을 만한 영양물질이 남아 있지 않을 것이다. 그러나 요즈음의 현대인들처럼 과도하게 영양분을 섭취하고 기를 적게 소모하면 당연히 사구체가 막힐 수밖에 없는 것이다. 그러다 보니 현대인에게 신장염이 많을 수밖에 없다. 신장의 사구체가 막힐 정도면 간이나 비장, 심장, 폐 등에 영양물질이 축적되어 감기에 많이 걸릴 것이다. 만약 감기에 걸린 초기에 감기를 잘 앓아 영양물질을 완전히 분해하여 배설하고, 그 뒤에 영양분의 조절을 잘 하면서 운동과 노동을 잘 하였다면 아무런 문제가 없었겠지만, 이러한 경고를 무시하고 계속 과식하고 운동을 하지 않으면 결국은 마지막의 단계로 신장에 문제를 초래하게 되는 것이다.

신장의 사구체에 염증이 발생하여 노폐물이 배설되지 않고 영양분의 재활용이 이루어지지 않으면 독소의 배출이 안 되고 영양의 결핍이 초래될 것이다. 우리가 흔히 듣고 있는 요독증이라는 것이 바로 이러한 신장의 염증으로 생기는 것이다. 그러므로 하루빨리 영양물질을 줄이고 운동을 적당히 하여야 한다. 요독증이라는 것은 온몸이 가렵고 약간 부종이 생기는 것이다. 이뿐만이 아니니라 각기병과 한센병(문둥병)이라는 것도 바로 신장의 문제이다. 각기병과 한센병의 특효약은 보리이다. 왜 보리가 이들 병에 특효인가? 아주 간단하다. 우리는 풀이 없을 때 밥풀로 종이를 붙이곤 하였다. 그런데 쌀밥이 없어서 보리밥을 가지고 종이를 붙여 보면 잘 붙지 않는 것을 볼 수 있다. 그리고 밥을 먹을 때도 쌀밥은 입에 붙지만 보리밥은 입에 붙지 않고 입 안에서 뱅뱅 도는 것을 느낄 수 있다. 이를 통해 당분이 많은 음식물은 잘 붙고 단백질이 많은 음식물은 잘 붙지 않는 것을 알 수 있다. 또한 고기류와 채소류를 비교해 보아도 고기류는 입에 붙고, 채소류는 붙지 않는 것을 알 수 있다. 입에 붙고 영양가가 높은 쌀밥이나 육류는 신장에 가서 사구체를 막아 신장염을 일으킬 우려가 많고, 보리와 채소류는 그럴 염려가 없이 도리어 사구체를 깨끗하게 청소하는 역할을 하고 있다는 것을 알 수 있다. 요즈음 양방에서는 나트륨이 많이 들어 있는 소금을 많이 먹으면 신장이 나빠지고 붓는다는 말을 많이 하는데 소금을 많이 섭취하면 일시적으로 몸 안에 수분을 많이 가지고 있을 수는 있지만, 그보다도 사구체에 염증을 일으키는 근본원인은 아마도 과도한 영양분의 섭취가 아닌가 한다. 사람들이 짠 것을 선호하게 되는 것은 몸 안에 지나치게 열이 많기 때문이다. 짠맛이란 몸속에서 에너지를 저장하고 그 발산을 억제하는 역할을 하고 있다. 몸이 비대하고 영양분이 많아 열이 많은데 자꾸 열을 발생하면 심장과 폐가 열을 받아 견딜 수 없다. 그러므로 짜고 맵게 먹어 한편으로는 열을 발산시키고 한편으로는 열의 발생을 억제하려는 것이다. 물론 신장에 저장되는 에너지를 없애기 위해서는 짠 것을 먹지 말아야 하지만 그 이전에 영양섭취를 줄이고 운동을 많이 하며 채식을 많이 하는 것이 원칙이 아니겠는가? 이렇게 하면 자연히 체열이 떨어지기 때문에 짠 것을 자연히 싫어하게 되는 것이다.

신장의 사구체가 영양물질에 의하여 막혀 있는 상황에서 폐나 간 등으로 감기가 들어오면 쉽게 신장으로도 세균이 들어와 신장염에 걸릴 수밖에 없는 것이다. 앞에서 말한 바대로 무조건 염증을 억제하려 하지 말고 쓰고 매운 것으로 영양물질을 분해하여 배설을 시키는 것이 우선이다. 영양물질이 분해되어 배설되면 일단 번성했던 세균도 더 이상 먹을 영양분이 없어져 자연 소멸되게 되어 있는 것이다. 그리고 수액대사의 생리기능을 촉진하여 노폐물을 배설하면 염증은 자연히 낫게 되어 있는 것이다. 그러므로 한방에서 이러한 신장염을 한약으로 치료하면 없던 감기 증상이 나타나는 경우가 많다. 실제 임상에서 비염, 결막염, 중이염 등의 질병에 한약을 쓰면 감기증상을 호소하는 경우가 매우 많다. 혹자는 아예 묻지도 않고 양약의 감기약을 먹는 경우도 많다. 이럴 때는 양약에 항생제가 들어가 있으므로 한약의 효과가 떨어지는 경우가 많을뿐더러 병이 낫질 않는다.

37. 심장병과 감기

심장은 자동차의 엔진과 같은 것이다. 자동차 엔진이 잘 돌아가지 않는 것에 여러 가지 원인이 있듯이 심장에 병이 생기는 데에도 여러 가지 원인이 있다. 자동차 엔진에 고장이 나는 원인으로 우리가 가장 쉽게 접하는 것이 엔진의 과열이다. 엔진의 냉각기가 고장이 나서 엔진이 멈추는 것이다. 이는 흔히 펜밸트가 끊어졌다거나 냉각수가 없을 경우에 생길 수 있는 일이다. 둘째는 엔진이 너무 차가워서 시동이 걸리지 않는 경우이다. 특히 디젤엔진이 여기에 속한다. 겨울에 차의 보닛 위에 담요를 덮어두거나 엔진 앞의 통기구를 종이로 막는 것들이 모두 엔진이 식는 것을 방지하기 위한 것이다. 세 번째는 배터리에 전기가 없어서 스파크가 일어나지 않거나, 스파크의 타임이 맞지 않아 폭발시기가 맞지 않는 경우이다. 네 번째는 엔진으로 연료와 공기가 적당하게 공급이 되지 않거나, 엔진오일이 적당하게 공급이 되지 않는 경우이다. 여섯 번째는 타고 남은 가스가 배출이 잘 안 되는 경우이다. 사람의 심장병이 이와 똑같지는 않지만 비슷한 점은 많다. 심장을 엔진의 본체인 실린더라고 한다면 폐는 공기를 공급함과 동시에 엔진을 식히는 냉각기와 같은 것이고, 신장은 전기를 충전하고 공급하는 배터리와 같은 것이다. 그리고 심포락은 엔진의 폭발 속도를 조절하는 전자장치와 같은 것이고, 간은 연료를 공급하는 오일탱크와 같은 것이다. 이렇게 심장이 다른 장기와 밀접하게 연관이 되어 있으므로 질병이 발생할 때에도 밀접한 관련을 가지고 발생하는 것이다. 흔히 더위를 먹어 폐에 열이 울체하면 바로 심장에 영향을 미친다. 여름에 더위를 먹으면 초기에는 맥이 빨라지고 땀이 많아지고 갈증이 심하며 열이 나다가 나중에는 오히려 맥이 느려지고 몸의 열이 내리고 기력이 없어지는 병으로 변한다. 즉 폐의 병이 심장에 영향을 미치는 것이다. 중서라는 병은 곧바로 심장기능이 마비되어 기절하기도 한다. 즉 자동차가 가다가 더위를 먹어 갑자기 스톱하는 것과 마찬가지이다. 더위는 화(火)로 직접 심장에 병을 일으키지 않고 먼저 화극금(火克金)의 원리로 금장(金藏)인 폐에 병을 일으켜서, 치료가 잘 되지 않으면 역으로 심장으로 병이 전이되는 것이다. 그러므로 더위를 먹었을 때는 폐를 치료하는 백호탕(白虎湯)이나 백호가인삼탕, 백호가창출탕을 많이 쓴다. 이것들은 모두 폐의 열을 내려 숙강작용을 회복하는 약이다. 또한 맥박이 잘 뛰지 않는 부정맥의 병이 걸렸을 때는 이 병이 비록 심장병이라 해도 꼭 심장만을 치료하는 것이 아니라 신장을 같이 치료해야 한다. 이때 제일 많이 쓰는 처방이 복맥탕(자감초탕)인데 이 처방을 보면 익기(益氣)하는 약과 자음(滋陰)하는 약으로 나뉘어 있다. 즉 자감초, 인삼, 계지, 생강, 대조는 심(心)과 비의 양기를 보하여 기를 승(升)하게 하고, 생지황, 아교, 맥문동, 마인은 자음하여 기를 하강시킨다. 이는 일승일강(一升一降)함으로 기혈을 순환시켜 양기가 발생함과 동시에 이 기를 신에 장하여 심장의 박동이 제대로 뛸 수 있게 하려는 것이다. 엔진에서 스파크가 일어나지 않는 것은 방전장치에 문제가 있는 것이므로 계지와 감초, 인삼 등의 양기를 보하는 약으로 열을 올림으로써 해결할 수 있다. 그러나 스파크는 일어나는데 타임이 잘 맞지 않는 것은 양기만의 문제가 아니라 음양의 밸런스가 맞지 않는 것이므로, 음양을 모두 보하고 이전의 정보를 지워 새로운 정보를 주입하기 위하여 마인을 넣어 옛날 정보를 지우려는 것이다. 이는 참으로 주도면밀한 처방이라 할 것이다. 음혈이 부족하여 잠을 이루지 못하는 심장병에 쓰는 천왕보심단도 사실은 진액을 보하여 신의 양기 축적능력을 보충하려는 의도가 강한 약이다. 또한 정충병에 우리가 심장을 치료하지 않고 담을 치료하는 온담탕을 쓰는 이유는 무엇일까? 이는 심장에서 정충증이 발생하지만 그 근본 원인이 심장에 있지 않고 담에 있다고 보기 때문이다. 담은 간에서 분비되는 담즙을 장으로 분비하여 장의 운동을 조절하는 기관이다. 온담탕증에 걸린 사람들의 맥을 보면 좌관맥이 막힌 듯이 뭉쳐 있다. 그리고 심맥인 좌촌맥은 맥이 없거나 미약하다. 이는 목이 화를 생하지 않고 있기 때문이다. 즉 간기가 잘 나와서 심장을 도와야 하는데 간기가 막혀서 심장이 간의 도움을 받고 있지 못하기 때문이다. 엔진으로 말하면 연료의 공급이 잘 되고 있지 않다는 것이다. 담기를 뚫어 간기가 풀리면 심장의 맥이 다시 활발해지면서 정충증이 풀리는 것을 볼 수 있다. 물론 비위의 기가 약하여 혈이 허할 때도 심장이 있는 흉부가 답답함을 느낄 때도 있다. 이는 간이 문제가 아니라 간이 장하고 있는 혈액의 양기가 모자라는 것이므로, 인삼탕 같은 약으로 비위를 보하여 혈을 왕성하게 하면 흉민증이 풀리는 것이다. 물론 심장 자체에 습이나 담이 생기어 병을 일으키기도 하고, 심장에 열이 울체하여 병이 발생하는 경우도 많다. 다른 장과의 연관을 찾기 어려운 경우도 있을 것이다. 그러나 이때에도 육기 중에 어떤 것이 병의 원인인지를 가리고 치료를 행하여야 한다. 이러한 심장의 병이 감기와 아무런 연관이 없는 것처럼 보이지만 실상은 그렇지 않다. 그 병의 시발점을 잘 따져 보면 거의 모두 감기에서 출발하여 여러 가지 경로를 거쳐 이렇게 어려운 병으로 발전하였다는 것을 알 수 있다. 심장에 제일 많이 병을 일으키는 서병(더위)이 바로 열감기가 아닌가? 서병이 직접 심장으로 들어가 병을 일으키기도 하지만 폐와 신장의 진액을 말려 신장의 충전 기능을 망가뜨리고, 간으로 들어가면 혈액을 말리어 심장에 충분한 연료를 공급하지 못하게 된다. 물론 차가운 기운을 받아 감기에 걸려도 이와 비슷한 증상들이 나타나는 것이다.

38. 간염과 감기

서양의학을 하는 임상가에서는 감기와 염증을 마치 다른 병처럼 말하는 경향이 있는 것 같다. 사실 서양의학의 병리론은 감기와 염증이 다른 질환이 아니라는 것을 잘 알고 있다. 왜냐하면 감기에 쓰는 항생제와 염증에 쓰는 항생제가 다르지 않기 때문이다. 사실 초기 감기가 전신의 인체 겉부분에 나타나는 염증이라면 비염이니 결막염이니 하는 것은 감기가 속으로 들어가 인체의 일부분에서 관찰된 염증일 뿐이다. 서양 의사들은 비염이라고 하면 코 속에만 염증이 있는 것으로 생각하는 경향이 많은데 사실 비염이라고 하여 어떻게 코 속에만 염증이 존재할 수 있겠는가? 코 속에 염증이 나타날 정도면 기관지나 폐도 정도가 심하지는 않더라도 약간씩 부어 있을 가능성이 많은 것이다. 만약 부어 있지 않다면 기침이나 가래가 나올 가능성이 없지 않겠는가?

비염만이 아니라 다른 질환도 마찬가지이다. 간염이라고 하더라도 간에만 염증이 있는 것이 아니다. 간염이라고 한다면 간을 중심으로 하여 간과 협조관계에 있는 많은 다른 기관들이 같이 염증으로 고생을 하고 있을 가능성이 농후하다. 특히 간이 염증에 시달리고 있다면 간의 액을 받아서 분비하는 담낭이나 이 담낭액을 가지고 음식물을 소화 흡수하는 소장 등은 당연히 영향을 받을 수밖에 없고, 간의 도움을 받아야 힘을 얻는 간의 아들과 같은 심장도 그 영향을 받지 않을 수 없다. 풍열성 감기에 걸려 풍과 열이 속으로 들어가 간염을 유발하면 한방에서 흔히 쓰이는 소시호탕의 병증이 나타난다. 주증상으로는 한열이 왕래하고, 흉협이 괴롭고 그득하며 기분이 불쾌하고, 식욕이 떨어지는 등의 병증이 나타난다. 한열이 왕래하는 것은 간담의 병증이지만 흉협이 괴롭고 그득하다는 것은 심장과 폐가 괴롭다는 것이고, 기분이 불쾌하고 식욕이 떨어진다는 것은 심장과 위장의 병증이다. 이처럼 비록 간염이라고 이를 수는 있지만 간 이외에 다른 장기가 같이 병을 앓고 있다는 사실을 간과해서는 안 된다는 것이다. 인체는 서로 분리되어 있는 것이 아니라 밀접하게 연관되어 있다. 진액과 혈액, 기가 각 장부 사이를 끊임없이 순환하고 있다. 한 곳의 병은 마땅히 다른 곳으로 옮겨 갈 수밖에 없는 것이다. 단지 세균은 많은 곳에 염증을 일으키려 하고 인체의 정기는 염증을 막으려 하고 있을 따름이다. 그런데 염증이라는 것이 감기마냥 그저 아주 무해한 것만은 아니다.

우리는 사회에서 어떤 모순이 생기면 이를 해결해야 한다고 한다. 즉 개혁을 해야 한다고 주장한다. 대개는 개혁성이 강한 정당과 보수성이 강한 정당이 대립하고 있는 나라를 가장 이상적인 정치구조로 파악하고 있다. 그러나 정치가 덜 발달한 나라는 일당이 독재를 계속하고 있다. 그런 경우 일시적으로는 비약적인 발전을 하지만 일정한 시간이 지나면 정치가 경제계와 결탁하여 나라의 발전에 커다란 장애요인으로 작용할 수밖에 없다. 사람의 몸도 마찬가지인 것이다. 개혁적 세균은 마치 개혁적인 좌파와 같은 것이다. 그런데 사람들은 개혁을 싫어하는 경향이 많다. 개혁은 하지 않고, 있는 것을 그대로 지키려는 경향이 농후한 것이다. 그러므로 개혁적인 당보다는 보수적인 정당이 장기집권을 하는 나라가 많다. 특히 민도가 낮은 나라일수록 보수적인 정당이 장기집권을 많이 한다. 또한 우스운 것은 개혁을 외치면서 집권한 정당도 일단 정권을 잡으면 보수화되어 장기집권을 시도하고, 다시 개혁의 대상이 되어 버리는 것이 현실이다. 인체의 염증은 사회에 개혁이 필요한 것처럼 꼭 필요한 것이다. 그러나 사회에서 개혁이 필요한 시점에서도 계속 보수하려는 사람들이 많은 것처럼 인체에 염증이 꼭 필요한데도 염증을 마치 원수처럼 여기고 염증을 없애려고 항생제를 마구 퍼부어 대는 경향이 너무나 많다.

지금 지구에서 염증성 질환에 항생제를 제일 적게 사용하는 나라는 아미 서유럽의 영국, 독일, 프랑스, 이탈리아, 네덜란드, 덴마크, 스웨덴, 노르웨이 등일 것이다. 이들 나라가 사회주의 정당과 녹색당이 가장 많이 발달한 나라들이기 때문이다. 사회당이나 녹색당, 노동당 등의 개혁적인 성향이 있는 나라들만이 염증이 인체를 개혁할 수 있다는 것을 빨리 이해할 수 있다.

감기와 간염은 어떠한 관계에 있는가? 염증이 보다 근본적인 개혁이라면 감기는 보다 사소한 조그마한 일들을 개혁하려는 것이다. 그러나 동학혁명이나 4·19혁명이 사소한 일에서 출발하듯이 사소한 감기도 내적 모순이 심각한 경우는 반드시 혁명처럼 근복적인 개혁을 외치는 염증으로 발전할 수밖에 없는 것이다. 표면의 염증이 내부로 발전하여 들어갈 때는 내부 어느 곳이 가장 부패하여 있느냐를 겨냥할 수밖에 없다. 간염에 걸린다는 것은 바로 간이 가장 개혁이 시급하다는 것을 말하고 있는 것이다. 그러면 간염은 어떻게 걸리는 것일까?

간의 생리작용을 한방적으로 살펴보면 간은 오행적으로 목(木)에 속하고 계절로는 봄에 해당하는 장기이다. 목(木)은 오행이 운동을 시작하는 곳이므로 간도 인체에서 생리운동을 시작하는 곳으로 보면 된다. 나무가 봄이 되면 파란 싹이 트는 것을 볼 수 있다. 이것이 바로 목운동의 상징이다. 인체에서도 나뭇잎이 싹이 트듯이 몸속에 저장하여 두었던 기를 펼치는 작용을 하는 것이 간이 하는 일이다. 황달이라는 급성 간염에 해당하는 병이 있다. 왜 간염은 피부가 노랗게 변하는 황달이라는 병으로 나타나는가? 황색은 오행으로 토(土)에 해당하는 색이다. 황색은 축적된 양기가 드러나는 색이다. 콩나물이 싹이 트는 것을 보면 노란색이다. 그런데 햇볕을 쏘이면 노란색이 파란색으로 변하는 것을 볼 수 있다. 노란색이 파란색으로 변하는 것은 바로 목기(木氣)가 운동을 시작하였다는 표시인 것이다. 사람도 마찬가지이다. 원래 토기(土氣)가 있으면 여기에 목기가 작용하여 파란색으로 변화시키기 때문에 노란색이 나타나지 않는데 간이 병이 들어 작용을 하지 못하기 때문에 노란색으로 그냥 남아 있는 것이다. 술을 많이 먹어 알코올 성분이 과다하면 간기가 이를 미처 다 처리하지 못하기 때문에 소변이 노랗게 나오는 경우가 많고, 단 것이나 고기를 많이 먹고 채소를 적게 먹어도 양기가 많고 간기가 약해지기 때문에 소변이 노랗게 나오는 경우가 많다. 이러한 것들도 일종의 간염에 해당하는 것들로 보면 될 것이다. 그러므로 간염을 예방하려면 영양가가 높은 음식을 줄이고 간기를 돕는 녹색 채소를 많이 섭취하여야 한다.

목은 오행의 선두주자이고, 간은 오장의 선두주자이다. 간이 막히면 오장의 기능이 모두 이루어지지 않는다. 나무가 기를 벌려면 먼저 나뭇잎이 피어야 한다. 사람도 기를 벌어들이려면 먼저 간에서 피를 전신에 펼쳐야 한다. 건강한 피를 펼쳐야 오행운동이 이루어지는 것이다. 기를 잘 펼치려면 채식을 많이 하고 아울러 운동을 많이 해야 한다. 우리가 운동을 하면 처음엔 몸이 따뜻해지고 나중에는 땀이 나는 것을 알 수 있다. 이는 간 속에 있던 혈액이 근육 피부로 모두 펼쳐졌기 때문이다. 그러므로 간의 운동을 돕기 위해서는 반드시 운동을 열심히 해야 한다. 현대인은 채식도 안하고 운동도 잘 하지 않는 사람이 많다. 당연히 간염에 많이 걸릴 수밖에 없는 것이다.

현대인이 인진쑥을 많이 먹는 것은 인진호가 간기를 잘 돌아가게 하기 때문이다. 물론 소변이 노란 사람은 인진쑥을 먹어야 하지만 인진쑥을 먹기 전에 간에 무리가 가지 않게 음식물을 조절하고 운동을 해야 하며, 감기에 걸렸을 때는 제대로 감기를 앓고 치료해야 한다. 아직 병이 심하지 않을 때는 인진쑥으로 병이 낫지만 혈 속으로 열이 들어가 버리면 인진만으로는 되지 않는다. 대황 같은 어혈을 푸는 약을 같이 사용하여야 효과를 볼 수 있다.

39. 폐렴과 감기

간이 혈액과 기를 전신에 펼치는 역할을 하는 기관이라면 폐는 전신에 펼쳐져 있는 혈액과 기를 거두어들이는 역할을 하는 기관이다. 폐렴이나 기타 폐에 생기는 질환은 모두 이 기혈을 거두어들이는 일이 잘 되지 않기 때문이다. 왜 폐가 거두어들이는 일을 잘 수행하지 못할까? 정상적인 사람이라면 아침에는 기혈이 펼쳐져 있다가 저녁에 해가 기울면 기혈을 거두어들이게 되어 있다. 그러나 이러한 현상이 잘 이루어지지 않는 사람은 폐에 병이 생길 수밖에 없는 것이다. 그 이유가 무엇일까? 우리가 여름에 더울 때 더위를 무릅쓰고 운동을 하면 땀이 많이 나면서 몸이 시원해지는 것을 느낄 수 있다. 그러나 운동을 하지 않고 그냥 앉아 먹기만 하면 충분히 땀이 나지 않고, 밤이 되어도 열이 잘 식지 않는 것을 알 수 있다. 바로 이것이 문제인 것이다. 아침에 피부와 근육에 펼쳐진 기혈을 다 소모하면 저녁이 되면 저절로 기혈이 수렴되지만, 펼쳐진 혈과 기를 제대로 소모하지 못하면 이 기혈이 제 할 일을 잘 수행하지 못하였기 때문에 제자리로 돌아오지 않고 방황하고 있는 것이다. 간염은 간에 혈액이 울체되어 있을 때 잘 걸리고, 폐렴은 혈액이 피부 근육에 울체되어 있을 때 잘 걸리는 것이다. 여름에 장마가 져서 비가 많이 오고, 나락에 비료를 많이 사용하여 벼의 잎이 무성하면 반드시 도열병이 걸린다. 도열병은 병의 잎이 빨갛게 타는 것처럼 보이는 것이다. 질소비료를 많이 사용하여 벼에 영양이 과다한 상태에서 뿌리가 영양분을 많이 흡수하여 잎에도 영양이 풍부하고 햇볕을 많이 받아 동화작용을 많이 하면 많은 기를 벌어들여 열매가 잘 맺히겠지만, 장마로 햇볕을 받지 못하면 잎에 질소성분이 양기를 벌어들이지 못하고 울체되니까 도열병이 생기는 것이다. 사람의 혈액도 체표에 펼쳐지는 것은 가지고 있는 기를 사용해서 새로운 기를 벌어들이기 위한 것이다. 이렇게 기를 쓰고 새로운 기를 벌기 위해서는 반드시 운동이나 노동을 하여 땀을 흘려야 한다. 그런데 덥고 피곤하다고 가만히 앉아 있으니 새로운 기를 벌어들일 수가 있겠는가? 인체 내에서는 새로운 기를 벌어 오기를 기다리고 있는데 새로운 기를 벌지 못하였으므로 아침에 나온 기혈이 떳떳하게 귀가하지 못하고, 마치 노숙자들처럼 거리를 방황하고 있으니 당연히 폐렴에 걸릴 수밖에 없는 것이다. 생업이 없는 사람이 아침에 출근할 곳이 없고 저녁에 돌아갈 곳이 없듯이 뚜렷한 목표가 없이 살아가는 사람은 몸 안에 있는 기혈도 방향을 잃고 방황할 수밖에 없는 것이다. 자기의 생활 목표를 세워놓고 아침, 낮, 저녁, 밤으로 나누어 아침에 기혈을 펼치고, 낮에는 땀을 흘리고, 저녁에는 거두고, 밤에는 자는 활동을 한다면 건강에 많은 도움이 될 것이다.

감기에 걸리면 기침을 많이 하고 코가 막히는 이유는 바로 펼쳐져 있는 기혈이 밖에 있어서 먼저 병이 들어, 폐의 거두어들이는 작용을 방해하고 있기 때문이다. 기침을 하고 코가 막힌다고 무조건 기혈을 거두어들일 수는 없다. 이미 세균이 감염된 기혈을 해열진통제나 진해제 등을 사용하여 거두어들이면 감염된 기혈 즉 균 덩어리를 몸속으로 끌어들이는 것이기 때문이다. 그러면 어떻게 해야 하는가? 일단 감염이 된 기혈은 스스로 분해되어 그 안에 있는 영양물질이 없어지도록 해야 한다. 그래서 한방에서는 초기 감기에 맵고 따뜻한 약과 맵고 서늘한 약을 써서 발산을 촉진하는 것이다. 일차 기혈이 분해되어 깨끗해졌을 때 필요한 기혈을 서서히 거두어들이면 기침과 콧물이 없어질 것이다.

그리고 폐렴도 발생하지 않을 것이다. 그러나 열을 내린다는 명목하에 해열제를 자주 사용하고, 염증을 막는다고 항생제를 자주 사용하면 감염된 기혈이 분해되어 깨끗해질 기회를 잃어버리게 되는 것이다. 물론 치료를 적당히 하지 않고 방치해 두어도 폐가 제 기능을 수행하지 못해 속에 열이 울체되어 폐렴으로 발전할 가능성도 많다. 그러므로 겉으로는 발산시키는 약을 쓰고 속으로는 폐를 식히는 석고, 황금, 행인 같은 약을 써야 폐렴으로 발전하는 것을 막을 수 있는 것이다.

40. 관절염, 근육통과 감기

염증은 때와 장소를 가리지 않는다. 어디라도 세균의 먹이가 될 만한 것이 울체되어 있으면 세균이 기생하여 염증을 일으키는 것이다. 이는 감기가 발생하는 이치와 조금도 다르지 않다. 이는 바로 울체된 물질을 분해하여 원래대로 잘 순환시키기 위한 조물주의 조처인 것이다. 그러므로 우리는 우리 몸에 있는 세포나 조직이 우주의 생태 안에서 변화에 뒤떨어지지 않도록 부지런히 노력을 해야 한다. 인간사회도 마찬가지이다. 아무리 좋은 재료로 만들어진 옷이라 해도 유행이 지나가 버리거나 철이 지나면 폐기처분해야 할 물건으로 둔갑해 버리지 않는가? 사흘을 굶어 배가 고플 때 밥 한 그릇의 값어치는 엄청날 것이다. 그러나 배가 부른 사람에게 밥 한 그릇의 가치는 없다. 모든 것의 가치는 시간과 공간에 의하여 결정이 되는 것이다. 밥의 가치는 시간을 다투어 달라지지만 쌀의 가치는 그렇게 쉽게 변하지 않는다. 왜냐하면 쌀은 잘 정리된 정(精)이기 때문이다. 우리 몸도 이와 똑같다. 근육이나 관절에 있는 기는 마치 금방 먹기 쉬운 밥과 같은 것이다. 그러나 먹기 쉬워도 제때에 먹지 않으면 그 가치가 떨어지고 오래되면 상할 수밖에 없는 것이다. 근육통과 관절염이 생기는 것은 이러한 곳에 있는 기혈들이 상하기 때문이다. 그러므로 이들이 상하는 이유가 무엇인 줄 안다면 이들 병을 잘 이해할 수 있을 것이다.

먼저 왜 근육에 있는 기혈이 울체하는지를 생각하여 보자. 근육은 인간사회로 비유하면 생산을 담당하는 노동자와 같은 존재이다. 노동에 종사하기 때문에 많은 기가 필요하다. 실제 인체의 많은 기를 여기서 소모하고 있다. 이렇게 많은 기를 소모하는데 왜 기가 남아서 울체하는 현상이 생기는 것일까? 이는 마치 노동자에게 밥을 주었는데 먹지 않는 것과 같은 현상이다. 왜 노동자가 밥을 먹지 않을까? 아마 먹지 않는 것이 아니라 먹을 수 없는 경우가 대부분일 것이다. 노동자의 식성에 맞는 음식을 주어야 하는데 노동자의 식성과 반대되는 음식을 주기 때문에 먹을 수 없는 것이다. 대표적인 예로 노동자가 목이 마른데 물은 주지 않고 밥만 준다면 아무리 배가 고픈들 밥을 먹을 수 있겠는가? 반대로 밥이 필요한데 밥은 주지 않고 물만 준다면 물을 계속 먹을 수 있겠는가? 고기가 먹고 싶은데 밥만 준다면 식욕이 줄 것이고, 채식을 원하는데 고기만 준다면 잘 먹을 수가 없을 것이다. 시원한 공기를 원하는데 물만 준다면 만족할 수 있겠는가?

근육에 영양을 공급하는 것은 인체의 모든 기관의 협조에 의한 것이다. 습도(濕度)와 온도(溫度), 기도(氣度)와 영양도(營養度)를 잘 조절해서 공급해야 하는데 이러한 정도가 맞지 않으면 근육이 잘 만들어질 수가 없는 것이다. 기를 먹지 않으면 기가 울체하여 염증을 유발하므로 통증이 생기는 것이다. 물론 지나치게 노동이나 운동을 해도 통증이 생긴다. 이는 근육에 축적된 기혈이 부족한 상태에서 지나치게 기를 소모하여 근육 자체의 세포가 상한 것이므로 일정한 시간이 지나면 회복될 수 있다. 그러나 장기간에 걸쳐 발생하고 있는 신경통과 같은 근육통은 대부분 앞서 말한 습도(濕度)와 온도(溫度), 기도(氣度)와 영양도(營養度)가 잘 조절이 안 되기 때문이다. 이들을 한방적으로 간단히 말하면 바로 육기(六氣)이다. 왜 이러한 것들이 잘 조절이 되지 않는 것일까? 물론 여러 가지 원인이 있지만 이는 감기를 잘못 앓는 것과 관련이 깊다. 앞서 누차 강조하였듯이 우리가 감기를 앓는 것은 바로 육기의 작용을 바로잡기 위한 것이다. 감기가 걸리는 원인은 우리 인체 내에서 육기의 조정이 잘 안 되기 때문이므로, 감기를 앓는 것은 육기의 부조화를 해결하기 위한 비상대책 활동이라고 보면 된다. 그런데 이러한 비상대책 활동이 인체의 질서를 망가뜨리고 통증을 동반하니까, 보수성이 강한 사람들이 여기에 항생제나 진통제 같은 데모 진압제와 달콤한 당근을 던지게 되는 것이다. 이러한 것들을 우리 소비자들은 미끼인 줄도 모르고 그냥 덥석 받아먹다 보니까 스스로 자기 자신의 몸을 조절할 능력을 탈취당해 버린 것이다. 중남미 국가들이 미국 자본의 도입에 의해 일시적으로 주는 조그마한 돈을 받아먹고 살다가 미국의 속국이 되어 버린 것과 다를 바가 없다. 스스로 자기 문제를 해결할 능력을 상실하는 것이다. 그리하여 근육이나 관절에 습과 열과 담과 어혈이 차서 아프고 염증이 생기니까 또 다시 항생제, 해열진통제, 이뇨제, 혈액순환제 등을 복용하여 임시방편 식으로 해결을 하는데, 이러한 약을 먹으면 먹을수록 스스로 병을 해결할 능력은 더욱 소멸하게 되는 것이다. 즉 중남미의 국가들이 미국의 경제속국이 되는 것과 똑같은 현상이 벌어지는 것이다.

그러면 이러한 병들의 해결책은 무엇인가? 무엇보다 스스로 이러한 병들로부터 한 번 탈출해 보겠다는 본인의 의지와 의사의 지도가 필요하다. 그런데 문제는 돈이다. 이러한 치료법은 지도하는 의사의 노력이 많이 들고 환자로부터 많은 불평을 듣게 된다. 그리고 병이 나으면 환자는 스스로 나은 것으로 생각하고, 의사에게 진료비를 많이 지불하려 하지 않는다. 왜냐하면 병이 낫는 과정에서 환자가 많은 통증과 불편을 감수하였기 때문이다. 의사는 단지 환자가 병을 앓는 방법을 지도하고 간간히 필요한 처치를 간단히 시행하였기 때문에 의사에게 크게 신세를 졌다고 생각하지 않는다. 사실 이러한 치료야말로 최상의 진료이다. 환자가 크게 도움을 받았고, 의사가 자기의 생명을 살려주었다고 생각한다면 그 의료는 훌륭한 의료가 아니라 잘못된 의료인 것이다. 선행도 참된 선행은 오른손이 한 일을 왼손이 몰라야 한다고 하지 않던가? 혹자는 의학은 과학인데 무슨 뚱딴지같은 소리를 하느냐고 비아냥거릴 것이다. 이는 절대 그렇지 않다. 사람은 과학이 아니다. 사람은 감정의 동물이자 사회적 동물이라고 철학자들이 말하지 않았던가? 과학이 아닌 사람을 자꾸 과학의 틀에 집어넣고 치료를 하니 병이 나을 까닭이 있는가?

통증과 불편이라는 것은 사실 감기를 잘 견디는 것이다. 다시 감기를 앓게 되면 아프고 가렵고 열이 나고 콧물이 나오고 땀이 나고 기운이 떨어지고 하는 등의 여러 가지 증상이 나타난다. 적당한 치료를 병행하지 않으면 이러한 증상들을 감내하기 힘든 경우도 있다. 여하튼 용한 한의사를 찾아가 치료를 받으면서 운동을 적당히 하고 소식과 채식을 하면 아마 극복할 수 있을 것이다. 옛날에는 먹을 것이 부족하고 노동이 많아서 병이 많이 생겼지만 현대는 많이 먹고 일을 적게 하므로 기가 축적되어 생기는 병이 많다. 또한 물을 많이 먹어야 한다고 주장하는 의료인들이 많은데, 물론 건강한 사람이 물을 많이 먹는 것은 좋다. 그러나 건강하지도 않은 사람이 억지로 물을 많이 먹는 것은 바람직하지 않다. 소식을 하고 운동을 많이 해서 물이 많이 먹히도록 노력하는 것이 가장 바람직한 일이다. 이렇게 하면 자연히 근육이나 관절에 있는 노폐물이 빠져나가 신경통이 없어질 것이다. 그냥 하루아침에 씻은 듯이 신경통이 낫는 방법은 없다는 것을 명심해야 할 것이다. 옛날에는 풍한(風寒), 즉 찬바람과 습기가 울체되어 생기는 신경통이 많았지만, 최근에는 오히려 열이 습과 결합해서 일으키는 신경통이 많다. 그러므로 예전처럼 강활이나 독활 같은 풍습을 치료하는 맵고 따뜻한 약을 쓰기보다는 방기, 활석 같은 차가우면서 습기를 제거하는 약을 많이 사용해야 한다.

41. 디스크병과 감기

요통과 목병으로 고생하는 사람들이 너무나 많다. 그 때문에 수술을 하는 사람도 많지만 수술을 한다고 다 낫는 것이 아니다. 왜냐하면 디스크 병이 꼭 척추관절에서만 생기는 병이 아니기 때문이다. 코의 병이 코에서 생기는 것이 아니라 폐, 간, 위, 소장, 대장과 관련이 많이 있듯이 디스크의 병도 인체의 장기나 경락과 밀접한 관련이 있다. 특히 척추는 인체의 중심이 되는 기둥과 같은 것이므로 여기에는 인체의 모든 근육이 직간접적으로 연결이 되어 있다. 연결이 되어 있는 근육들이 탄력 있고 서로 균형이 잘 잡혀 있어야 하는데 어떤 근육은 늘어지고 어떤 근육은 오그라들어 척추가 똑바로 서 있지 못하기 때문에 추간판이 삐져나와 신경을 눌러서 요각통이나 비통(臂痛 : 팔이 저리고 아픈 것)이 생기는 것이다. 척추에 직접적으로 연결되어 있는 근육은 한방적으로 보면 소양경근, 양명경근, 태양경근이다. 즉 삼양경의 경근(經筋 : 경맥에 속해 있어 경맥의 지배를 받는 근육)들이 주로 척추에 연결되어 있다. 물론 음경의 경근도 간접적으로 연결이 되어 있다. 디스크 병이 오는 이유는 이 삼음삼양경의 경근들이 오그라들거나 늘어지기 때문에 생기는 경우가 대부분이라고 보면 된다. 우리가 환자들의 다리를 경락을 따라 순경진단을 해보면 위경의 근육에 압통이 있는 사람, 소양담경에 압통이 있는 사람, 궐음간경과 태음비경에 압통이 있는 사람, 태양방광경에 압통이 있는 사람 등 여러 가지 경우가 있다. 이러한 경락에 압통이 있는 사람들은 그 경락의 경근들이 이미 병을 앓고 있음을 의미한다. 그러므로 경근에 습기와 열기가 많으면 근육이 늘어지고, 습기만 많아도 늘어지며, 힘이 없고 메마르면 근육이 오그라들고 메마르면서 열이 있어도 오그라들 가능성이 많고, 메마르면서 차가워도 오그라들 가능성이 많은 것이다. 또한 메마르면 근육의 탄력성이 떨어지니까 심하면 근육이 파열될 가능성도 많게 된다. 이렇게 되면 척추를 당기고 있는 근육에 힘의 불균형이 발생하여 척추가 한쪽으로 휘거나 뒤틀리게 된다. 그러면 자연히 척추의 마디 사이에 있는 물렁뼈가 삐져나올 수밖에 없다. 물론 근육의 탄력성에 전혀 문제가 없는데도 지나치게 노동을 하면 이러한 현상이 생길 수 있겠지만 대개 근육의 탄력성에 문제가 있을 때 자세가 바르지 못하여 발생하는 것이 원칙이다. 특히 어린이들이라면 모두 자세보다는 근육에 이상이 생겨 척추가 휘거나 뒤틀린다고 보아야 한다.

그러면 이렇게 근육의 탄력성이 망가지는 것을 막는 방법은 무엇인가? 근육은 나무의 줄기와 같다. 나무의 줄기에 영양분과 진액을 공급하는 길은 두 가지가 있다. 첫째는 뿌리에서 영양분을 흡수하여 공급하는 것이고 둘째는 잎에서 벌어들인 기를 줄기에 공급하는 것이다. 이 두 가지를 원활하게 하기 위해서는 어떻게 해야 하는가? 첫째 사람의 뿌리는 장에 있다. 장을 튼튼히 하기 위해서는 어떻게 해야 하는가? 첫째 소식을 해야 한다. 장에 영양분이 과다하면 뿌리가 발달할 까닭이 없다. 장에 영양분이 약간 모자란 듯해야 뿌리가 잘 발달하는 것이다. 둘째는 배수가 잘 되는 땅이라야 뿌리가 발달하듯이 사람의 장속에도 배수가 잘되어야 한다. 배수가 잘 되려면 운동을 많이 해야 한다. 운동을 많이 해야 장의 운동도 활발해지고 수분의 흡수가 잘되어 물갈이와 배수가 잘 이루어지는 것이다. 셋째는 채식을 많이 해서 세균의 번식을 도와야 한다. 나무의 뿌리가 부식토에서 영양분을 흡수하듯이 사람의 장도 세균에 의하여 부숙된 음식물에서 영양분을 흡수한다. 그러므로 땅에 미생물이 많아야 하듯이 장내에도 미생물인 세균이 번성하여야 하는데, 장내 미생물은 고기보다 채소를 좋아한다. 넷째 아예 발효식품을 많이 먹는 것도 좋은 방법이다. 장내 세균이 번성하는 사람은 발효식품을 먹지 않아도 되지만 장내에 미생물의 세력이 약한 사람은 소화력이 떨어지므로 아예 발효식품을 많이 먹는 것도 좋다. 특히 암이나 중풍, 당뇨, 비만 같은 성인병에 걸린 사람은 이미 장이 약한 사람들이니 반드시 발효식품을 많이 먹는 것이 좋다.

장이 좋아지면 다음으로는 나무의 잎에 해당하는 피모를 튼튼히 해야 한다. 어떻게 해야 피모를 튼튼히 할 수 있는가? 피모(살갗)가 튼튼해야 양기를 많이 벌어들여 근육이 강해지고 뼈도 튼튼해진다. 우리가 논에 가보면 잎이 지나치게 어둡고 큰 벼를 가끔 볼 수 있다. 질소질 비료를 지나치게 많이 쓴다든지 퇴비를 지나치게 많이 사용하면 이러한 현상이 가끔 생긴다. 이러한 벼는 겉으로 보기에는 매우 무성하지만 대체로 열매가 열리지 않거나 열려도 잘 익지를 않는다. 왜냐하면 잎이 제가 할 일을 하지 않기 때문이다. 잎이 뿌리에서 수분을 흡수하고 태양광을 받아 탄소 동화작용을 해야 열매가 열리는데, 뿌리에서 이미 많은 영양분을 흡수하여 잎에 영양분이 많으면 다시 잎이 동화작용을 할 이유가 없는 것이다. 이는 배가 부른 고양이가 쥐를 잡지 않는 것과 같은 현상이다. 사람의 살갗도 마찬가지이다. 많이 먹고 운동과 노동을 하지 않아 살갗에 영양분이 풍부하다면 살갗이 다시 잎처럼 동화작용을 할 까닭이 없는 것이다. 사람이 먹어서 영양물질이 있다 하여도 이것만 가지고는 근육의 탄력성를 유지할 수 없다. 먹은 영양분을 사용하고 다시 기를 합성하여야 근육에서 탄력성이 생기는 것이다. 역도선수가 많이 먹기만 한다고 힘이 생기는 것은 아니다. 먹고 부단히 운동을 해야 힘이 생기는 것과 마찬가지인 것이다. 먹고 운동을 하면 살갗에 있는 영양분이 소모되어 없어지면서 색이 맑아지고 청순한 정기가 생겨나는 것이다. 이 정기가 근육이나 뼈 속에 저장되어야 이른바 정력이라는 것이 나오는 것이다. 그냥 근육이나 살갗에 영양물질이 축적되면 몸이 무거워져 더울 때는 더위를 많이 타고 추울 때는 추위를 많이 타며, 조금만 때를 지나면 허기가 나고 운동이나 일을 조금만 해도 헉헉대면서 땀만 비오듯이 흘리게 된다. 이는 모두 별 쓸모가 없는 영양물질을 잔뜩 가지고 있기 때문이다. 그러나 운동을 많이 해 이 물질을 태워서 정기가 다시 합성이 되고 정이 충만해지면 추위나 더위를 타지 않고, 한동안 굶어도 견딜 수 있으며, 몸이 가벼워지고 병을 앓지 않게 된다. 물론 근육도 탄탄하고 뼈도 단단해진다. 앞에서 누차 말하였듯이 감기는 영양물질이 적체될 때 이를 청소하려고 바이러스가 침입한다고 하였다. 그러므로 감기를 잘 앓으면 적체되었던 영양물질이 분해되어 정기가 생길 수 있다. 그런데 사람들은 감기를 원수처럼 여기고 항생제와 해열진통제를 많이 복용하여 정기가 생길 수 있는 길을 막아 버리니 근육이 탄력성을 회복할 수 있겠는가? 아무리 좋은 약을 쓴다고 해도 근육이 어떻게 건강해지겠는가? 그러므로 상당한 시간을 가지고 노력을 해야 한다. 즉 우리가 암 같은 죽을병에 걸렸을 때 직장도 버리고 산속에 가 깨끗한 물과 공기 속에서 유기농 채소와 곡식을 먹고 살 때 암이 낫듯이 디스크도 이와 같이 생활을 해야만 나을 수 있다. 단순히 허리만 나을 수 있는 방법은 없다. 물론 임시방편 식으로 통증을 완화할 조치는 있겠지만 이는 근본적인 해결책은 아니다. 반드시 근육을 치료해야 하고, 근육을 치료하기 위해서는 반드시 장과 살갗을 치료해야 병이 낫는다.

42. 편도선염과 감기

서양의학에 의하면 편도선이란 후두의 상피세포에 림프 세포가 모인 것이다. 백혈구의 일종인 림프는 인체에서 면역활동을 하는 것으로 알려져 있다. 한방적으로 백혈구와 림프구를 보면 어떠한가? 백혈구나 적혈구나 모두 혈의 구성성분이다. 백혈구와 적혈구는 그 태생이 다르지만 상대적으로 보면 적혈구는 아직 젊고 어린 혈구이며, 백혈구는 나이가 들어 노련한 혈구라고 보면 될 것이다. 즉 오행적으로 본다면 적혈구는 간이나 심장과 가까운 혈구이고, 백혈구는 폐와 신장과 가까운 혈구이다. 그러므로 임상에서 적혈구에 병이 생기면 간이나 심장의 병변으로 보고 치료를 하고, 백혈구에 병변이 생기면 폐나 신장의 병변으로 보고 치료를 한다. 편도선염은 백혈구의 일종인 림프의 병이다. 그러므로 마땅히 폐나 신장의 병으로 보고 치료를 해야 한다. 실제 한방 임상에서 편도선의 염증을 치료할 때 신(腎)의 상화(相火)를 내리고 폐(肺)의 풍열(風熱)을 사하는 치료를 많이 하고 있음을 볼 수 있다. 또한 체질적으로 보더라도 신수(腎水)가 부족하여 상화(相火)가 동하고, 폐가 조(燥)하기 쉬운 소양인에게서 편도선염이 잘 나타나는 것으로 보아 편도염이 폐와 신의 병임을 잘 알 수 있다. 그러나 실제 임상에서 간의 화가 성하여 편도선이 붓는 사람도 있다. 이는 간의 혈분에 잠복한 열이 폐와 신장까지 영향을 미치고 있는 것으로 보아야 한다.

실제 임상에서 보면 감기만 걸렸다 하면 편도가 부으면서 고열이 나는 사람이 있는 것을 볼 수 있다. 이러한 사람들은 대체로 폐와 신에만 문제가 있는 것이 아니다. 이것은 편도선염이 걸렸을 때 병을 제대로 치료하지 않고 임시방편으로 열을 내려 열이 깊이 잠복한 경우이다. 폐는 기분이므로 사기가 그리 오랫동안 잠복하지 않는다. 사기가 오랫동안 잠복하는 곳은 대개 혈분이다. 이러한 사람들은 혈이 많은 간이나 심장에 열이 잠복한 경우가 대부분이다. 마땅히 폐의 열을 내릴 뿐만 아니라 간이나 심장의 혈분에 잠복하고 있는 열을 빼내야 근본적으로 편도선염이 치료될 수 있다. 그리고 아울러 신수(腎水)를 보하면 다시 재발하는 것도 어느 정도 막을 수 있을 것이다.

그러면 왜 소양인 체질이 편도염에 잘 걸리는가? 열이 많은 사람은 임파선염이나 폐결핵도 잘 걸린다. 인체는 항상 기가 순환되어야 한다. 적혈구와 백혈구는 서로 순환의 관계에 있다고 보아야 한다. 즉 적혈구는 백혈구가 되고 백혈구는 적혈구가 되어야 하는 것이다. 물론 적혈구가 직접 백혈구가 되는 것은 아니지만 적혈구가 하는 일이 백혈구의 생성을 돕고, 마찬가지로 백혈구가 하는 일이 적혈구의 생성을 도와야 한다는 것이다. 사회에서 일차산업은 이차산업을 돕고 이차산업은 간접적으로 일차산업을 돕는 것과 마찬가지인 것이다. 그런데 서로 돕는 것이 평형을 이루지 못하고 한쪽으로 치우치면 병이 발생하는 것이다. 적혈구는 생성이 잘 안 되는데 백혈구의 생성이 과도하면 병이 발생하는 것이다. 즉 음양의 조화가 깨진 것이다. 물론 이렇게 백혈구가 많이 생성된 것은 그 까닭이 있다. 체내환경에 습기가 모자라 양기가 성하여 건조해지면서 열한 상황이 발생한 것이다. 즉 청명하고 비가 오지 않는 가을의 날씨처럼 몸 안의 상태가 변하면 적혈구는 생성이 어렵고 백혈구가 생성되기 알맞은 환경이 형성되는 것이다. 그러면 자연히 백혈구 계통의 임파구나 림프구 등이 많아진다고 볼 수 있다. 이러한 환경은 주로 감기에 의하여 형성된다. 특히 소양인 체질이 감기에 걸리면 곧 이러한 환경이 몸 안에 형성되는 것이다. 그러므로 편도선염을 예방하려면 이러한 환경을 만들어 주지 말아야 하고, 치료를 하려면 빨리 건조하고 열한 환경을 없애야 한다. 실제 편도선염을 치료하는 약으로는 연교, 판남근, 백강잠, 마발, 우방자, 현삼, 길경, 박하, 천화분, 노근 등을 많이 쓰는데 이들은 열을 없애고 진액을 보하는 약들이다. 이러한 약들로 마르고 열한 환경을 없애면 독한 항생제를 쓰지 않아도 쉽게 편도선염이 가라앉는다. 그리고 혈분에 열이 있으면 열까지 사하고 음식과 생활을 조절하면 재발도 어느 정도 막을 수 있다.

서양의학에서는 편도를 잘라내는 치료를 하고 있는데 이는 옳지 못하다고 본다. 편도가 어떠한 역할을 수행하고 있는지 잘은 모르지만 인체에 어찌 불필요한 존재가 있을 수 있겠는가? 반드시 편도가 중요한 역할을 수행하고 있으리라고 본다. 단순히 치료하기 곤란하다고 잘라내는 것은 무책임하기 그지없는 행위이다.

43. 중이염과 감기

한방에서는 중이염을 신장의 병으로 보고 있다. 귀와 신장은 아주 멀리 떨어져 있는데 왜 한방에서는 중이염을 신장의 병으로 보고 있는가? 귀에 흐르고 있는 진액을 주로 뼈 속을 흐르고 있는 골수와 같은 종류로 보기 때문이다. 눈의 병을 간의 병으로 보는 것은 눈에 흐르는 진액이 간에 흐르는 혈액이나 진액과 같은 종류에 속한다고 보는 것과 같다. 사물을 볼 때는 진액에 물기가 많아야 한다. 그래야 물거울처럼 상을 잘 비출 수 있는 것이다. 그러나 귀는 소리를 듣는 곳이므로 진액이 물기가 많으면 안 되고 같은 진액이라도 뼈처럼 단단해야 하기 때문에 뼈 속을 흐르는 진액과 같아야 한다. 그러므로 뼈 속을 흐르는 진액은 같은 진액이라 할지라도 습기가 적고 단단하여 뼈 속을 흐르는 골수와 성질이 같은 종류이다. 그러므로 신장에 열이 있으면 이 열이 같은 종류인 귀 속의 진액으로 전달될 가능성이 많다. 그래서 신장에 열이 있으면 곧장 귀에 중이염이 발생하는 것이다. 중이염을 일으키는 세균은 아마 골수와 같이 단단한 진액을 좋아하는 균일 것이다. 사람과 동물이 각각 좋아하는 식품이 있듯이 세균들도 종류에 따라서 좋아하는 환경과 배지(培地)가 있는 것이다. 중이염이 발생하는 원인은 무엇일까? 뼈 속을 흐르는 진액은 메마르고 뜨겁지 않아야 한다. 가을에 추수를 하여 벼나 콩을 보관할 때는 잘 말려서 수분의 농도를 낮추고 시원한 곳에 보관한다. 그래야 충이 생기지 않고 오래 보관할 수 있다. 뼈 속을 흐르는 진액도 이미 추수한 벼와 성질이 같아야 한다. 그러므로 마땅히 건조하고 차가워야 한다. 실제 추곡인 벼를 수매할 때 검사관이 집중적으로 보는 것이 첫째는 수분의 농도이고 둘째는 벼의 충실성과 색깔이다. 색깔이 노랗게 되어 있어야 벼가 잘 익어 기가 충실히 성숙한 것이고, 벼가 통통해야 기가 충분히 들어있는 것이다. 이렇게 충실한 벼는 오래 보관하여도 잘 상하지 않는다. 그러나 색이 검거나 푸르면서 충실하지 않으면 쉽게 상할 수밖에 없다. 뼈 속을 흐르는 진액도 마찬가지이다. 첫째 진액 속에 쓸모없는 수분이 없어야 한다. 뼈 속으로 진액이 들어오기 전에 폐의 발산작용으로 충분히 수분을 건조하면 진액 속에 수분이 남지 않는다. 진액 속에 수분이 있다는 것은 폐에서 수분을 발산시키는 일이 제대로 이루어지지 않고 있다는 뜻이다. 둘째로는 뼈의 진액 속에 있는 기가 잘 저장이 되지 않고 그냥 노출되어 있다는 것이다. 그러므로 차가워야 할 진액이 기가 밖에 나와 있기 때문에 뜨겁다는 것이다. 그러므로 언제든지 세균의 침입을 받을 수밖에 없다. 물론 이러한 문제는 꼭 신장만의 문제가 아니다. 앞에서 말하였듯이 폐, 심장, 간담, 비위 등의 작용과도 밀접하게 연관되어 있다. 의료인들이 흔히 코가 막히면 중이염이 온다고 하는 말은 첫 번째에 해당하는 말이다. 즉 폐가 수분을 발산시키지 못하기 때문에 뼈 속의 진액에 습기가 과도하여 세균의 침습을 받는다. 또한 벼가 습하면 수매를 잘 해주지 않듯이, 진액이 습하면 이 진액을 뼈가 잘 받아서 갈무리하지 않기 때문에 염증이 쉽게 발생할 수밖에 없고 또 발생해야 한다. 진액에 기가 충실하지 못한 경우는 간담, 심장이나 비장과 위 등의 작용에 문제가 있어서 기를 잘 성숙시키지 못하였기 때문이다. 비록 중이염만 발생하였다 할지라도 진찰을 잘 해보면 이러한 장기의 작용에 문제가 있는 것을 발견할 수 있다. 즉 폐에 풍열이 있다든지, 심장에 습열이 울체되어 있다든지 간담에 풍열이 있다든지, 아니면 습열이 있다든지, 비위에 습담이 있거나 혹은 비위가 허하다든지 하는 병증을 찾아낼 수 있다. 이러한 병증을 먼저 제거하면 중이염은 스스로 낫게 되어 있는 것이다. 임상에서 보면 장기의 이러한 문제를 제거하면 반드시 감기처럼 열이 나고 콧물이 나고 기침을 하는 등의 감기증상이 나타난다. 지금까지 잠복하였던 감기가 밖으로 나오면서 염증이 신속히 진행되는 것이다. 그러면 중이염도 곪아서 진행이 된다. 혹자는 어떻게 감기에 걸리는 것이 중이염이 낫는 것이냐고 반문할지 모르지만 병은 항상 진행이 되어야 낫는 것이다. 염증이 진행되어야 병이 낫고 감기가 진행되어야 병이 낫는다는 사실을 명심해야 한다. 앞에서 말한 간담의 풍열이나 습열, 심장의 습열, 비위의 습열이 모두 감기를 잘 앓지 못하여 잠복하고 있는 것들이다. 이러한 것들을 제거하려면 다시 감기를 앓는 방법밖에 없는 것이다. 감기는 우리 몸속에 정체되어 있는 것들을 분해하여 다시 원활하게 순환하는 사이클로 집어넣는 일을 하는 것일 뿐이다.

44. 뇌염과 감기

뇌는 인체의 정(精)이 가장 많이 저장되어 있는 곳이다. 사회로 말하면 은행과 같은 곳이다. 즉 우리가 경제활동을 하여 벌어들인 돈을 은행에 맡겨두었다가 필요할 때 꺼내어 쓰듯이 뇌도 우리가 벌어들인 기를 잘 정리하여 정으로 만들어 보관하는 곳이다. 하루 중에서도 우리가 잠이 들면 정기가 뇌 속으로 들어가기 때문에 뇌는 어느 정도 활동을 계속하지만 우리의 근육은 늘어져서 움직이지 않는다. 밤에 우리가 꿈을 꾸는 것도 뇌가 어느 정도 활동을 하고 있다는 증거이다. 그러다가 아침이 되면 뇌에서 정기가 본격적으로 활동하면서 뇌의 정기가 경락을 따라 근육으로 퍼지니까 눈으로 보고 귀로 듣고 맛을 보고, 피부의 감각이 생기고 근육이 잘 움직일 수 있는 것이다. 뇌는 원래 깨끗한 정기만 모이는 곳으로 여간해서 염증이 생기는 곳이 아니다. 그러나 뇌에 저장되는 정기도 결국은 경락과 오장육부에서 만들어지는 것이므로, 이러한 장기와 조직에 문제가 있으면 뇌에 저장되는 정기가 충실하지 못해 염증이 생길 수밖에 없는 것이다. IMF로 금융위기가 생긴 것도 은행에만 문제가 있었던 것이 아니라 결국은 기업의 부실이 금융의 위기를 가져온 것이다. 일본의 불황도 금융문제였지만 결국은 부동산의 거품 현상으로 인해 발생한 문제였다. 기업이 부실하고 사회가 불안하면 안전하다고 생각되는 은행도 도산을 할 수 있듯이, 사람의 뇌도 단단한 뼈로 둘러싸여 있어 안전하기는 하지만 절대 안전한 것은 아니다.

머리가 아픈 것은 모두 뇌에 이상이 생기기 때문이다. 가령 감기에 걸리거나 식상(食傷)이 생기면 제일 먼저 두통이 오는 것이 일반적이다. 그만큼 뇌는 우리 신체의 각 부분과 밀접하게 연관되어 있다. 서양의학에서도 뇌에서 나오는 신경이 전신의 각 부분과 모두 연락되어 있고 뇌를 흐르는 혈액이 전신을 흐르는 혈액과 같은 종류의 것이라는 것을 잘 알고 있다. 그러나 막상 질병의 치료에 들어가면 양의사들은 뇌가 인체 각 부분과 아무런 상관이 없다는 듯이 오직 뇌 자체만을 가지고 병을 치료하려 한다. 약을 쓰는 것은 그렇다 하더라도 심지어 뇌를 열고 수술을 감행하는 경우가 많다. 이는 서양의학의 병리론에 많은 모순이 있기 때문이다. 비록 뇌의 병이지만 장이나 간이나 심장이나 경락을 치료하여 뇌를 치료할 수 있는 병리론과 진단치료가 개발되지 못하고 있는 것이다. 우리 한방은 그렇지 않다. 비록 뇌의 병이지만 대장, 소장이나 심장, 폐, 경락을 다스려 뇌를 치료할 수 있는 치료기술이 개발되어 있다. 앞에서 말하였듯이 뇌에는 장부와 경락의 활동으로 만들어진 정이 저장되는 곳인데 정이 부실해지면 두통이 발생하거나 뇌에 염증이 발생하는 것이다. 즉 과일이 벌레가 먹거나 썩는 것은 과일만의 문제가 아니라 뿌리가 썩었거나 잎이 썩었기 때문인 경우가 많다. 사람의 장에 습기가 많거나 열이 많아지면 정(精)에도 습과 열이 많아진다. 이러한 정이 뇌에 저장되면 뇌 안에 습과 열이 많아져 염증이 유발되고 그렇지 않으면 뇌 속의 기의 흐름을 방해하여 간질 같은 뇌질환을 유발하게 된다. 반대로 심장과 폐가 메마르고 열이 많아지면 정도 메마르고 열이 많아져, 뇌에 저장이 되면 뇌도 메마르면서 열이 나므로 두통이 생기고 염증이 발생하며 심하면 뇌의 정기의 흐름에 영향을 미치어 경기나 정신이상이 발생하는 것이다. 경락과 장부가 활동이 왕성해야 충실한 정이 생기는데 활동이 활발하지 않으면 설익은 정이 생긴다. 이러한 정이 뇌에 저장되면 얼마 가지 않아 정이 망가지므로 염증이 생기고 두통이 발생하는 것이다. 이러한 고약한 질병이 분명히 뇌 속에 있지만 뇌 밖의 정을 생산하는 오장육부와 경락을 다스려서 뇌 속의 질병을 치료할 수 있다는 것이다.

이러한 것들은 감기와 어떠한 상관관계가 있는가? 오장육부와 경락이 제 기능을 충분히 수행할 능력을 상실하는 이유는 대체로 감기를 잘 앓지 못하기 때문이다. 감기는 오장육부와 경락, 인체조직을 제대로 활동하게 하려는 역할을 하는데 이를 억지로 누르고 막고 있기 때문에 감기가 제 역할을 잘 수행하지 못하고 인체도 기능을 충분히 수행할 수 없게 되는 것이다. 물론 모든 뇌의 병이 감기 때문만은 아니다. 외상, 식상 등으로도 문제가 생기지만 감기가 원인이 되는 경우가 매우 많다는 것이다. 특히 요즈음 조금만 열이 나도 해열진통제를 많이 복용하는 경우가 많은데, 해열제는 열을 겉으로만 내리게 하고 실은 열을 자꾸 속에다 축적시켜 심장이나 뇌로 들어가게 하는 경우가 많다. 심장으로 들어가면 불면과 함께 흉민 증상이 나타나지만 뇌로 들어가면 불면이나 천면, 다몽 등으로 수면장애가 심해지고 아울러 두통을 수반하게 된다. 심하면 뇌종양을 일으키기 쉽다. 또한 항생제와 같이 차가운 약을 많이 복용하면 위장에 장애를 일으켜 몸속에 습담(濕痰)이 많이 생긴다. 이 습담은 간질의 원인이 되는 경우가 많다. 뇌는 인체에서 중요한 기관이므로 질병을 예방하는 장치도 잘 되어 있다. 그러나 일단 병이 들면 그만큼 치료도 어렵다는 사실을 잊어서는 안 된다. 우선 편하겠다고 진통제나 해열진통제 및 항생제를 함부로 복용하는 것은 반드시 뇌에 병을 일으키기 쉽다는 것을 유념해야 할 것이다.

45. 척추측만증과 감기

디스크 질환을 말하니까 천추측만증을 질문하는 사람이 있어 다시 한번 생각하여 보기로 한다. 크게 보면 이 두 가지 병은 모두 근육의 탄력성이 소실된 질환이다. 그러나 측만증은 아직 근육에만 병이 있고 관절에는 병변이 나타나지 않은 차이가 있다. 자세히 생각하여 보면 등의 척추양측에 볼록하게 나온 큰 근육은 병이 들었지만, 바로 척추에 붙어서 관절을 보호하고 척추를 연결하고 있는 인대와 같은 속 근육은 병이 들지 않은 것이 측만증이고, 디스크는 속 근육까지 병이 들어버린 것이다. 한방적으로 말한다면 복부를 지나는 큰 근육인 족양명근과 족소양근, 그리고 배부를 지나는 족태양방광의 외측근이 병든 것이 척추측만증이고, 복부의 정중선의 바로 옆을 지나는 족소음근과 배부의 척추의 바로 옆을 지나는 족태양방광의 내측근까지 병이 든 것이 바로 디스크질환이다.

나무를 보면 어릴 때는 아주 유연한 것을 볼 수 있다. 아이들도 어른에 비해 얼마나 몸이 유연한가? 특이 유아들을 보면 거의 뼈가 없는 것 같다. 아직 몸집이 작고 근육의 탄력성이 뛰어나기 때문에 뼈가 없어도 생활에 아무런 지장을 받지 않기 때문에 뼈가 아직 생성되지 않은 것이다. 근육에 탄력성이 좋다는 것은 근육이 마치 바람이 잔뜩 들어있는 공처럼 탄탄하다는 것을 의미한다. 아이들의 근육은 무른 것 같지만 하나하나 살펴보면 탄탄하다는 것을 알 수 있다. 노인들의 살은 단단해 보이지만 하나하나 살펴보면 기가 빠져 있다는 것을 볼 수 있다. 물론 아이들의 근육은 기가 잘 차오르기도 하고 또한 잘 배출되기도 한다. 그렇기 때문에 신축성이 뛰어난 것이다. 대체로 측만증의 증상을 보면 사춘기에 증상이 많이 나타나는 것으로 되어 있다. 이는 측만증이 사춘기에 발생한다는 것이 아니라 잠복되어 있던 현상이 갑자기 성장속도가 빨라지면서 눈에 잘 뜨이는 것일 뿐이다. 왜 좌우, 또는 전후 근육의 신축성에 차이가 나는 것일까? 좌우는 한방에서 기혈로 본다. 장부로는 우측은 폐와 대장, 비와 위, 삼초(三焦 : 수분대사를 하면서 인체의 양기를 조절함)와 명문(命門 : 자동차엔진의 플라그처럼 양기를 발생시키는 곳)이고, 심장과 소장, 간과 담낭, 신장과 방광은 왼쪽이다. 감기나 소화불량에 걸릴 때 우측에 걸리면 폐와 대장, 비와 위, 삼초와 명문 등의 기능이 원활하지 못하다. 이렇게 우측장기가 원활하지 못하면 근육도 우측 근육의 신축성이 떨어진다. 만약에 한방적으로 아직 원기가 실하고 나쁜 사기가 있으면 근육의 긴장도가 강해져서, 오른쪽이 병이 들어도 도리어 오른쪽으로 근육이 당기어 오른쪽으로 측만증이 생기게 된다. 그리고 병이 오래되어 원기가 떨어지면 오른쪽의 근육이 약하고 늘어져 오른쪽이 약해지므로 왼쪽으로 기울게 된다. 좌측 장기가 병이 들 때도 마찬가지이다. 또 한 가지 알아야 할 것은 심장과 폐는 상초(上焦)에 있고 간과 담, 비와 위는 중초(中焦)에 있으며 신장과 방광, 삼초와 명문, 소장과 대장은 하초(下焦)에 있으므로, 상초에 병이 들면 목이나 어깨에서 측만증이 나타나고 중초는 등에서 하초는 허리부근에서 많이 나타난다. 물론 상초병이 중초와 하초에 영향을 미치고 하초병이 상초와 중초에 영향을 미치는 등 서로 복잡하게 얽혀 있다는 사실을 감안하여 변증을 해야 한다.

대체로 병은 우선 위(衛)와 기(氣)에 병이 들고 이 병이 오래가면 영(營)과 혈(血)로 들어가므로 초기의 병은 우측에서 시작하는 경우가 많고, 오래되면 좌측으로 병이 들어가는 것이다. 또 한 가지는 초기에는 위의 상초가 병이 잘 듣고 오래되면 병이 밑으로 내려간다는 점도 아울러 참고해야 한다. 물론 사기의 종류에 따른 근육의 신축성 문제는 디스크 항을 참고하기 바란다.

46. 두통과 감기

인류가 가장 많이 앓고 있는 증상이 아마 두통일 것이다. 왜냐하면 두통은 감기는 물론 음식상(飮食傷), 칠정상(七情傷)에 모두 나타나는 증상이기 때문이다. 여기서는 감기로 인한 두통을 주로 생각하여 보기로 하자. 앞에서 머리는 정이 모이는 곳으로 식물의 열매와 같은 곳이라 하였다. 사람이 사는 목적은 여러 가지가 있지만, 식물적인 면에서 본다면 머리에 정을 많이 저장하려는 것이 그 목적이다. 그러다 보니까 인체에서 일어나고 있는 모든 생리활동의 최종목적지가 머리가 되고 있는 것이다. 바꾸어 말하면 인체의 모든 기관의 활동은 뇌와는 떼려야 뗄 수 없는 관계에 있는 것이다. 과일이 비록 나무의 잎과 뿌리에서 벌어들인 기가 모이는 곳이지만 과일 자체에서도 또한 목화토금수의 변화가 일어나고 있다. 과일이 여름에 열리면 푸르다가 점차 자라서 녹음이 생기고 나중에는 노랗게 또는 붉게 익는다. 사람의 뇌도 마찬가지이다. 비록 정이 모이는 곳이지만 자체적으로는 역시 오행운동을 하고 있는 것이다. 과일이 환경이 나쁘면 물크러지거나, 말라비틀어지거나, 벌레가 먹거나, 썩어버리듯이 우리의 뇌도 과일이 병을 앓듯이 여러 가지 질병을 앓게 되어 있다. 몸에서 기혈의 순환이 잘 되고 있지 않기 때문에 뇌에서도 역시 기의 소통이 잘 이루어지지 않아서 두통이 오는 것이다. 이러한 상황에 진통제를 먹어서 두통을 완화시키면 결국 기혈이 소통되지 않는 원인을 감추는 결과밖에 되지 않는다.

감기에 걸리면 제일 많이 아픈 두통이 후두통과 편두통이다. 그 중에서도 제일 아픈 부분이 뒷머리이고 제일 적은 것이 앞머리이다. 편두통은 감기가 간과 쓸개, 심포와 삼초 쪽으로 들어가 머무르고 있을 때 생기는 것이다. 물론 폐나 위쪽으로 들어와 있는 감기도 많은데 이때는 대부분 두통이 심하지 않은 경우가 많다. 앞머리는 주로 먹고 체하였을 경우에 많이 나타난다. 뒷머리는 아직 감기 기운이 겉에 남아 있을 때 많이 나타나고 태양인의 경우 방광과 소장에 열이 들어갔을 때에도 자주 나타난다. 물론 고혈압에서도 이러한 현상이 잘 나타난다. 인체의 구조를 보면 앞쪽은 말초혈관이 많이 분포되어 있는 곳으로 나뭇잎에 비유하면 울타리 조직에 해당한다. 즉 나뭇잎이 태양의 빛을 받아 탄소동화작용을 하는 것과 유사하다. 즉 사람의 앞면은 나뭇잎의 앞면처럼 기를 벌어들이는 음식물의 소화작용을 담당하는 장부의 경락이 많이 흐르고 있다. 등 쪽은 나뭇잎의 뒷면으로 갯솜조직으로 이루어진 부분과 유사하다. 나무의 뒷면이 김내기와 호흡을 담당하고 있듯이 사람의 뒷면도 영양물질을 태워서 이화(異化)시키기 위하여 호흡과 김내기와 유사한 땀내기를 많이 한다. 앞면과 뒷면 사이의 나뭇잎 속에는 물관과 체관이 많이 분포하여 앞면과 뒷면이 서로 도와 활동을 할 수 있도록 돕듯이, 사람도 앞과 뒤의 중간에 혈액의 수송과 수분의 대사를 담당하여 중간 역할을 하는 장부의 경락이 분포되어 있다.

몸통뿐만이 아니라 뇌도 이렇게 구조가 되어 있다. 앞쪽에는 소화기와 관련된 뇌의 신경과 정기가 많이 분포되어 있고, 뒤쪽에는 호흡을 하여 기를 발생시키거나 노폐물을 발산하는 정과 신경이 많이 분포되어 있다. 또한 중간에는 기혈의 소통을 담당하는 신경과 정이 분포되어 있다. 우리가 자세히 관찰하지 못하기 때문에 뇌와 우리 몸이 어떻게 얽혀 있는지를 자세히 알 수는 없겠지만, 아마 우리 몸의 축소판으로 생각하면 될 것이다. 그러므로 머리가 아프다고 단지 머릿속만 생각하지 말고 전신의 상태를 세밀하게 살펴서 그 원인을 찾아내야 한다. 그래야 두통을 근본적으로 치료할 수 있다. 즉 뒷머리가 아프면 감기의 초기증상을 의심하고, 나이가 많거나 평소 혈압이 높으면 고혈압이나 중풍을 의심해 보아야 한다. 그러나 편두통이면 만성감기로 혈액순환이나 수분대사가 잘 이루어지고 있는가를 점검하고 아울러 스트레스나 화를 내고 있지 아니한가를 살펴보아야 한다. 앞머리는 앞서 지적한 대로 소화불량을 의심해야 한다. 비록 감기처럼 기침을 하고 콧물이 난다고 할지라도 반드시 위와 장의 상태를 살펴보아야 한다. 그런데 병의 원인은 살피지 않고 단순히 시중에서 마구 팔고 있는 진통제를 먹어 두통을 해결한다면 결국 몸속에 병을 기르고 있는 꼴이다. 머리 속에 설령 혹이 나 있다고 하더라도 전신의 증상을 살펴서 잘 치료한다면 얼마든지 증상을 완화시킬 수 있으며 수술을 한다고 하더라도 후유증과 재발을 막는데 많은 도움이 될 것이다.

47. 복통과 감기

복통을 최근 한방에서는 음식내상(飮食內傷)으로 분류하고 있지만 사실 잘못된 방법인 것 같다. 원래 병은 크게 보면 육기외감(六氣外感)과 칠정내상(七情內傷)뿐이다. 그러면 음식내상은 어디로 분류해야 하는가? 음식내상은 바로 육기외감에 속하는 질병이 틀림없다. 음식을 먹고 소화불량에 걸리는 것은 대부분 육기를 조절하여 치료할 수 있기 때문이다. 우리가 음식을 먹고 소화불량에 걸렸을 때 제일 많이 먹는 약이 평위산이다. 이 평위산은 창출, 진피, 후박, 감초, 생강, 대조로 이루어졌는데 창출은 습을 제거하려는 것이고 진피는 전신의 기를 소통시키는 약으로 특히 간과의 소통을 담당하고, 후박도 기를 소통시키어 습기를 제거하고 독가스를 없애는데, 비위(脾胃)의 기를 폐로 소통시키는 역할을 한다. 감초는 심장의 기능을 강화하여 혈액 공급을 늘리어 위의 활동을 강화하는 한편 소화불량으로 생기는 독기를 중화시키는 작용도 겸하고 있다. 끝으로 생강과 대조는 흔히 영위(營衛)를 조화한다고 한다. 영위를 조화시킨다는 말은 혈액과 기의 조화를 말하는 것이다. 집안이 잘 되려면 남편과 부인의 화합이 잘 이루어져야 하듯이 소화가 잘 되려면 혈액과 기의 화합이 잘 이루어져야 한다. 생강은 기가 삐뚤어져서 쓸데없는 짓을 하는 것을 막는 역할을 하고, 대조는 엄마처럼 기를 부드럽게 감싸도록 혈액을 달래는 역할을 하는 것이다. 소화가 안 되서 복통이 오는 경우가 가장 많은데, 이 소화불량은 습기가 많아서 오는 경우가 제일 많으므로 평위산을 많이 쓰는 것이다. 습이라는 것은 육기의 하나이지 칠정이 아니다. 또한 한방이론에 복무열통(腹無熱痛)이란 말이 있다. 복통은 뜨거워서 오는 일이 없다는 말이다. 물론 뜨거워서 오는 복통도 있다 다만 차가워서 오는 복통이 많다는 말이다. 이 차갑다는 말이나 뜨겁다는 말도 대부분 육기를 가리키는 말이다.

여기에서 한걸음 더 나아가 말한다면 소화불량이란 일종의 습이나 한(寒) 또는 습열을 감한 감기로 보아야 한다. 실제 임상에서 보면 감기 증상이 소화불량이나 설사, 구토, 변비를 겸하는 경우가 매우 많다. 이때 임상의들은 소화제와 감기약을 거의 구분하지 않고 처방하는 경우가 많다. 특히 사상의학의 체질처방은 소화불량 처방과 감기 처방의 구별이 전혀 없다는 것을 알아야 한다. 즉 복통이 단순한 과식으로 인한 소화불량으로도 올 수 있지만 실제로는 감기라는 것을 알아야 한다. 물론 감기에 걸려 있는 상태에서 과식을 하여 소화불량에 걸리면 감기증상이 악화되는 경향이 많다.

장은 나무의 뿌리와 같은 존재이다. 나무의 뿌리는 땅의 흙 속에 뿌리를 박고 있다. 그러므로 흙의 상태가 좋아야 한다. 또한 습도, 온도, 기도(氣度 : 공기의 공급 상태를 말함), 영양분이 적당해야 한다. 이렇게 땅의 환경이 좋아야 나무가 탈 없이 잘 자란다. 땅속에는 무수한 미생물이 자라고 있다. 미생물이 많으면 많을수록 땅은 비옥하고 나무는 잘 자란다. 사람도 마찬가지이다. 사람의 장벽에 있는 세포는 뿌리와 같다. 그리고 장속에서 부패하고 장속에서 기생하는 미생물이 바로 땅의 흙과 같은 것이다. 이 배 속에 있는 흙이 좋아야 사람의 뿌리인 장이 영양분을 잘 흡수할 수 있는 것이다. 땅속에 물이 많으면 대부분의 나무는 뿌리가 썩어버린다. 왜냐하면 물이 많으면 많은 미생물이 살 수 없기 때문이다. 또한 너무 건조해도 미생물이 살지 못한다. 물론 차가워도 살 수가 없다. 뿐만 아니라 반드시 공기의 공급이 잘 이루어져야 한다. 공기의 소통이 잘 되지 않으면 정상적인 발효가 일어나지 않고 습도와 온도도 잘 조절이 되지 않기 때문이다. 대개 미생물은 수분이 적당하고 온도가 약간 높은 곳을 선호한다. 그러므로 장속은 약간 촉촉하고 열이 높은 것이 이상적이다. 그러므로 장속의 열이 다른 곳보다 약간 높은 것이다. 그런데 날씨기 덥다고 시원한 음료수를 많이 먹고 운동도 하지 않으면 장의 습도가 올라가고 온도가 떨어지면 수분이 정체되어 공기의 소통이 되지 않기 때문에 소화불량이나 심하면 곽란 같은 병이 발생하는 것이다. 소음인이나 열이 적은 태음인 같이 몸이 냉한 사람이라면 장의 온도가 내려가서 배가 차가워지지만, 소양인이나 태음인으로 열이 많은 사람은 조금 지나면 도리어 열이 발생하여 배 속이 뜨거워지면서 복통이 발생한다. 배가 차가운 사람은 습을 빼면서 열을 올리는 약과 기를 소통시키는 약을 쓰고, 배가 뜨거운 사람은 습을 빼면서 열을 내리고 기를 소통시킨다. 물론 소음인 같은 사람도 오래가면 상황에 따라 열이 날 수도 있다. 그때의 상황에 따라 치료를 해야 한다.

복통은 소화불량 자체만으로는 잘 오지 않는다. "불통즉통(不通則痛)"이라는 말이 있듯이, 소화불량으로 위장과 간담, 심폐와 심장과의 기의 소통이 잘 이루어지지 않기 때문에 복통이 오는 것이다. 소화가 잘 안 되더라도 설사가 나거나 변이 나가면 복통이 없다. 위나 장이 헐어서 쓰리고 아프거나 답답하면서 아픈 것도 모두 기가 소통되지 않기 때문이다. 코가 심하게 막히면서 배가 부르고 변이 잘 나가지 않는 것은 폐기가 장과 통하지 않아 복통이 오는 것이다. 또한 밥을 규칙적으로 먹지 않아서 변이 잘 나가지 않고 변이 조금씩 나가는 것은 간기가 비위와 통하지 않아서 오는 복통이고, 묽은 설사를 하면서 배가 살살 아픈 것은 신양이 허하여 오는 복통이다. 그리고 속이 쓰리면서 오는 복통은 심장의 열로 장이 헐어서 오는 복통이다. 복통의 병변이 나타나는 곳은 비록 위와 장이지만 기타 다른 장기와의 기의 협조가 안 되어서 기가 운행되지 않을 때에 통증이 나타나는 것이다. 더욱이 비위(脾胃)는 스스로 기를 운행하는 것이 아니라 간심폐신(肝心肺腎)의 기의 운행을 뒤에서 보조하고 있기 때문에 반드시 나머지 4장 간심폐신의 기가 잘 운행되어야 비위의 기도 운행이 된다. 물론 다른 장도 상호 협조가 잘 되어야 기의 운행이 잘 이루어지겠지만 비위는 더욱 그런 현상이 심하다. 이런 4장(藏)의 기능 쇠퇴가 물론 칠정상(七情傷)으로도 발생하지만, 감기로 인하여 발생하는 경우도 많다는 것이다. 더구나 칠정상은 마음의 문제이므로 보다 근본적인 치료대책이긴 하지만 의료로 이를 감당하기가 매우 어렵다는 한계가 있다. 우선은 감기를 잘 치료하여 몸의 상태를 조절한 후에 마음의 문제로 접근하는 것이 좋을 것이다.

48. 요통과 감기

디스크 요통은 앞에서 언급하였으므로 제외하고 그 외의 원인으로 발생하는 요통에 대하여 말하겠다. 디스크로 인한 요통과 겹치는 부분도 있겠지만 다른 부분이 있기 때문에 다시 말하는 것이다. 물론 보통 요통이 오래가면 디스크 요통으로 전변될 수도 있다. 부인들의 요통은 많은 부분이 자궁의 어혈이나 냉과 관계가 깊다. 남성들의 경우는 하초의 허한(虛寒)과 관계가 깊다. 그 외에 소화불량으로 인한 신허(腎虛), 감기나 칠정으로 인하여 폐나 간기가 소통되지 않기 때문에 발생하는 요통을 생각할 수 있는 것이다. 물론 앞에서 복통을 설명할 때 '불통즉통(不通則痛)'이라는 말을 했듯이 요통도 요부를 관리하는 신장이나 방광과 자궁의 기혈이 통하지 않기 때문에 발생한다는 원칙을 벗어날 수 없다. 우리가 임상에서 해야 할 일은 어떠한 것이 문제가 되서 기혈이 통하지 않고 있는지를 밝혀내는 것이다. 흔히 의사들이 혈액순환이 되지 않아서 아프고 병이 생긴다고 말한다. 그러한 말은 아무런 의미가 없다. 너무나도 당연한 말이기 때문이다. 한걸음 더 나아가 '어떠한 장기나 경락에 혈액순환이 되지 않는가?' 장부나 경락을 찾았으면 '육기나 칠정 중 어떠한 것이 문제를 일으키는가?' 이러한 것까지 밝혀야 비로소 병을 치료할 준비가 되어 있는 것이다. 어디에 문제가 있는지도 모르고 어떠한 기, 즉 풍한서습조화(風寒暑濕燥火)에서 무엇이 문제를 일으키고 있는지도 모르고, 칠정 중에 어떠한 기, 즉 희노애락

애오욕(喜怒哀樂愛惡慾)에서 무엇이 문제를 일으키고 있는 줄도 모르고 그냥 혈액순환이 잘 이루어지지 않아 요통이 온다고 생각해 혈액순환제를 먹으면 병이 나을 수 있겠는가? 더 나아가 통증을 완화한다는 명목하에 진통제를 먹으면 병이 나을 까닭이 없다. 흉복부에 있는 장기를 흐르는 신경이 척추에서 나오고 들어가기 때문에 장기에 문제가 생기면 바로 뒤에 있는 요배부에 통증을 유발한다. 심장과 폐의 기능이 부실하면 등에 이상이 생기고, 비위에 이상이 생기면 등과 허리 사이가 답답하고, 신장과 방광, 그리고 자궁에 이상이 생기면 허리가 아프다. 아울러 소장이나 대장에 문제가 생겨도 하복부의 이상과 함께 요통이 발생한다. 또한 하지를 흐르는 신경과 혈맥이 모두 허리에 있는 요추에서 나가고 있기 때문에 하지의 기혈이 소통되지 않아도 요통이 발생하는 경우가 많다. 이렇게 복잡한 것을 일반인들이 다 알 수는 없는 일이다. 일반인들이 스스로 할 수 있는 일은 일차적으로 다리 운동을 많이 해서 하지의 기혈순환이 원활해지도록 해야 한다. 그러면 머리에서 내려오는 양기가 요부에 울체되지 않아 요통이 훨씬 완화될 것이다. 둘째는 몸속에 습기가 생기지 않도록 주의해야 한다. 몸의 상체는 양(陽)이므로 건조하고 열이 생기기가 쉽고, 하체는 음(陰)이니까 습하고 차가워지기가 쉽다. 허리는 하체니까 아무래도 차갑고 습해서 병이 생기기 쉽다. 열이 나면 습기가 잘 마르고 차가우면 조금만 습해도 습기가 문제를 일으킨다. 그러므로 우리는 배와 단전을 따뜻하게 유지해야 한다. 그래서 단전호흡이나 명상을 많이 하고 단전에 뜸을 떠서 아래를 따뜻하게 유지하려는 노력을 많이 하고 있는 것이다.

앞에서 말한 것을 가지고 다시 한번 전문적으로 생각하여 보기로 하자. 심장이나 폐의 기능에 문제가 생기면 하체에서 습기를 끌고 기가 상승하는데 문제가 발생하는 경우가 많다. 그럴 때에는 심폐의 기능을 활성화시켜야 하초의 수분이 없어져 요통이 치료될 수 있다. 그러므로 흉부가 답답하거나 코가 막히고 기침이 나면 비록 요통이 있더라도 심장이나 폐를 치료할 생각을 해야 한다. 둘째로 소화불량이 있으면 요통이 있더라도 비위의 습을 제거하여 기가 잘 소통되도록 해야 요통이 나을 수 있다. 정 모르겠으면 평위산이라도 사용하면 좋은 효과를 볼 수 있다. 셋째로 간담에 문제가 있어서 협통과 함께 요통이 발생한다면 반드시 간담의 기를 먼저 소통시켜야 요통이 제거될 것이다. 물론 간담의 기혈이 울체된 원인은 여러 가지가 있을 수 있다. 그러나 정 변증이 어려우면 소시호탕과 사물탕을 합방하여 주어도 어느 정도 간담의 울결을 풀어 줄 수 있을 것이다. 물론 신장이나 방광 자체가 병이 든 경우에는 그 자체를 치료해야 한다. 그러나 실제 임상에서 보면 독립적으로 한 장기에만 병이 발생하는 경우는 오히려 드물고 여러 장기에 문제가 같이 발생하는 경우가 많다. 독립적으로 병이 오는 경우는 병이 가볍고 오래가지도 않지만 복합적으로 오는 병이야말로 오래가는 어려운 병이다. 그러므로 항상 복합적으로 오는 병을 더욱 주의해야 된다.

현대인들은 옛날 사람들에 비하여 체구가 크고 비만한 사람이 많다. 이는 오행으로 보아 토(土)가 성하고 수(水)가 약하다는 말이다. 토가 성하다는 것은 살이 많아 찐다는 뜻이고 수가 약하다는 말은 뼈가 약하다는 말이다. 뼈 속에는 맑은 기인 정이 많이 저장되지만 혈 속에는 탁한 혈기가 많다. 즉 현대인은 기가 옛날 사람에 비하여 탁하므로 여러 가지 통증이 많다는 것이다. 될 수 있는 한 소식하고 운동을 많이 하여 기를 맑게 하는 것이 모든 통증으로부터 벗어날 수 있는 확실한 방법이라는 것을 잊지 말아야 할 것이다. 그리고 감기를 잘 앓는 것이 바로 짧은 시간에 기를 맑게 하고 막힌 기를 소통시킬 수 있는 최상의 방법이라는 것도 잊어서는 안 된다. 현대인이 체구가 큰 대신에 뼈가 약하다는 것이 바로 신장이나 방광의 기능이 약하다는 것을 의미한다. 그러므로 요통이 많이 발생한다. 한방에서는 이를 신허요통(腎虛腰痛)이라고 하여 육미지황환을 많이 쓰고 있다. 이는 물론 잘 듣는 약이다. 그러나 채식과 운동을 겸하지 않으면 좋은 효과를 보지 못할 것이다. 물론 열감기로 인하여 풍열이 잠복하여 있고 진액이 많이 말라 나중에는 양기까지 소모되었으면 그에 따른 약을 가미하여야 할 것이다.

끝으로 자궁의 병으로 요통을 앓는 여자들이 많다. 자궁의 병은 대체로 두 가지로 나누어 볼 수 있을 것이다. 풍열이 심하여 생긴 어혈로 인한 생리통과, 습열로 인한 자궁의 내막염으로 대하가 흐르면서 요통이 발생하는 경우가 있다. 모두 간과 소화기인 비위와의 관계가 깊은 병이다. 자궁 자체만을 치료하는 것이 아니라 풍열을 치료하면서 간의 어혈을 같이 치료하고, 습열을 치료하면서 장을 같이 치료해야 병이 낫는다. 즉 비록 허리를 치료한다고는 하지만 결국 전신의 상태를 살펴야 제대로 진단이 되고 처방을 할 수 있는 것이다. 그리고 병의 근원은 거의 감기로부터 시작되고 있다는 것은 틀림없는 사실이다.

49. 부종과 감기

부종은 소변이 잘 나가지 않아 몸이 붓는 것을 말한다. 대부분의 사람들이 소변이 잘 나가지 않으니까 소변불리를 모두 신장의 병으로만 생각하고 있다. 물론 신장이나 방광에 염증이 생겨서 소변이 잘 나가지 않는 경우도 많다. 그러나 꼭 신장과 방광에만 문제가 있어서 소변이 나가지 않고 붓는 것은 아니다. 앞에서 말한 바와 같이 소변이 나가지 않는 것은 오히려 다른 곳에 원인이 있는 경우가 많다. 소변은 우리 오장의 생리순환의 마지막 산물이다. 오장의 생리순환은 사람의 씨인 정을 가져다가 생리활동을 하면서 기를 소모하고 찌꺼기는 배출하는 것이다. 정을 소모하고 남은 정을 신장에서 다시 흡수하여 저장을 하면 찌꺼기인 소변은 저절로 나가게 되어 있는 것이다. 소변이 잘 나가지 않는 것은 정을 소모하는 과정의 어느 곳에 결함이 있다는 것을 의미한다. 오장의 생리는 간, 심장, 비위, 폐, 신장의 순으로 돌아가는데 간은 주로 분해하여 기로 만드는 단계이고, 심장은 간에서 분해한 기를 전신에 골고루 분배하는 역할을 하며, 비위는 장에서 흡수한 기를 정에서 만들어진 기의 틀에 채워 넣는 단계이고, 폐는 대기를 정기와 곡기에 합하여 기를 태우는 단계이다. 그리하여 조잡한 것은 버리고 알짜만 골라 거두어들이는 단계이다. 그리고 신장은 이렇게 만들어진 정을 잘 갈무리하는 역할을 하였다가 다른 장에서 기를 요구하면 정을 보내주는 역할을 하는 것이다. 그러므로 어느 장이 나빠도 언제나 부종이 올 수 있다. 간이 나쁘면 정이 분해되지 않고, 심장이 나쁘면 정이 자기가 역할을 할 장소로 이동이 되지 않으며, 비위가 나쁘면 곡기가 신의 정과 합할 수 있는 곡기를 만들 수가 없는 것이다. 또한 폐가 나쁘면 비위가 곡기를 섞어 만들어 놓은 기를 태워서 정리할 능력이 없으므로 남은 찌꺼기를 배출할 수도 없는 것이다. 이러한 과정을 한마디로 기화(氣化)라고 표현하는데 『황제내경(黃帝內經)』에 소변은 기화(氣化)가 잘 되어야만 잘 나온다는 말이 있다. 즉 기가 잘 변화되지 않으면 소변이 배출되지 않는다는 말이다. 우리가 밥이 잘 되게 하는 것도 기의 변화가 잘 이루어지도록 하기 위한 것이고, 요리를 잘하는 것도 모두 기가 잘 변화하도록 하기 위한 것이다. 이렇게 기가 잘 변화하게 하려면 적당한 온도와 습도, 적당한 공기의 공급, 적당한 영양물질이 있어야 한다. 우리 몸에서 기가 잘 변화하기 위해서는 역시 이러한 것들이 잘 이루어져야 한다. 그렇지 않으면 기화작용이 잘 이루어질 까닭이 없는 것이다. 그래서 감기를 잘 앓는 것은 무척 중요한 일이다. 그리고 해열진통제나 항생제를 먹어서는 안 된다. 이러한 약들은 인체가 가지고 있는 기화능력 즉 기를 잘 변화시킬 수 있는 천부의 인간능력을 서서히 빼앗아 가기 때문이다. 부종은 아프지 않은 병이다. 단지 몸만 붓는 경우가 많다. 그러므로 본인이나 가족도 크게 걱정하지 않고 지내는 경우가 많다. 그러나 사실은 몸속에서 기화가 이루어지지 않고 있으므로 생명력을 서서히 잃어 가고 있다고 보아야 할 것이다. 통증이 없다고 가볍게 보지 말고 서둘러 치료에 임하는 것이 중요하다. 대부분의 중병이 말기에 가면 반드시 부종을 동반한다. 그만큼 부종이 건강에 좋지 않다는 사실이니 이를 명심해야 할 것이다.

50. 적취와 감기

적취란 기혈이 모여서 응결된 것을 말한다. 원래 혈이 모이면 형질이 생기고 기가 모이면 풍선 같은 기의 덩어리가 생긴다. 크게 보면 피부 표면에 생기는 종기나 피부 속에 생기는 종양이 모두 적취라고 볼 수 있다. 그러나 전통적으로 활발하게 변화하고 있는 종양은 적취로 보지 않고 피부가 아닌 복부에 별다른 변화 없이 잠복되어 있는 형질과 기의 덩어리를 적취라고 명하였다. 우리가 촉지할 수 있는 어떤 물체가 생기는 것은 성질이 서로 다른 두 물질이 충돌할 때 생겨나는 것이다. 가장 쉬운 예로 차가운 공기와 더운 공기가 부딪칠 때 비가 생기고, 바다에서 한류와 난류가 만날 때 플랑크톤이 생기는 것과 같은 것이다. 인체가 어떤 물체를 만들 때는 의도적으로 양기와 음기를 충돌시켜 만들곤 한다. 그러나 인체의 자발적 의도 없이 병태적 상황하에서 음기와 양기가 충돌하면 적취라는 바라지 않는 물체가 생겨나는 것이다. 이러한 물체가 복부에 잘 생기는 이유는 복부가 습이 많고 다른 곳에 비하여 기의 유통이나 물리적 운동이 적은 곳이기 때문이다. 특히 자궁은 원래 물리적 유동을 꺼리는 곳이기 때문에 적취 같은 것이 잘 생긴다.

적취가 생기는 근본 이치를 어느 정도 설명하였으니 다음으로는 적취가 생기는 실제 상황을 생각하여 보자. 간이 정을 분해하여 나온 양기가 표면에 가서 차가운 음기를 만나면 형질로 변하여 피부가 되고,

혈맥을 타고 흐르다가 폐의 청기를 만나면 정기나 혈구 같은 생명력을 갖춘 물체로 변화할 수 있다. 그런데 분해된 양기가 갑자기 외부에서 들어온 차가운 한습한 기운이나 습열한 기운, 혹은 음식 내상이나 칠정 등으로 생긴 담이나 화를 만나면 그냥 엉키어 단순한 형질을 갖춘 물체나 기의 덩어리로 변하는 것이다.

왜 이러한 현상이 발생하는가? 인체 내 기혈의 순행이 순조로워 시간과 공간을 잘 맞추면 간에서 발생시킨 양기가 모두 유용한 세포나 혈구, 정기로 변하겠지만 기혈의 순행이 어지러워 자기의 길로 흐르지 않고 제 시각에 흐르지 않으므로 이러한 현상이 발생하는 것이다. 요즈음 현대인은 옛날 사람들보다 정신적인 울체가 적다. 정보통신과 교통이 발달한 덕분에 현대인은 훨씬 정신적 울체가 적고, 노동시간의 단축으로 기혈의 울체도 적다고 볼 수 있다. 이러한 이유로 현대인의 기혈이 울체될 가능성은 옛날보다 훨씬 적어진 것이다. 그러나 문제가 되는 것은 현대인이 음식을 많이 먹고 항생제와 진통제, 호르몬제를 너무 많이 사용하고 있다는 것이다. 항생제의 사용은 기혈의 울체를 유발하고 진통제와 호르몬제는 기혈의 흐름을 비정상적으로 끌고 가는 것이다. 요즈음 항생제의 사용 증가율은 주춤하고 있지만 호르몬제와 진통제의 사용은 증가하고 있는 상황이다. 이로 인해 생체의 질서를 깨뜨리고 나아가 자신에게 무서운 질병을 일으킬 뿐만이 아니라 후손에게까지 치명적인 질병을 남길 수 있는 것이 아니겠는가? 의학을 하고 있는 사람들의 깊은 성찰이 요구되는 일이다. 감기는 생태계의 기저를 형성하고 있는 바이러스가 일으키는 것이다. 이 바이러스가 하는 일을 우리는 경외심을 가지고 대하여야 한다. 오히려 우리가 열심히 보호하는 호랑이, 기린, 코뿔소, 고릴라, 원숭이 같은 고등동물이 멸종된다고 하여 지구의 생태계가 망가져서 인류가 멸망하지는 않는다. 지구 생태계의 멸망은 반드시 바이러스나 플랑크톤 같은 기저 생태계에서 일어난다. 물론 인간에게는 호르몬제나 진통제가 문제가 되지만 지구 전체로 본다면 탄산가스의 과다 배출로 인한 지구 온난화와 질소화합물인 화학비료의 과다 사용으로 인한 형질의 비대화, 전기 발전의 과다와 핵실험으로 인한 지구원기(地球元氣)의 쇠약이 더 커다란 문제이다. 현대인들이 원기는 약하고 덩치만 커지듯이 지구도 원기는 점점 허약해지고 탄산가스와 질소 화합물의 과다로 형질만 커지고 있다. 물론 이에 따라 식물이나 동물도 마찬가지로 덩치만 점점 커지고 있는 현상이다. 원기가 약해지고 덩치가 커지면 자연히 기혈의 순환에 장애가 올 가능성이 많아진다. 기혈 순환에 장애가 오면 지구는 가뭄과 홍수의 피해가 커지고 더위와 추위도 심해진다. 사람도 덩치가 커지면 신체 내의 온도차가 심해지고 중풍이나 종양이 많이 생길 수 있다.

현대에 이르러 교통과 통신이 극도로 발달한 이면에는 미세세계(微細世界)에서의 기의 순환에 장애가 발생하고 있는 것이다. 이러한 사실은 비과학적인 것이므로 믿으려 하는 사람이 적을 것이다. 그러나 현실은 이렇게 변하고 있지 않는가?

51. 산증과 감기

산증(疝症)은 적취와 아주 유사한 병이다. 단지 적취가 통증이 잘 발생하지 않는 병이라면 산증은 급작스런 통증을 발생하는 것이 특징이다. 인체는 크게 보면 머리가 뿌리와 같은 존재로서 정기가 뭉쳐 있고, 몸통은 줄기로서 중간에서 머리의 지시와 힘을 빌려 인체를 운영하고, 팔다리는 가지로서 머리의 기를 받아 운동하고 기를 벌어들이는 역할을 하고 있다. 어떤 의미에서는 뇌가 인체의 총 본부와 같은 역할을 하고 있는 것이다. 그러므로 뇌의 정기가 실하면 뇌에서 몸통과 사지로 기가 잘 뻗어 나가고, 뇌의 정기가 부실하면 뇌에서 정기가 잘 발산되지 않고 도리어 뇌로 정기가 몰려든다. 그러므로 사람이 깨어나면 뇌에서 정기가 눈을 통하여 밑으로 뻗어 나가고, 잠이 들 때는 눈을 통하여 뇌로 정기가 뇌로 들어가는 것이다. 그런데 몸통에서 오장의 정기와 기혈의 운행을 심장이 맡고 있으므로 오장에 정기와 기혈이 잘 순행이 안 될 때에는 직접 뇌로 들어가기 전에 심장으로 정기와 혈기가 몰려 산증이 발생하는 것이다. 그러므로 수족이나 하복이 냉(冷)하면서 도리어 흉부는 열이 쌓이는 현상이 나타난다. 이렇게 오장의 정기와 기혈이 흉부로 치솟아 오르는 것을 산증이라고 한다. 오장에 정기와 기혈이 순행되지 않는 것은 대체적으로 적취가 생기기 때문이라고 보는 것이다. 적취를 설명할 때 언급한 바와 같이 어느 장기의 양기가 한습이나 습열이나 풍열, 담 등과 부딪혀 적취를 형성하면, 정기와 함께 기혈의 순행이 이루어지지 않으므로 심장과 폐를 통하여 분배되었던 기혈이 다시 심장 부위로 역상하기 때문에 산증이 발생하는 것이다.

그러므로 산증의 발생을 막으려면 적취가 생기지 않도록 해야 한다. 일단 적취가 생기어 기가 순행하지 못하고 울체되면 산증이 발생할 수밖에 없는 것이다.

52. 식욕부진과 감기

우리는 식혜를 만들 때 밥을 삭힌다고 한다. 또한 아이들이 밥을 잘 먹으면 "먹고 잘 삭힌다"는 말을 쓰곤 한다. 삭힌다는 말은 곡물 속에 들어있는 당분을 분리시켜 내는 것이다. 식혜를 만들 때 엿기름을 넣고 적당한 온도를 유지시켜 주면 전분이 녹아 나온다. 그러나 온도가 낮거나 너무 높으면 잘 안 나오거나 전분이 상해 버린다. 우리 몸속에서 음식물이 소화되는 것도 같은 원리이다. 적당한 온도와 습도를 유지하고, 적절히 공기를 공급하고 여기에 효소가 존재하여야 한다. 그러면 소화가 잘 되는 것이다. 그러나 식욕이란 것은 장내에서 음식물이 소화가 잘 되는 것만으로 해결되는 것이 아니다. 소화 흡수된 영양분이 인체에서 잘 소모되어 세포와 조직에서 영양분이 모자라 영양의 수요가 생길 때 식욕이 왕성해지는 것이다. 그러므로 식욕이 왕성해지려면 운동이나 활동을 많이 해서 영양분을 빨리 소모시켜야 한다. 그러나 체력이 뒷받침이 안 되는 사람은 활동을 많이 할 수가 없고, 활동을 안 하면 식욕이 떨어지는 것이다. 그러면 이러한 상황의 근본 원인은 무엇인가?

요즈음 경기가 나쁘다고 아우성이다. 왜 경기가 나빠지는가? 기업에서 벌어들인 돈을 다시 투자해서 생산 시설을 늘려 고용을 창출해야 하는데, 투자 여건이 나쁘다고 해외로 나가거나 그냥 돈을 은행에 두기 때문에 실업자가 많이 생기고 구매력이 떨어져 경기가 나빠지는 것이다. 사람의 식욕이 떨어지는 것도 이와 유사하다. 사람이 밥을 먹고 몸에 영양분이 생기면 이 영양분으로 최종적으로 정이라는 것을 만드는데, 이 정을 잘 사용하여야 한다. 즉 운동을 하거나 생산 활동을 하거나 공부를 하거나, 근육이나 뼈를 튼튼히 하거나, 오장육부를 튼튼히 하는 데에 정을 많이 사용하여야 하는데, 오히려 술을 먹거나, 성생활을 하거나, 노름을 하는 등 별 쓸모없는 일에 많이 사용하다 보면 정을 생산하는 능력이 감소되어 점차 정이 줄어들게 되어 있다. 봄에 씨앗이 싹이 트거나 나뭇가지에 물이 오르면 잎을 피우기 시작한다. 나무나 풀이 잎을 피우는 것은 곧 지난해에 만들어 두었던 정기를 투자하여 올해에 기를 벌어들이려고 기벌이의 공장을 만드는 것과 같은 것이다. 봄이 지나고 여름이 되면 커다랗고 싱싱한 잎이 만들어진다. 그러면 잎 속에 있는 엽록체가 뜨거운 태양빛을 받아 기벌이를 하는 것이다. 사람도 이와 같다. 나무처럼 피부와 근육에 기를 벌어들일 수 있는 적혈구가 많아야 음식물에서 소화된 기를 많이 받을 수가 있는 것이다. 나무에 엽록체가 많아야 탄소동화작용을 잘 할 수 있듯이, 사람은 적혈구가 많고 튼튼해야 식욕이 왕성할 수 있는 것이다. 그러면 어떻게 해야 적혈구가 튼튼할 수 있는가? 풀의 잎이 씨앗에서 피어나고 잎에서 다시 엽록체가 생기듯이 사람의 적혈구는 정이 튼튼해야 튼튼하게 많은 혈구가 생겨나는 것이다. 혈구가 많아지면 식욕이 왕성해지므로 결국 식욕은 정의 문제이다. 정이라는 것은 양기가 음속에 잠장되어 있는 것으로 건전지와 유사한 것으로 생각하면 된다. 건진지의 수은이나 납 같은 것은 전기를 잠장시키는 음기이고, 여기에 충전되는 전기는 양기이다. 전기는 자석과 코일 막대의 운동에서 생겨나는 힘이다. 즉 전기는 운동을 하여야 발생하는 것이다. 수은이나 납은 금속으로 금에 속하는 물질이다. 이들 금속은 물질이 타고나서 생기는 것들이다. 즉 타고 남은 재가 바로 대부분 금속 물질인 것들이다. 즉 금속도 타야 생기는 것이므로 인체가 격렬한 운동을 할 때 그 결과로 생길 수 있는 물질이 바로 음기인 것이다. 그러므로 인체에서 강력한 음기와 양기를 지닌 정을 만들려면 여름과 낮에 땀을 흘리면서 노동이나 운동을 많이 해야 한다. 이렇게 튼튼한 정기가 겨울을 지나 봄이 되어 혈구를 만들면 이 혈구는 정기와 마찬가지로 너무 뜨거우면 제 기능을 충분히 발휘하지 못한다. 우리가 여름에 더우면 식욕이 떨어지는 것은 피가 뜨거워져서 기를 흡수할 수 없기 때문이다. 이렇게 더워서 식욕이 떨어질 때 쓰디쓴 쑥물이나 익모초를 먹으면 식욕이 살아나는 것은 쓴 약이 적혈구의 열을 떨어뜨려 주기 때문이다. 물론 반대로 기가 약하여 식은땀이 나고 체열이 떨어지는 사람은 반대로 인삼이나 황기 같은 더운약을 먹어야 식욕이 살아나는 경우도 있다. 그러나 최근의 상황을 보면 기력이 약하여 식욕이 떨어지는 경우는 적고 열이 많아서 식욕이 떨어지는 경우가 매우 많다. 그러므로 식욕이 떨어진다고 녹용이나 인삼, 홍삼 등을 함부로 먹지 말고, 열이 많고 식사 중에 물을 많이 먹는 사람은 반대로 열을 내리는 석고나 황금 같은 쓰고 시원한 약을 먹어야 한다.

감기에 걸린다는 것은 우리 몸의 온도, 습도, 기도가 정상상태가 아니라는 것과 같다. 이러한 상태가 정상이 아니기 때문에 바이러스가 번성을 하고 이 바이러스의 번성을 계기로 우리 몸은 정상 상태를 찾아가는 것이다. 겨울에 걸리는 감기는 체온이 낮고 건조하기 때문에 걸리는 경우가 많고, 여름에는 체온이 높고 습하기 때문에 걸리는 감기가 많다. 물론 몸이 차가워서 걸린 감기도 일정한 시간이 지나면 몸이 더운 상태로 변하기도 하고, 몸이 덥고 습하여 발생한 감기도 일정한 시간이 지나면 반대로 몸이 차갑고 건조한 상태로 변할 수도 있다. 그러므로 몸의 현재 상태를 정확히 파악하여 감기를 치료하여야 정상의 온도와 습도를 찾아갈 수 있는 것이다. 그런데 이러한 인체의 상태는 무시하고 오로지 바이러스의 침입으로 발생하는 이차적 세균의 염증을 예방한다는 명목하에 차가운 항생제를 마구 투여하면 열이 많은 사람은 약간의 효과를 볼 수 있을지 모르나 열이 적은 사람에게 항생제를 투여하면 여러 가지 부작용이 생길 수밖에 없는 것이다. 더구나 항생제는 재생불량성빈혈을 일으키는 것으로 알려져 있다. 이는 적혈구에 심각한 영향을 미치고 있다는 것이다. 실제로 필자도 항생제를 과도하게 복용하고 빈혈을 앓고 있는 사람을 가끔 본 일이 있다. 감기 이환 후에 식욕이 떨어지는 것은 감기치료 중 혈구에 어떤 영향을 미치기 때문이 아니겠는가? 이러한 경우는 비위를 살리는 따뜻한 약을 복용하여 적혈구의 생산을 촉진해야 한다.

요즈음은 해열제를 많이 먹어서 그런지 식품 때문인지 분간은 잘 안 되지만 오히려 열이 풀리지 않아 속이 뜨거워서 밥을 못 먹는 아이들이 많다. 그러므로 밥은 먹지 않고 물 종류만 먹거나, 반찬만 먹고 밥을 먹지 않는 아이들이 많다. 이는 열이 성하여 위의 음기가 상하였기 때문이다. 혀를 보면 설태(舌苔)가 없고 혀가 빨갛거나 심하면 혓바닥이 거울처럼 반질반질한 경우도 있다. 이럴 때는 위의 열을 내리고 음기를 보하는 약을 같이 사용하여야 밥을 먹는다. 또 어떤 아이들 중에는 잘 크지도 않고 물도 많이 먹지 않으면서 잠도 잘 자지 못하는 아이들이 있다. 이런 아이들은 열이 피 속으로 들어가 피가 마르는 아이들이다. 역시 혀를 보면 붉고 태가 없으나 반질거리지는 않는다. 이러한 아이들은 피 속의 열을 내리는 약을 쓰면 잠도 잘 자고 성장도 하게 된다.

보통의 아이들은 역시 녹용을 먹으면 식욕이 늘어나고 성장도 호전되는 경우가 있는데 이는 별다른 질병이 없는 경우이다. 분명한 질병이 있는 경우는 반드시 질병을 치료하여야 식욕과 성장이 증진된다.

53. 성장부진과 감기

나무가 자라는 것을 보면 대개 봄에 길이가 늘어나고, 여름에는 살찌고, 가을에는 단단해진다. 사람이 성장하는 것도 이와 유사하다. 어릴 때는 키가 먼저 자라고 키가 크고 나면 살이 찐다. 키가 자라는 것은 정 속에 들어 있는 양기를 뽑아내어 늘리는 작용이다. 한방에서는 이 정속에 들어 있는 양기를 뽑아내는 것을 풍목(風木)의 작용이라고 한다. 이러한 것은 건전지 속에 들어 있는 전기를 방전시키는 것과 같은 것이다. 그런데 어떤 아이는 양기가 잘 나와 잘 자라지만 어떤 아이는 양기가 잘 나오지 않아 잘 자라지 않는다. 양기가 잘 나오지 않는 아이는 풍목의 기운이 부족하다고 본다. 이러한 풍목의 기를 잘 보해주는 것이 녹용이기 때문에 성장이 잘 되지 않는 아이들에게 녹용을 많이 사용하고 있는 것이다.

그런데 감기에 걸려 폐 속에 나쁜 기운이 많아 폐가 공연히 간의 작용을 억제할 때에 성장이 억제되는 경우도 있고, 아예 신장의 원기가 약하여 성장이 안 되는 아이도 있다. 또한 비위의 소화기능이 약하여 장에 숙변이나 기혈이 뭉친 적취라고 하는 덩어리가 있어, 간의 기능을 억제하여도 성장이 잘 안 되는 아이도 있다. 즉 단순히 간의 풍목의 기가 약하여 성장이 잘 안 되는 경우는 보약에다 녹용을 넣어 먹으면 성장이 촉진되지만 그 이외에 다른 장기에 문제가 있을 때에는 반드시 병을 치료하여야 성장이 촉진된다.

한편 현대의 아이들은 대개 오히려 과도한 성장상태에 있다고 보는 것이 원칙일 것이다. 나무나 풀을 보면 뿌리가 튼튼하지 못하고 줄기만 자라면 나무가 잘 쓰러진다. 튼튼한 나무는 뿌리가 먼저 튼튼히 자라고 줄기가 자라기 때문에 태풍이 와도 쓰러지지 않고 아주 충실한 열매를 맺는다. 요즈음 아이들이 덩치는 크지만 정자의 수가 적고 불임이 많은 것을 보면 뿌리가 약하고 줄기만 크게 자란 나무와 같다는 인상을 많이 받는다. 사람의 뿌리는 장속에 있다. 장이 튼튼하려면 장속에 많은 미생물이 공생하고 있어야 한다. 그런데 현대인은 장속의 미생물 수가 절대적으로 부족하다. 왜냐하면 채식이 적고 미생물을 죽이는 항생제, 농약, 방부제를 많이 먹기 때문이다. 장내에 미생물이 적어 장에서 흡수하는 영양분이 부족하니까 고기, 음료수, 과자, 술 등을 더욱 많이 먹게 되어 장은 점점 더 약해지고 몸은 더욱 비만에 빠지게 된다.

이러한데도 고기와 우유를 많이 먹지 않으면 아이들이 성장하지 않는다고 걱정하는 어머니들이 많다. 물론 당장 성장은 안 되겠지만 채소를 많이 먹고 발효식품을 많이 먹어 장이 튼튼하고 별다른 병이 없다면 나이가 들면 아이들은 클 만큼 크게 되어 있는 것이다. 필자가 보기에는 아이들은 될 수 있는 한 서서히 자라서 늦게 자라는 것이 바람직하다고 본다. 늦게 자라는 아이일수록 근본 바탕이 튼튼하다고 보기 때문이다. 속담에도 대기만성이라는 말이 있지 않은가?

54. 여드름 등 피부병과 감기

전철을 타고 다니다 보면 여드름이 많이 나 있는 아가씨나 젊은이들을 많이 보게 된다. 물론 중고등학교 학생이라면 별다른 문제가 없지만 이미 나이가 20살이 넘었는데도 여드름이 나 있는 것은 여드름이 아니라 피부병이라고 보아야 한다. 이러한 경우의 여드름은 대체로 아토피와 유사하다. 아토피가 발진이 되듯이 여드름도 속에 열이 있다가 얼굴로 발진이 되는 것이다. 실제로 이러한 사람들의 피부를 보면 얼굴에만 발진이 되어 있는 것이 아니라 목이나 등에도 발진이 많이 있다. 사람은 기가 있어야 하고 또 이 기를 잘 간직할 피가 있어야 한다. 열감기를 오래 앓으면 감기의 열이 피 속으로 들어가는데 피 속으로 들어간 열이 피를 말려 버리면 피가 기를 간직할 기능을 상실하게 된다. 그러면 밥을 먹어서 생긴 기가 피 속에 있지 못하고 돌아다니게 된다. 특히 기는 낮에는 돌아다니다가 밤이 되면 피 속으로 들어가야 하는데 밤이 되어도 기가 피 속으로 들어가 쉬지 못하므로 집을 잃어버린 기는 더욱 방황하게 된다. 그러므로 밤이 되면 더욱 피부가 가렵게 된다. 이렇게 피 속으로 들어가지 못하고 돌아다니던 기가 자기들끼리 뭉친 것이 밖으로 나오면 발진이 되는 것이다. 그러므로 여드름처럼 발진이 된 것의 속을 보면 하얀 지방이 생기게 되는 것이다. 이 지방이 바로 기인 것이다. 여드름은 기가 일으키지만 사실은 혈이 기를 받아주지 않기 때문에 생기는 병이다. 그러므로 이를 치료하려면 혈을 부드럽게 식혀서 기를 받아들이도록 해야 한다. 이러한 사람들을 보면 기가 혈 속으로 들어가지 않으므로 잠을 깊이 자지 못하고 자다가 깨는 경향도 많다.

약을 쓸 때는 아주 깊이 박혀 있는 열을 빼야 하기 때문에 수우각(水牛角) 같은 약을 쓰고, 또 혈을 부드럽게 하면서 열을 식히는 생지황, 적작약, 목단피 같은 약을 많이 쓴다. 그런데 만약 위에도 열이 많아 물을 많이 먹거나 편도선이 많이 붓는 경우에는 석고같이 위열을 다스리는 약을 같이 써야 효과가 있다. 그리고 아울러 쓰고 신 채소를 많이 먹어 피를 맑고 시원하게 해주어야 약의 효과가 빨리 난다. 만약에 채식을 하지 않으면 아예 약의 효과가 없거나 미미한 경향이 많음을 꼭 명심해야 한다.

한 가지 더 부연할 것은 나이가 많으신 할머니나 할아버지들이 얼굴에 검버섯이 생기면 병원에 가서 수술을 하거나 약을 바르는 경우가 많다. 검버섯도 병적인 여드름과 같은 종류의 병이다. 나이가 들어 피가 기를 잠장할 능력이 떨어지면 당뇨가 나오거나 검버섯이 피는 것이다. 검버섯이 피는 사람은 이미 소변에 당이 나오고 있다고 보아야 할 것이다. 피부에 피는 검버섯도 결국은 조직에서 스며 나온 당분이 엉키어 변한 것이기 때문이다. 나이가 많으신 분들이 금방 혈액의 기를 간직하는 기능이 좋아지지는 않겠지만 약을 먹으면서 채식을 많이 하면 훨씬 좋아질 것이다. 크게 보면 주근깨도 검버섯과 비슷한 병으로 보아야 할 것이다. 즉 피가 피부에 나와서 기를 간직하지 못해 기가 조금씩 새어나와 피부에 침착하는 것이다. 이는 피부에서 일어나는 일이므로 역시 피를 치료해야 하지만, 풍이나 한 등의 외사를 치료하는 것을 병행하여야 할 것이다.

그런데 같은 피부병이라 하더라도 사마귀는 다르다. 사마귀는 당분이 스며 나온 것이 아니라 오히려 단백질 덩어리가 나온 것이다. 왜냐하면 어릴 때는 형질을 많이 만들기 때문에 기보다 오히려 기를 저장할 기의 집을 많이 만들기 때문이다. 기의 집은 당으로 만드는 것이 아니라 단백질로 많이 만들기 때문에 사마귀는 당질보다는 단백질에 가까울 것이다. 만약에 당질이 섞이면 검버섯처럼 검은색으로 변할 것이다. 사마귀는 감기와 상관없이 간기가 실해서 속에서 용암이 분출하듯 목기가 분출하는 것이다. 그러므로 간기를 사하는 약을 쓰면 잘 낫는다.

55. 건선 등의 겨울소양증과 감기

겨울철이 되면 건선이 더욱 심해진다. 건선이란 도대체 왜 생기며 왜 잘 낫지 않을까? 건선에서 선(癬)은 한자로 신선할 선(鮮)자에 병질 부(疒)를 붙여 놓은 것이다. 곧 이는 피부가 신선하지 못해서 생기는 병이라는 뜻이다. 식물을 보면 봄여름에는 생장활동이 왕성하다가 가을이 되면 성장이 멈추고 기가 안으로 수렴되므로 껍질이 두꺼워지고 마른다. 사람은 가을, 겨울이 되어도 성장을 하고 신진대사가 이루어지지만 그래도 봄이나 여름보다는 아무래도 대사의 속도가 떨어지는 것이 당연하다. 더욱이 나이가 든 사람들은 더욱 심하다. 그러므로 나이가 든 노인들은 겨울이 되면 등이나 수족이 가려워서 애를 먹는 경우가 많다. 그런데 요즈음은 나이가 젊은 사람도 피부가 가려워서 애를 먹는 사람이 많으니 이것은 완전히 병적인 현상으로밖에 볼 수 없다.

건선은 왜 피부가 가렵고 발진이 생길까? 몇 가지 이유가 있다. 첫째는 피부에 유리되어 있는 지방이나 당분이 많다는 것이다. 원래 지방이나 당은 한방에서 기로 보는데 이들은 언제나 혈 속에 갈무리가 되어 있어야 한다. 그런데 이들이 갈무리되지 않고 피부 속을 돌아다니다가 밤이 되어 뭉치면 피부의 기혈소통을 방해하기 때문에 가렵게 된다. 그러면 왜 이 기들이 혈 속으로 들어가지 않고 피부에 머물고 있나? 두 가지로 해석할 수 있다. 첫째는 혈이 기를 거두어들일 능력이 없는 것이다. 둘째는 혈액은 거두어들일 능력이 있는데 기가 너무 많은 경우이다. 첫째의 경우는 대체로 열감기 등을 오래 앓아 혈이 병이 든 경우이다. 열감기를 오래 앓아 혈 속으로 열이 잠입하면 열이 혈을 상하게 하고 아울러 불면에 시달리므로 혈이 더욱 상하게 된다. 그러면 혈이 기를 거두어들일 능력이 모자라므로, 피부에 기가 유리되어 있다가 발진을 일으키고 또 혈관을 막아 가려움증을 유발한다. 그러므로 당연히 만성감기를 치료해야 병이 나을 것이다. 감기라고 하니까 열이 나고 콧물이 나는 것으로만 생각하는 사람이 대부분이다. 그러나 감기가 속으로 들어가 잠복하면 겉으로 드러나는 증상이 없고 단지 코가 약간씩 막히거나 혹 재채기나 나고, 몸이 불편한 것 같거나 편두통을 앓거나 하는 정도이다. 두 번째의 경우는 혈은 어느 정도 건강한데 과식을 하여 혈중의 기의 농도가 높아서 더 이상 혈이 기를 거둘 능력이 없는 경우이다. 요즈음 젊은이들이 건선을 많이 앓는 이유는 대부분 당분이나 알코올류의 과다섭취와 채소를 적게 섭취하는 것과 관련이 있다. 탄수화물을 많이 먹으면 채소라도 많이 먹어야 당류의 배설이 잘 될 텐데 당류만 많이 먹고 채소는 먹지 않으면서 과일만 먹고 있으니 몸 안에 있는 당류가 어디로 가겠는가? 그뿐만이 아니다. 대부분의 사람들은 노동이나 운동도 하지 않는다. 그러므로 당연히 당류의 축적으로 겨울이 되면 더욱 건선이 기승을 부리는 것이다. 특히 밤에 잠을 자지 않고 컴퓨터 게임에 몰두하는 사람은 더욱 심하게 혈의 손상을 초래하므로 건선이 더욱 많이 올 수 있다. 물론 첫째와 둘째가 겹치는 경우가 대부분이다. 그러므로 우선 감기를 치료하고 수면을 적절히 취하고 채식을 많이 하여 혈액의 기를 거두는 기능을 살리고 당류의 섭취를 줄이면서 운동을 한다면 건선의 소양증에서 어느 정도 해방될 수 있을 것이다. 그래도 일부분이 계속 가려우면 침자나 냉온욕을 해서 그곳의 기혈소통을 강화하면 호전될 것이다.

56. 유전병과 감기

한방에는 태열이라는 말 밖에는 유전병을 언급한 예가 적은데, 필자가 어린이와 엄마들을 같이 진료하다 보니 적지 않은 아이들이 엄마의 태내에서 열을 받아 병을 앓고 있다는 사실을 알게 되었다. 장모라는 어린이가 비염으로 치료를 받으러 왔는데 진맥으로 진찰을 해보니 심장기능이 매우 약한 것을 알 수 있었다. 마침 엄마도 진료를 원하기 때문에 같이 진료를 했는데 엄마가 심장병을 앓고 있었다. 필자가 엄마도 심장이 좋지 않다고 하니까 아이는 엄마에게서 자기의 심장병이 유전되었다는 말을 하였다. 이는 맞는 말이다. 또 어떤 아이는 생후 2개월밖에 안 되었는데 얼굴이 붉고 자꾸 근육이 경련되는 것 같이 헛심을 주는 증상이 있었다. 맥을 보니까 갓난아이인데도 불구하고 맥이 아주 세현삭(細弦數)하였다. 알고 보니 엄마가 임신 중에 뇌수막염을 앓았다고 한다. 뇌수막염을 앓는다는 것은 한방적으로 보면 신수(腎水)가 마르는 것이다. 신의 수가 마르니 자연히 풍이 동할 수밖에 없는 것이다. 또 태어날 때 머리가 많이 자라 있는 아이들은 대개 엄마가 임신 중에 심장에 열이 뭉쳐 있는 경우이다. 임상적으로 심장에 습열이 울체되어 있으면 머리와 등에 땀이 많이 난다. 머리에 땀이 많이 나는 것은 머리로 진액의 공급이 많이 된다는 것이다. 진액의 공급이 과도하니까. 자연히 머리가 지나치게 많이 자라는 것이다. 반대로 머리가 지나치게 자라지 않는 이이들은 심장기능이 약한 사람이라고 보아야 한다. 심장에 열이 많으면 열을 식히고 음기를 자하는 약을 쓰지만 반대로 심장이 허약한 사람들은 인삼, 백출, 건강, 감초 같은 비위의 양기를 보하는 약을 많이 쓴다. 이를 통해 소화기가 약한 아이들이 머리로 진액의 공급이 잘 되지 않아 머리가 잘 자라지 않음을 알 수 있다. 물론 정신적 스트레스가 더욱 태아에게 많은 영향을 미치겠지만 감기로 인한 열도 태아에게 적지 않은 영향을 미치고 있다는 것을 말하려는 것이다. 실제 임상에서 보면 임신 중에 있는 엄마가 열감기로 고생을 하고 있는 것을 많이 볼 수 있다. 그때에 엄마에게 치료를 권하면 복약을 꺼리는 경우가 많다. 물론 병이 심하지 않다면 문제가 없겠지만 열이 태아에게 영향을 미칠 정도면 치료를 하는 것이 마땅하다. 물론 정확한 진단과 처방을 해야 한다. 진단과 처방이 정확하기만 하면 태아와 산모에게 아무런 영향이 없고 나중에 더욱 건강한 아이를 낳을 수 있다. 아이를 갖기 전에 엄마와 아빠가 진료를 받아 몸의 나쁜 열을 없애는 것이 최선이다. 혹 어쩌다 시기를 놓쳐 아이를 그냥 가졌다면 아이를 가진 이후에라도 유능한 한의사를 찾아가 진료를 받고 아이를 낳는 것이 현명할 것이다. 또한 태 중에서 치료를 하지 못했으면 아이를 낳고 수유를 할 때라도 산모가 보약만 먹지 말고 몸에 맞는 치료제를 먹어 병을 치료하고 수유를 하면 그래도 아기가 좀 더 건강해질 것이다. 그런데 요즈음 어찌된 일인지 한약에 독이 있다고 약을 먹으려 하지 않는 사람들이 많으니 안타깝기 짝이 없다. 물론 우리 한의사들에게도 많은 문제가 있다. 병을 정확히 진단하여 치료하지 않고 보약만을 권하는 것이 잘못이다. 이로 인해 한약은 보약만 있고 치료약이 아예 없는 것으로 생각하는 사람이 있을 정도이니 말이다. 그러나 정통한약에는 보약이란 말이 없다. 단지 치료의 수단으로 보하는 약을 쓸 수 있을 뿐이다. 여하튼 임신부의 열감기의 열을 하루라도 빨리 없애는 것이 태어날 아기의 건강에 많은 도움이 될 것이다.

57. 탈모와 감기

봄이 되면 땅에서는 풀이 돋아나고 나무에서는 잎이 핀다. 잎이 나오는 이유는 무엇인가? 그 이유는 기별이를 하기 위해서이다. 그러다가 가을이 되면 단풍이 들고 잎이 떨어진다. 왜 잎이 떨어지는가? 더 이상 기별이를 하지 못하기 때문이다. 사람의 모발은 나무의 잎과 같은 것이다. 사람은 주로 먹어서 영양분을 흡수하지만 인체의 전기와 같은 양기는 모발에서 양기를 발산하고 수분을 증발시키며, 햇빛을 받고 양기를 수렴해야만 생기는 것이다. 정전기를 보면 날카로운 것의 끝에 전자가 많이 모이는 것을 볼 수 있다. 사람의 정전기도 모발처럼 날카로운 곳에 잘 생긴다. 물론 이러한 양기뿐만이 아니라 곡기와 같은 보통의 기도 약간은 합성을 하는 기능이 있다. 즉 사람의 모발은 단순한 모양을 위한 액세서리 같은 존재가 아니라 확실한 역할을 담당하고 있는 것이다.

옛날에 어머니들은 아들을 장가들이려고 처녀를 선볼 때 머리를 살펴봐서, 머리가 잘 자라지 않으면 승낙을 하지 않았다고 한다. 즉 머리가 길게 자라면 출산을 잘하고 머리가 짧으면 출산 능력이 떨어진다고 본 것이다. 왜 머리가 이렇게 출산과 관련이 깊은가? 바로 머리에서 음기와 양기가 만들어지기 때문이다. 자석 막대기를 보면 한 쪽이 양극이면 반대쪽은 음극이다. 남자를 보면 목소리가 저음이고, 여자는 고음이다. 남자는 양이라고 하지만 속은 음이고 여자는 음이라고 하지만 속은 양이다. 하늘은 양이라고 하지만 햇볕만 따갑지 하늘은 차갑다. 땅은 음이라고 하지만 겉만 차갑지 속은 뜨겁다. 즉 여자는 속이 뜨거운 양이고, 남자는 속이 차가운 음으로 구성되어 있는 것이다. 그러므로 남자는 속에서 가장 먼 모발에 양전기가 발생하고, 여자는 가장 먼 곳인 모발에 음전기가 발생하는 것이다. 그러므로 건강한 남녀가 가까이 있으면 전류가 통하여 찌릿찌릿한 것이다.

옛날 어른들이 '男女七歲不同席'이라고 한 것도 다 이유가 있다. 여자는 7세가 되면 이를 갈고 머리가 길게 자란다. 이는 속에 양기가 생기고, 겉에 음전기가 생기기 시작한다는 말이다. 남자도 8세가 되면 이를 갈고 머리가 길게 자라며, 속에 음기가 생기면서 모발에 양전기가 생기기 시작한다. 이때 남녀가 가까이 있으면 이성을 느끼기 시작하고 오래 같이 있으면 전기가 통하여 음기와 양기가 약해진다. 그러므로 남녀의 양기와 음기, 즉 원기를 보호하기 위하여 남녀가 동석하지 못하도록 한 것이다. 요즈음 사람들은 이러한 오묘한 이치도 모르면서 옛날 방식을 무조건 배척하고 어릴 때부터 남녀를 섞어 키우니, 자연히 원기가 부실해져 정자가 감소하고 난자가 부실해져 이이를 낳지 못하는 사람들이 많아지는 것이다.

나무가 단풍이 들면 더 이상 외부의 잎에서 전기적 특성을 유지하여 외부로부터 기를 벌어들일 필요가 없다. 그러므로 양기를 속의 열매나 뿌리에 깊이 간직하기만 하면 되는 것이다. 사람도 양기를 많이 벌어 원기가 충실하면 더 이상 외부로부터 기벌이를 할 필요가 없어져 더 이상 모발이 필요하지 않으므로 자연히 머리가 빠지게 되어 있는 것이다.

그러나 요즈음 젊은이들은 원기가 충실하여 탈모가 되는 것이 아니다. 기가 충실하긴 한데 원기가 아니라 혈 속에 콜레스테롤 같은 유사 양기가 충실한 것이다. 남자는 속이 음이고 겉이 양이라고 했는데 콜레스테롤 같은 유사 양기가 많아지면 속이 양으로 변하게 된다. 그러면 속도 같이 양으로 변해 당연히 모발에 양전하가 발생하지 않으므로 모발이 표피에 붙어 있을 수 없는 것이다. 반대로 여자의 경우 콜레스테롤 같은 유사 양기가 많아지면 속의 양이 극성해져 겉에 있는 음전하를 침범하여 없애 버리므로 모발이 붙어 있을 수가 없어지는 것이다. 그러므로 머리가 빠진다는 것은 남녀가 음양의 특성을 잃어버리게 됨을 의미한다.

그러면 남녀가 남녀의 특성인 음양을, 즉 원기를 잃어버리지 않으려면 어떻게 해야 하는가? 말로 하자면 간단하다. 남자는 남자답게 살고 여자는 여자답게 살아야 한다. '사내'라고 하는 것은 '산에 다닌다'는 뜻을 내포하고 있다. 반면에 '계집'이라는 말에는 '여자는 집에 있는 사람'이라는 의미가 포함되어 있다. 즉 남자는 밖에 나가서 일하고 여자는 집에서 일을 해야 한다는 말이다. 남자는 밖에서 일을 해야 하니까 씩씩해야 하고, 여자는 집에 있으니까 정숙해야 한다. 여자가 정숙하고 남자가 씩씩해야 하는 것은 보기에 좋아서 그러한 것이 아니라 음기와 양기를 기르기 위한 것일 뿐이다. 그런데 요즈음 사내아이들이 귀걸이를 하거나 화장을 하고, 여자아이들이 축구를 하고 권투를 하니 양기와 음기가 길러지기는 다 틀린 것이다. 그러므로 초등학교에서부터 남녀공학을 폐지하고, 남녀를 구별하여 교육시키고 생활하는 방식으로 돌아가야 한다. 그렇지 않으면 머리만 빠질 뿐 아니라 아예 인류가 생식능력을 잃어 인구조차 자꾸 줄어갈 수밖에 없을 것이다.

앞에 언급한 것처럼 속에 콜레스테롤 같은 유사양기와 유사음기가 많아지면 자연히 열감기에 걸리게 되어 있다. 그런데 열감기에 걸리면 열을 내고 땀을 내서 나을 생각은 하지 않고 해열진통제만 먹어대니 열이 내릴 까닭이 없는 것이다. 속에 열이 자꾸 쌓이다 보니 갑상선 기능이 항진되고 비만과 당뇨가 발생하여 나중에는 중풍, 암, 에이즈 같은 불치병을 앓게 되는 것이다. 사람들은 아직도 음양이라고 하면 고리타분하고 미신적인 것으로 생각하는 경향이 있다. 아니 공공연히 그렇게 떠드는 사람도 있다. 특히 한의학은 음양오행을 버리고 과학화되어야 한다고 말하는 사람들이 온통 학계를 주름잡고 있다. 참으로 안타깝기 짝이 없는 일이다. 음양오행이 무엇인 줄도 모르는 사람들이 음양오행을 버려야 한다고 말하고 있으니 말이다. 물론 탈모를 막으려면 앞에 말한 남녀의 특성을 회복하는 것이 가장 근본이 되는 일이지만 당장 열감기를 잘 앓는 것도 중요한 일이라는 것을 잊지 말아야 한다.

58. 불임과 감기

탈모를 설명하면서 불임을 잠깐 언급했는데 이에 대한 설명이 미진하여 다시 한번 본격적으로 논의하려 한다. 요즈음은 불임도 많고 조산이나 유산도 많다. 또한 태어난 아이들의 태열도 매우 많다. 새로운 생명체는 음양의 화합으로 태어나게 된다. 즉 음기와 양기가 화합하여야 새 생명이 생기는 것이다. 그렇다면 앞에서 말한 바와 같이 음기와 양기를 잘 기르는 것이 급선무이다. 요즈음 임신을 하려고 호르몬 검사를 하거나 인공수정을 하는 사람들이 많은데, 그것도 한 가지 방법이 되긴 하겠지만 음양을 이용한 방법이 가장 확실한 방법임을 알아야 한다.

음양을 이용한 방법으로는 첫째 엄마가 아기를 낳았을 때 사내아이와 계집아이를 구별해서 길러야 한다. 먹이는 것에서부터 입히는 것, 놀이 등 모든 것을 구별해서 키워야 하는 것이다. 둘째로 유치원과 초등학교에서는 남녀를 나누어서 교육을 해야 한다. 여자아이들은 여자선생님이 가르치더라도 남자아이들은 반드시 남자 선생님이 가르쳐야 한다.

사내아이들은 원래 밖으로 돌아다니기를 좋아하는데 요즈음 유치원이나 초등학교에서는 여러 명의 아이들을 좁은 공간에 집어넣고 장시간 가두어 놓고 있으니, 여자아이들은 그나마 잘 견디어 내지만 사내아이들은 부덕증이 나서 쉽게 짜증을 부리고 말썽을 피우기 마련이다. 그런 경우 여자 선생님들은 학부모를 불러 아이가 산만하니까 주의하라고 말하고, 심하면 치료를 받기를 권하고 있다. 요즈음 아이들은 밖에 잘 나가지 못하고 실내에서 지내는 시간이 많다 보니 예전의 아이들보다 정서적으로 불안한 경우가 많은데, 이에 더해 교육기관에서조차 마음껏 놀지 못하는 것이 너무나 안타깝다. 남자아이들은 여자아이들보다 호기심이 많고 도전적인데, 이러한 것들이 자칫하면 엉뚱한 아이로 보이기 십상이다. 여자들은 현실감각이나 낯선 환경에 적응하고 견디는 힘이 남자보다 더 강하다. 그러나 여자는 겉은 음기가 많아 부드럽지만 속에는 양기가 성하여 자칫하면 양기가 발산될 가능성이 농후하다. 실제로 여자가 격투를 하거나 바둑을 두게 되면 남자보다 더 치열한 경우가 많다. 이러한 것들이 여자들이 속에 양기가 많이 울체되어 있다는 것을 증명한다. 그런데도 여자가 남자보다 정숙할 수 있는 이유는 겉의 음기가 강해서 양기가 발산되는 것을 남자보다 잘 억제할 수 있기 때문이다. 그러므로 남자는 정자가 성숙되면 밖으로 자주 사하지만, 여자는 한 달에 한 번만 난자와 혈을 사하는 것이다. 혈이 많기 때문에 기를 몸속 깊이 간직하여 기를 자주 내뿜지 않는 것이다. 즉 여자는 아이를 낳고 젖을 먹여도 양기가 손상을 입지 않기 때문에 남자보다 장수할 수 있다. 여자는 남자와 달리 혈을 많이 길러야 한다. 혈은 낮에 길러지는 것이 아니고 밤에 길러진다. 또한 운동을 할 때 혈이 길러지는 것이 아니라 잠을 잘 때 혈이 길러진다. 그리고 낮에도 심한 운동을 하는 것이 아니라 안정된 몸가짐을 하는 것이 혈을 기르는 데 도움이 된다. 그러므로 여자아이는 남자아이들처럼 난폭하게 기르지 않고 정숙하게 길러야 한다. 남자아이들처럼 공을 차거나 격투를 하는 것은 여자에게 좋을 것이 없는 것이다. 이렇게 여자와 남자는 어릴 때부터 차이가 있으므로, 여자애와 남자애는 반드시 분리하여 길러야 한다.

둘째로 열감기에 걸렸을 때에는 반드시 열을 쳐내서 열이 혈 속에 남아 있지 않도록 해야 한다. 필자가 가끔 진찰하곤 하는 불임환자의 대부분은 만성감기에 걸려 있다. 한약을 써서 그들의 감기를 치료하면 열이 밖으로 분출된다. 이로 인해 혈이 다시 생기면 대개 임신을 하게 된다. 어떤 사람 중에는 감기가 치료되자마자 임신을 하는 사람도 있다. 물론 사람에 따라서 감기를 치료하는 데 걸리는 시간이 다르다. 그러나 대체로 1~2개월이면 만성감기의 치료가 완료된다. 그리고 채식을 많이 하여 피를 맑게 하고, 일찍 잠자리에 들며, 술과 고기, 인스턴트 식품을 금하면 대다수의 사람들이 아이를 낳을 수 있다. 아이를 갖게 하는 비방이 따로 있는 것이 아니라 몸의 상태를 바로잡아 주면 저절로 임신이 되는 것이다. 어떤 사람 중에는 비염을 치료해 주었더니 임신을 한 사람도 있었다. 그러나 대부분의 사람들은 열이 혈 속에 잠복하여 있기 때문에 임신을 하지 못한다. 조산이나 유산을 많이 하는 이유도 혈이 뜨겁기 때문이다. 임신부의 혈이 뜨거우면 태아의 생리반응 속도가 빨라진다. 그리고 혈액의 공급이 부족하므로 아이가 빨리 성숙하여 나갈 수밖에 없는 것이다. 식물도 성장조건이 나쁘면 크지도 않고 열매가 빨리 열린다. 아기도 자궁의 환경이 나쁘니까 빨리 나오는 것이다. 그리고 더욱 혈이 나빠지면 유산을 하게 된다. 그러므로 반드시 만성감기를 치료하여 피 속의 열을 제거하는 것이 임신의 선결과제이다.

59. 야뇨와 감기

요즈음에도 야뇨로 고생을 하는 아이들이 적지 않다. 야뇨로 고생을 하는 아이들의 공통점은 잠을 잘 자긴 하는데 잠에 취해서 잔다는 것이다. 엄마들이 잠을 잘 자느냐고 하면 잠을 아주 잘 잔다고 하는 아이들 중 상당부분이 잠을 잘 자는 것이 아니라 그냥 잠에 취해서 자는 경우가 많다. 그러면 왜 이러한 현상이 생기는 것일까? 잠을 자는 것도 몸의 상태가 좋아야 한다. 잠을 자는 것은 그냥 자동차가 엔진의 시동을 끄고 멈추어 있듯이 완전히 생리 기능이 멈추는 것이 아니라, 오히려 몸 안에 기를 충전하는 것이므로 건강에 있어 매우 중요한 때이다. 몸 안을 순환하는 피는 간으로 가서 음식물에서 만들어진 영양분을 다시 받아야 하고, 정은 신으로 가서 정미한 기를 받아야 한다. 그런데 잠에 취해서 자면 피나 정이 이러한 재충전을 받지 못하고 그냥 한 곳에 머물러 있기만 하기 때문에 아침이 되어도 충기가 잘 되지 않아 깨어날 수가 없는 것이다. 왜 이러한 현상이 일어날까?

우리는 배가 고프면 집에 가서 부인이나 어머니에게 밥을 얻어먹는다. 밥을 먹으면 금방 배가 부르고, 배가 부르면 나가 놀거나 일을 한다. 그러나 아내나 엄마가 없다든지 자신이 몸이 아프면 밥을 먹지 못한다. 집에 가도 먹을 음식이 준비되어 있지 않으면 밥을 먹을 수 없고, 밥이 준비되어 있다 하더라도 자신이 식욕이 없으면 밥을 먹지 못한다. 그러면 일도 할 수 없고 나가서 놀 수도 없다. 몸속의 혈과 정도 마찬가지이다. 혈은 간 속으로 밥을 먹으러 가고 정은 신장으로 밥을 먹으러 간다. 그러나 간이나 신장에 혈과 정이 먹을 수 있는 기가 잘 준비되어 있지 않으면 이들은 기를 먹을 수 없다. 밤새도록 기다려도 먹을 만한 기가 없기 때문에 혈과 기는 그냥 기다리다 날이 새고 마는 것이다. 이 때문에 아침에 일어날 수가 없고 일어나면 몸이 천근만근이 되도록 무거운 것이다. 우선 간에 혈이 먹을 기가 없는 경우는 대체로 소화불량인 경우이다. 만성 소화불량이 아니고 과식으로 하루 이틀 그런 경우는 치료할 필요가 없지만, 만성인 경우는 비위를 튼튼히 하는 치료를 해야 한다. 키토산으로 허약아를 치료하는 상품을 만들어 파는 경우가 많은데, 바로 이것이 한방의 소건중탕을 개발한 것이다. 소건중탕은 소화기를 강화하여 간 속의 피를 튼튼히 하는 것이다. 한방에는 소건중탕 외에도 이중탕, 육군자탕 같은 약이 많이 마련되어 있다.

정도 마찬가지이다. 정은 소화된 영양분이 다시 한번 더 정화되어야 정기가 된다. 즉 오장을 거쳐야 진정한 정기가 되는 것이다. 그런데 오장에 문제가 있어 정이 제대로 형성되지 않으면 정이 신으로 들어가도 기를 받을 수 없으므로 잘 들어가지도 않는다. 특히 열감기에 걸려 간이나 심장, 폐 등에 열이 뭉쳐 있으면 정이 잘 형성되지 않는다. 정이 형성되지 않으면 신장이 마르고, 신장이 차가워지거나 더워진다. 차가워지면 잠은 잘 자는데 자고나면 또 자려 하고 맥이 미약하며 추위를 많이 탄다. 이때는 신장의 열을 올리는 부자 같은 약을 쓰면 잘 낫는다. 반대로 신장에 열이 많으면 자다가 12시가 넘어서 자주 깬다. 그리고 새벽이 되면 곤히 잠이 들고 아침에 기상이 어렵다. 물론 간에 열이 많아서 새벽에 깨는 아이들도 있다. 신장에 열이 많은 아이들은 심장의 열을 내리는 도적강기탕 같은 약을 쓰면 잠도 잘 자고 야뇨도 해결할 수 있다. 이렇게 비위를 치료하고 심장이나 간의 열을 내려주면 우선 잠을 잘 자게 되고, 잠을 잘 자서 정이 잘 형성되면 자연히 야뇨를 하지 않게 된다. 야뇨라 하여 뇌의 신경에 문제가 있거나 방광이나 신장이 잘못된 것은 아니다. 단순한 감기로 열이 심장이나 간으로 들어가거나 소화불량에 걸려 있는 아이들이 야뇨를 앓고 있는 것이다. 그러면 왜 성인들은 이러한 병에 걸려도 야뇨를 앓지 않는가? 성인들은 이미 만들어진 정이 뇌나 신장에 많이 축적되어 있기 때문에 일시적으로 병이 걸려도 야뇨에 걸리지 않는 것이다. 그러나 성인이라도 열이 심하거나 정이 허해지면 야뇨에 걸릴 수 있다.

그러므로 언제든지 감기에 걸리면 해열진통제 같은 약을 먹어 열을 속에 잡아 두지 말고 충분히 땀을 내어 감기를 앓을 기회를 주어야 한다는 것이다. 그러면 절대 감기의 열이 속에 잠복하여 우리 몸이 혈과 정을 만드는 것을 방해하여 우리 몸의 건강을 해치지 않을 것이다. 혹자는 야뇨가 소변이 응축되지 않기 때문에 생기는 현상이라든지 정신적 스트레스라고 말하기도 한다. 물론 이러한 경우도 있을 수는 있다. 그러나 필자가 본 바에 따르면 야뇨는 대부분 수면과 관계가 깊다. 그 외에 낮에도 소변을 참지 못하는 아이가 있다. 이러한 아이는 야뇨가 아니라 소변불금증이므로 전혀 다른 병으로 보아야 한다. 단지 밤에만 소변을 가리지 못하는 아이는 대개 수면과 관계가 깊다는 것을 다시 한번 강조한다. 그러므로 야뇨를 해결하려면 반드시 수면을 해결하여야 한다.

60. 무좀과 감기

무좀이란 무엇인가? '무'는 물이라는 말로, '무좀'은 물이 있는 곳에 기생하는 좀이라는 말이다. 좀이라는 말은 보이지 않게 갉아먹어 상하게 하는 것을 의미한다. 무좀 역시 아무 것도 보이지 않고 별다른 상처도 없는데 피부로 침식해 들어오는 것을 말한다. 이러한 무좀을 일으키는 병균이 있는데, 발가락이나 손가락에는 습기가 많아 그 병균이 기생할 수 있는 환경이 조성되어 있다. 그러므로 병균을 죽이지 않아도 습기만 제거하면 무좀은 저절로 없앨 수 있는 것이다. 쉬운 예로 여름에 구두를 오랫동안 신고 있으면 발에 땀이 차서 발 냄새가 많이 나고 무좀도 발생한다. 그러나 슬리퍼를 신거나 아예 맨발로 여름을 지내면 냄새나 무좀이 훨씬 덜해지는 것을 볼 수 있다. 몇 년 전에 발에 무좀이 심하여 발가락 사이가 물크러지기까지 하므로 치료 방안에 대해 곰곰이 생각하여 보았다. 한방 오행이론에 토극수(土克水)라는 말이 있으므로 토로 습을 말리면 될 것 같아서 날씨가 쾌청한 날 학교 운동장에 가서 맨발을 벗고 모래밭을 걸었다. 그랬더니 가렵던 발이 그날 밤으로 나아져 가렵지 않고 물크러지지도 않았다. 바짝 마른 흙이 발가락 사이에 있는 수분을 흡수하여 건조해지니까 무좀이 나은 것이다. 물론 무좀이 이렇게 한 번 나았다고 해서 다시 걸리지 않는 것은 아니다. 지속적으로 여름에 구두를 자주 신지 않고 발을 말리도록 주의해야 한다.

그런데 기력이 세고 심장이 튼튼한 사람 중에는 여름에 구두를 신고 지내도 무좀에 걸리지 않는 사람이 있다. 대개 몸 안에 수분이 적고 땀이 덜 나는 소양인 중에 이러한 사람이 많다. 그러나 기력이 약한 소음인이나, 태음인으로 심장이 약한 사람은 대개 발이나 손에 땀이 많고 무좀도 잘 생긴다. 손발에 땀이 많이 난다는 것은 심폐에서 수분을 발산시키는 힘이 약하고 심장이 기혈을 위로 끌어올리는 힘이 약하다는 말이다. 소양인도 심장에 문제가 생기면 수족에 땀이 많이 난다. 심장뿐만이 아니다. 소음인이나 태음인은 비위나 장이 약한데 비위나 장에 습이 많아도 수족에 땀이 많고 땀이 잘 마르지도 않는다. 이러한 사람들은 비위나 장의 기능을 강화하여야 무좀이 나을 것이다. 흔히 물을 많이 다루는 주부들 손에 많이 생긴다고 하여 주부습진이라는 이름이 붙은 습진도 결국은 수족에 습이 울체되기 때문에 생기는 것이다. 수족에 습이 울체되는 것은 물을 많이 다루기 때문만은 아니다. 심장이나 삼초의 기능에 문제가 생기어 발한과 소변이 잘 되지 않기 때문인 것이다. 발한과 소변이 잘 이루어진다면 보통의 주부 활동으로는 습진이 생기지 않을 것이다.

우리가 머리가 아프다고 무심코 먹는 진통제, 생리통이 있거나 치통이 있다고 무심코 먹는 진통제, 감기에 걸렸다고 무심코 먹는 해열진통제 등과 알레르기나 갑상선 기능 저하, 혈압, 당뇨 등으로 먹고 있는 여러 가지 호르몬제, 항생제 등이 우리 인체의 고유기능을 조금씩 망가뜨리고 있다는 사실을 잘 알아야 한다. 예를 들어 내가 지금 무좀이 걸렸는데 그 원인이 어디에 있는지 나 자신이 잘 모르고 있다는 것이다. 물론 병은 약이 아니라 식품에서도 올 수 있고, 희노애락 등 칠정에서도 올 수도 있다. 그러나 병을 낫고자 하여 먹고 있는 약으로 인하여 다시 병이 생긴다면 곤란하지 않겠는가?

61. 겨울철 식중독과 감기

식중독은 세균이 우리 몸 안에 들어와 기생함으로 인하여 병을 앓게 되는 것과, 단순히 부패된 음식을 먹음으로 인하여 세균이 영양물질을 분해할 때 내뿜는 독소로 인한 중독으로 나누어 볼 수 있다. 언어적인 뜻만으로 본다면 세균이 감염되어 생기는 식중독은 식중독이 아니라 오히려 감기로 보아야 마땅하고, 단순히 식품에 남아있는 독소로 인한 중독만을 식중독으로 보아야 한다. 그러나 실제로 문제가 되는 것은 식품 속에 있는 세균과 바이러스에 의한 감염성 식중독이므로 식중독은 오히려 감염병으로 보아야 마땅하다. 대표적인 식중독인 콜레라나 로타 바이러스로 인한 장염이 감염형 식중독이다. 식중독은 대체로 수인성 질환이다. 그래서 깨끗한 물의 공급과 물을 끓여 먹기 시작한 이래로 발병률이 많이 낮아졌다. 그러나 최근에는 바이러스에 의한 식중독이 다시 기승을 부리고 있다. 비브리오로 인한 장염은 물을 끓이거나 냉장보관을 통해 예방이 가능하지만 바이러스는 이러한 위생관리로 예방이 잘 되지 않는다.

한방에서는 이러한 병들을 어떻게 보고 있는가. 예로부터 한방에서는 이러한 병을 습온 병이라 하여 진단 치료하고 있다. 물론 새로운 사기에 의하여 발병하기도 하지만 근본적으로는 여름에 더위와 습기에 상한 인체의 내부 조건에 더 무게를 두고 있다. 앞에서도 말한 바와 같이 더위와 습기는 육기 중에서 서습(暑濕)이다. 즉 이 서습(暑濕)을 감한 것이 문제가 된다면 이는 바로 감기의 일종인 것이다. 그런데 영아에게 어떻게 감기가 걸리느냐고 생각할 사람이 있을 것이다. 이는 아기가 엄마 태내에 있을 때 이미 엄마가 서습으로 인한 감기에 걸려 있었기 때문에 태어나서 이러한 병을 앓게 되는 것이다. 그러면 왜 여름에 서습성 감기에 걸렸는데 하필 날씨가 추워지고 난 후에야 발병을 하는가? 필자의 생각으로는 날씨가 더울 때는 활동도 활발하고 땀이 많이 나고 있으므로 체내의 수분이 유동성이 활발하여 바이러스의 증식을 억제하는 환경이 유지되었다가, 날씨가 추워지면서 활동이 줄고 땀이 적게 나 수분의 유동성이 줄어들면서 오히려 바이러스의 증식을 돕는 환경이 생기는 것 같다. 한방에서는 여름에는 오히려 속의 온도가 내려가고 겨울에는 오히려 속의 온도가 올라간다고 보고 있다. 즉 바이러스가 여름에는 체표에 있다가 겨울이 되면서 속으로 따라 들어가 장에서 병을 일으키는 것이다.

그러므로 이 병은 가을과 겨울에 위생관리를 잘 한다고 해결이 되는 것이 아니다. 오히려 여름에 몸 관리를 잘 해야 한다. 즉 여름에 더위를 먹지 않아야 된다는 말이다. 어떻게 하면 여름철에 더위를 먹지 않을 수 있는가? 첫째 채소를 많이 먹고 육류를 줄여야 한다. 여름철에 나무 그늘에 가면 얼마나 시원한가? 더구나 깊은 산의 숲 속에 들어가면 얼마나 시원하고 상쾌한가? 그러나 백사장에 가면 굉장히 뜨겁다. 고기를 먹는 것은 백사장에 가는 것과 같은 것이고, 채소를 먹는 것은 숲 속에 가는 것과 같다. 물론 달고 매운 것도 많이 먹으면 안 된다. 고기, 술, 탄산음료, 과자, 인스턴트 식품은 모두 고기와 같이 더운 음식이다. 이러한 것을 먹고 더위를 안 먹을 수가 없는 것이다. 이러한 것 대신에 시고 쓴 채소 즉 상치, 치커리, 오이, 시금치 등을 많이 먹어야 더위를 막을 수 있는 것이다. 곡류로는 보리와 팥을 먹어야 열이 잘 빠져 나간다.

둘째로는 운동을 많이 해서 땀을 빼야 한다. 로타 바이러스는 수인성이다. 비브리오 균도 수인성이다. 우리 몸에 수분이 많으면 이 수분이 열과 엉켜서 이러한 균들이 살기 좋은 환경을 만드는 것이다. 여름에 덥다고 청량음료만 먹고 에어컨 앞에만 앉아 있으면 당장은 시원하겠지만 몸 안의 어느 부분에 수분이 울체한다는 사실을 잊어서는 안 된다. 이 울체된 수분에 바이러스가 기생하고 있다가 가을이나 겨울이 되면 이들이 발동을 하는 것이다. 여름에 햇볕을 많이 받고 잘 익은 벼는 가을이 되면 오랫동안 저장을 해도 부패가 안 되지만 햇볕을 못 받아 충실하지 못한 벼는 수분의 함유량이 많고 말려도 잘 마르지 않아 부패가 잘 된다. 사람도 이와 똑같다. 여름에 운동을 많이 하고 채소를 많이 먹어 기별이를 잘 한 사람은 가을이 되면 몸 안에 수분의 함량이 줄어들어 체온을 유지하기가 쉽다. 반면에 여름에 운동도 하지 않고 고기와 청량음료만 많이 먹은 사람은 가을이 되어도 몸 안에 수분이 많이 남아 체온의 유지도 어려워진다. 그러므로 자연히 바이러스의 기생을 막기가 어려워지는 것이다.

그러면 이 병의 치료는 어떻게 해야 하는가? 이 병은 단순한 장염으로 설사만 그치면 낫는 것이 아니다. 설사가 그치더라도 여러 가지 후유증을 낳을 수밖에 없다. 한방에서는 특히 습이 관련된 질병이 잘 낫지 않고 많은 후유증을 동반한다고 보고 있다. 제일 흔한 병이 황달이나 이질이고, 그 외에 근육통이나 척추측만증, 뇌염, 학질 등 수많은 고질병이 모두 습열병인 경우가 많다. 그러므로 비록 설사가 그쳤다 하더라도 몸속에서 습과 열이 완전히 제거되었는지 확인을 해야 한다. 양방에는 이러한 개념이 없으므로 당연히 한방적으로 해야 하는데 한의사 중에서도 노련한 사람을 찾아서 치료해야 소기의 목적을 달성할 수 있을 것이다.

62. 기란 무엇인가?

30~40년 전에 한의사가 기가 어떻고 어떠하다는 말을 하면 도대체 기라는 것이 무엇인데 그런 고리타분한 말을 하느냐고 사람들에게 핀잔을 듣기가 일쑤였다. 그러나 요즈음 사람들은 기를 부정하지는 않는다. 왜냐하면 예전보다 많은 사람들이 기라는 말을 쓰고, 기를 설명하기는 어려워도 느끼고 있는 사람들이 많기 때문이다. 물론 느끼는 것뿐만이 아니라 우리는 일상생활에서 기라는 말을 많이 사용하고 있다. 하지만 기를 사용하고 있으면서도 이에 대한 설명은 잘 하지 못한다. 필자도 시원하게 설명하지는 못하겠지만 한번 하는 데까지 설명을 시도해 보겠다.

우선 우리는 물체에 대한 개념부터 바꾸어야 한다. 물체란 내가 그 존재를 느끼는 것의 본질을 말하는 것인데, 그 본질이 형체가 있고 만져지고 무게가 있어야 본질적인 것이라는 생각을 바꾸어야 한다. 동양철학에서는 오히려 무에서 유가 생겨난다고 한다. 그러나 서양과학에서 무는 그냥 무이다. 이렇게 형태와 무게가 없는 것을 그냥 없다고 생각하면 기를 인식하기 어렵지만 실제로는 그렇지 않다. 무게가 없는 수증기가 물이 되고, 구름이 비가 되며, 물이 얼면 얼음이 된다. 더 미세하게 들어가면 소립자가 모여서 전자, 양자, 중성자가 되고 또 이들이 모여서 원자와 분자가 되어 물질을 이루는 것이다. 즉 아주 미세한 것들 즉 우리가 육안으로 보아서는 없다고 느껴지는 것들이 모여서 있다고 느껴지는 것들이 생겨나는 것이다.

그러나 이것만 가지고는 기를 이해할 수 없다. 한 가지 전제를 더 말하겠다. 모든 물체는 변하고 있다. 변할 때에는 무에서 유가 생겨나는 것과 같이 없다고 느껴지는 것들이 이동하거나 변하여 우리가 인식하는 물질이 변하고 있는 것이다. 이 변화의 주체가 바로 기인 것이다. 쉽게 말하면 온도가 변한다든지 습도가 변한다든지, 중량이 변한다든지, 방사능 물질의 반감기, 전압이 오르거나 내리는 것이라든지, 불이 탄다든지, 나무가 자라는 것이라든지 특히 정자와 난자가 수정이 되어 아기가 생기는 것들이 모두 기의 작용으로 이루어지고 있는 것이다. 이러한 기에도 일정한 변화의 법칙이 있는데 이 변화의 법칙이 바로 음양오행이다. 전기에 음전기와 양전기가 있고 전자와 양자가 있는 것이 모두 음양인 것이다. 봄에 나무에 잎이 피고 풀이 싹이 돋아나는 것은 목기(木氣)의 작용이고, 줄기가 뻗어 나가고 잎이 무성해지는 것은 화기(火氣)의 작용이다. 그리고 잎에서 탄소동화작용을 하고 꽃이 피어 수정이 되는 것은 토의 작용이고, 열매를 맺는 것은 금의 작용이고, 씨가 잘 익어서 오래 견딜 수 있는 것은 수기(水氣)의 작용이다. 우리 눈에 보이지 않고 만져지지도 않지만 보이지 않는 곳에서 이러한 음양오행의 기가 작용하고 있기 때문에 식물이 자라고 꽃이 피며 열매를 맺고 겨울을 지나 다시 싹이 트는 것이다.

사람도 이와 마찬가지이다. 밤이 되면 잠이 들고 낮이 되면 깨어나는 것이 모두 기의 변화 때문이다. 아침이 되면 혈 속에 감추어져 있던 기가 밖으로 나오기 때문에 잠이 깨는 것이다. 마치 건전지에 선을 연결하고 전구를 연결하면 불이 들어오듯이 우리 몸도 저장되어 있던 기가 눈으로 흐르면서 눈이 뜨이고, 귀로 흐르면서 귀가 들리며, 피부로 흐르면서 피부의 신경이 감각을 느끼는 것이다. 그러다가 밤이 되어 눈이 감기고 졸리는 것은 밖으로 나와 있던 기들이 혈 속으로 들어가려 하기 때문에 눈에 흐르던 기가 적어져서 눈이 감기려 하는 것이다. 기는 혼자서는 움직이기 어렵다. 반드시 혈을 따라서 움직인다. 혈과 기는 마치 남자와 여자 같다. 기가 남자라면 혈은 여자이다. 남자가 여자를 보호하면서 따라다니듯이 기도 혈을 보호하면서 따라다닌다. 그러므로 기가 들어가려면 혈도 같이 들어가야 한다. 그러므로 밤이 되면 대부분의 혈액이 간으로 들어가는 것이다. 이렇게 기가 때에 맞추어 나오고 들어가는 것은 모두 음양오행의 법칙을 따르는 기의 작용으로 이루어지고 있는 것이다.

이것뿐만이 아니다. 우리가 소설이나 희곡, 시를 보더라도 모두 음양오행의 법칙으로 전개되고 있는 것을 알 수 있다. 처음에는 어떤 조그마한 사건이 발생하여 조금 지나면 이 사건이 커져서 갈등이 생기게 된다. 그리고 시간이 지나면 도저히 해결될 것 같지 않은 사건이 새로운 전기를 맞아 갈등이 해소되고 결말이 오게 되는 것이다. 이렇게 전개되는 과정은 잘 보면 식물이 자라서 꽃이 피고 열매를 맺는 것과 같은 형식이다. 즉 모든 사건에도 식물처럼 오행의 기가 다 작용하고 있다는 것이다. 그러므로 우리가 점을 칠 때 음양오행을 이용하여 앞날을 예측할 수도 있는 것이다. 화무십일홍(花無十日紅)이라는 말은 식물도 끊임없이 변한다는 말이고, 권불십년(權不十年)이라는 말은 식물이 자라고 성숙하고 죽듯이 사회에서도 한 세력이 흥망성쇠를 거듭한다는 것을 보여주고 있는 것이다. 이러한 것들의 변화를 주도하고 있는 것들이 모두 기인 것이다.

63. 힘과 음양

필자는 현대물리학은 잘 모르지만 뉴턴의 만유인력(萬有引力)의 법칙이나 아인슈타인의 통일장(統一場) 이론을 보고 느낀 바가 많다. 뉴턴의 만유인력의 법칙은 아주 모순이 많다. 만이라는 것은 모든 존재하는 것을 말한다. 뉴턴은 공원에서 사과가 떨어지는 것을 보고 모든 것들이 인력이 있다는 것을 발견했다고 하는데, 이는 한쪽만 보고 전체를 보지 못한 것이다. 뉴턴의 말대로 모든 것이 인력을 가지고 있다면 아예 떨어질 사과가 어디에 있겠는가? 어느 소설 제목에 '추락하는 것에는 날개가 있다'는 말이 있다. 날개가 있다는 것은 높은 곳을 올라갔다는 것이기 때문에 떨어질 수 있다는 것이다. 만약에 뉴턴의 말대로 모든 것들이 서로 끌어당기기만 한다면 어떻게 사과가 떨어질 사과나무 위로 올라갈 수 있는가? 그러므로 말을 고쳐야 모순이 없어진다. 모든 것들은 상황에 따라서 서로 밀기도 하고 당기기도 하는 것이다. 바람이 부는 날에 하늘을 날아다니는 종이처럼 상황에 따라서 하늘을 날기도 하고 또 떨어지기도 하는 것이다. 사과에 있는 물이 나무로 올라가기 위해서는 미는 힘 즉 척력을 받아야 한다. 그러다가 미는 힘이 약해지고 당기는 힘이 작용하다 보니 사과가 나무에서 떨어지게 된 것이다. 모든 물체에는 미는 힘과 당기는 힘이 작용하고 있다. 어떤 힘이 강하냐에 따라서 서로 붙기도 하고, 떨어지기도 하는 것이다. 이것이 바로 음력과 양력인 것이다. 양기가 실해지면 서로 떨어지고 음기가 실해지면 서로 붙게 되는 것이다. 봄과 여름엔 양기가 실하므로 사과가 나무로 올라갔고, 가을에 음기가 실해지므로 나뭇잎과 함께 사과도 나무에서 떨어지는 것이다. 더 구체적으로 나누어 생각하면 봄여름에는 땅과 하늘에서는 양기가 실해져 척력이 강해지므로 땅속과 뿌리의 기가 나무 위로 올라가고, 나무의 줄기에서는 음기가 강하므로 땅에서 올라온 기와 하늘에서 내려온 기가 나무의 잎에서 뭉쳐 잎과 줄기가 자라고 나중에는 꽃이 피고 열매가 맺는다. 가을이 되면 땅과 하늘에서는 음기가 실해져 기를 끌어당기고, 나무의 줄기와 잎에서는 양기가 실해져 기를 밀어낸다. 그러므로 나무에서 밖으로 배출된 습기와 타고 남은 조기(粗氣)는 하늘로 날아가고, 정기(精氣)는 열매와 뿌리로 내려가 뭉친다. 그래서 가을이 되면 사과가 떨어지고 낙엽이 지는 것이다. 어찌 보면 만물이 서로 당김도 없고 미는 것도 없다. 단지의 기의 성쇠에 따라서 흔들리고 있을 따름이다. 아인슈타인은 중력장과 핵력장과 전자기장을 통일하려고 하여 이 이론을 만들었다. 그러나 성공적으로 설명하지 못한 것 같다. 왜 성공적으로 설명하지 못하였을까? 아마 음양오행의 이론을 몰랐기 때문이었을 것이다. 핵력장은 원음과 원양이 핵 안에 뭉쳐 있는 상태에서 전자만이 괘도를 돌고 있으므로 동그란 핵력장이 형성된다. 물체의 중력은 음기에 의하여 나오는 인력이고, 척력은 양기에 의하여 생기는 것인데 척력은 분산되어 작용하고 있기 때문에 이를 인식하지 못하는 것이고, 커다란 물체의 인력은 한 곳으로 뭉쳐서 작용하기 때문에 인식되는 것일 뿐 인력만 있는 것이 아니라 척력도 똑같이 작용하고 있는 것이다. 핵력장에서는 인력과 척력이 같이 작용하고 있다. 만약 하나만 작용한다면 전자가 궤도를 돌 수가 없을 것이다. 전자기장은 원음과 원양이 분리되어 있으므로 기장의 형태가 원에서 막대형으로 변하였을 뿐 음양간에 인력과 척력이 작용하고 있는 것은 똑같다. 그러면 장이 형성되고 힘이 생기는 근본적인 원인은 무엇인가? 음과 양은 서로 당기고 음과 음, 양과 양은 서로 밀기 때문에 생기는 일이다. 원자의 핵 속에 있는 원음과 원양이 있는데 이 원음과 원양으로 양기가 계속 출입하고 있기 때문에 인력과 척력이 계속 작용하고 있는 것이다. 마치 은행에서 예금을 권장하고 동시에 대출을 권장하는 것과 마찬가지이다. 음은 음대로 양기를 저장하려 하고 양은 양대로 기를 방출하려 하고 있기 때문이므로 인력과 척력이 수시로 끊임없이 발생하고 있는 것이다. 프랙탈이론처럼 작은 입자의 힘이 하나로 통일되어 강한 힘이 나타날 수 있는 것일 뿐이다. 사람과 지구와 원자는 기본적으로는 같다고 보아야 한다. 사람은 신장(腎臟)에 원음(元陰)과 원양(元陽)이 있고 경맥이 인체를 순행하고 있다. 경맥은 순행을 하다가 밤이 되면 신장에 있는 원음과 원양으로 들어가서 에너지를 재충전받는다. 물론 경맥을 도는 기혈이 단순히 에너지를 충전받기만 하는 것이 아니라 이들도 에너지를 벌어 핵의 에너지를 충전하고 있는 것이다. 은행에서 돈을 대출하면 이자를 붙여서 갚는 것과 마찬가지인 것이다. 핵이나 지구같이 커다란 물체도 마찬가지라고 생각한다. 원자는 핵 속에 원음과 원양이 있고 전자가 궤도를 돌다가 에너지가 모자라면 핵으로 들어가서 다시 에너지를 충전받아 돌고 있는 것이다. 즉 핵과 전자는 상호보완적인 관계이다. 이렇게 전자가 들고나며 기의 주고받음이 있어야 하기 때문에 인력과 척력이 작용하고 있는 것이다.

사람의 생리를 계절의 변화에 적용하여 생각하여 보면 더 흥미롭다. 단지 이때 사람의 뿌리는 소장과 대장이 아니라 신장과 간장이라는 사실이 다를 뿐이다. 왜냐하면 외부에서 기와 물을 흡수할 때는 소장과 대장이 뿌리가 되지만 인체의 정과 혈의 순환에 있어서는 신과 간이 정과 혈을 저장하므로 뿌리와 같은 역할을 수행하기 때문이다. 봄과 여름이 되면 신장이나 간에 저장되어 있던 정과 혈이 경락을 따라 근육과 피부로 퍼진다. 이는 정이나 혈 속에 있던 양기가 척력을 발휘하기 때문이다. 그리하여 혈과 정이 퍼지게 되면 열이 식으면서 음기가 피부근육 속에 형성되므로 정혈과 외부에서 받아들인 기가 뭉치어 형질이 생기는 것이다. 그러므로 사람도 봄여름에 많이 자라고 살이 찌게 되는 것이다. 그런데 외부의 피부근육에 기가 많이 뭉치게 되면 자연히 열이 생기면서 양기가 생기는 것이다. 그러면 자연에서 땅과 하늘이 식어 음기가 형성되어 기를 당기게 되므로 인체의 근육과 피부는 조잡한 기를 태워서 날려 보내고 정미한 정기만을 골라 정과 혈을 만들어 다시 간과 신에 간직하게 되고, 피모는 조기(粗氣)를 버려서 땅과 하늘로 돌아가는 것이다. 이렇게 기와 혈, 정이 움직이는 것은 모두 천지와 기가 스스로 만들어 내는 음과 양에 의한 자연스러운 변화일 뿐인 것이다.

64. 베체트병과 감기

입안이나 항문 음부에 창이 생기었다가 없어지고, 또 생기고 하는 병이 베체트병이다. 이는 일종의 종양으로 볼 수 있다. 종양이라는 것은 기와 혈이 뭉치어 생리순환이 되지 않아 생기는 것이다. 종양은 기혈이 뭉치어 덩어리를 형성하는 것을 의미하고 창이라면 덩어리가 생기기보다는 약간 뭉친 듯하다가 터져서 헤지는 것을 말한다. 한방에서는 옛날에 이 병을 고혹(蠱惑)이라고 이름하였다. 고혹이라고 하는 것은 나쁜 벌레가 안에 살고 있고 사람의 정신이 흐리기 때문에 붙여진 이름이다. 그래서 이 병의 치료에 감초사심탕이라는 약을 쓰고 있다. 원인을 분석하여 보면 감기가 간담으로 들어가 차고 뜨거운 기운이 엉키어 피의 생리순환이 잘 되지 않을 뿐만 아니라, 비위의 기능이 약해져 소화흡수 기능도 떨어지고 흉부에 기혈이 엉키어 있는 상태인 것이다. 그러므로 구창이 생기고 심장에 영향을 미쳐서 잠도 자지 못하고 정신이 흐린 현상이 나타나는 것이다.

이 병은 크게 두세 종류로 나누어 볼 수 있다. 첫째는 구강과 항문, 위장 등 소화기에 발생하는 병이고, 둘째는 눈과 생식기에 발생하는 병이다. 첫째 소화기에 발생하는 병은 앞에서 말한 대로 한과 열이 소화기에 와서 뭉쳐 있기 때문에 발생한다. 위나 식도 부위에 뭉쳐 있으면 위식도와 구강에 창이 발생하고, 대장에 뭉쳐 있으면 창이 대장과 항문에 발생하고, 소장에 뭉쳐 있으면 소장에 창이나 궤양이 발생하는 것이다. 옛날에는 위와 식도에 뭉쳐 있을 때 감초사심탕이라는 처방을 사용하였지만 꼭 이 처방을 사용해야 구창이 낫는 것은 아니다. 사기가 어느 정도의 깊이에 있는지와 한과 열의 비율과 건습에 따라 약을 바꾸어야 한다. 요즈음 궤양성 대장염이라 하여 불치병으로 보고 있는 것도 크게 보면 바로 이 베체트병과 같은 종류의 병이다. 이 역시 습과 열이 대장에 뭉쳐서 대장이 헐어 혈이 대변과 같이 나오는 병이다. 이 병도 증세가 가벼운 경우는 보통의 한방의 감기약으로 열을 풀어주면 낫지만 열이 깊이 피 속까지 들어가 있는 경우는 서각이나 목단피 같은 혈열(血熱)을 제거하는 약을 사용하여야 병이 나을 수 있다. 소장에 울결된 경우도 마찬가지이다.

두 번째로 눈과 생식기에 나타나는 창은 주로 간에 습열이나 풍열이 울결되어 있는 병이다. 이에는 용담사간탕이 가장 잘 듣는다. 보통의 습열일 경우는 『의방집해(醫方集解)』의 용담사간탕을 쓰면 되지만, 풍열일 경우는 『단계심법(丹溪心法)』의 용담사간탕이나 보제소독음을 사용하여야 병이 나을 수 있을 것이다. 물론 이러한 처방을 쓴다고 하여 베체트병이 다 낫는다는 것은 아니다. 단지 이 병이 양방에서 말하듯 원인불명의 병이 아니라, 감기로 인하여 풍과 열이 뭉치거나 풍과 습이 뭉친다거나, 습과 열이 뭉치어 기혈의 순환이 되지 않기 때문에 발생하고 있음을 말하고자 하는 것이다. 한방으로 이러한 이론과 처방이 있는데 왜 한방으로 치료해도 병이 다 낫지 않는 것인가? 물론 이 병을 잘 치료할 수 있는 한의사도 많이 있을 것이다. 그러나 앞에서 말한 감초사심탕이나 용담사간탕 등만을 사용해서는 잘 낫지 않는 경우가 많다. 한방은 병의 원인을 알고 병리를 어느 정도 알고 있다고 해도 실제 환자를 보고 병의 증상을 정확하게 분석하여 처방하기가 어렵기 때문이다. 비록 병명이 같다 해도 사람에 따라 처방이 전혀 다를 수 있다. 그리고 어려운 병은 한 가지 처방으로 병이 완치되지 않는다. 앞에 언급한 용담사간탕으로 눈과 생식기에 생긴 창이 나았다 하더라도 완전히 완치되지 않고 약간의 후유증이 남는 경우가 많다. 그럴 때는 제2, 제3의 처방이 나와야 하는데 그때마다 알맞은 처방을 내기가 어려운 것이다.

이처럼 한방에서는 잘만 치료하면 거의 모든 난치병을 치료할 수 있다. 문제는 치료기간이 많이 걸리므로 비용도 많이 들고, 무엇보다 환자가 한의사를 신뢰하지 않거나 한의사 역시 난치병을 잘 치료하기가 어려운 경우가 많다. 그래도 보호자가 성의를 가지고 자기에게 맞는 한의사를 잘 선택하여 치료하면 반드시 나을 수 있을 것이다.

65. 안면홍조와 감기

요즈음 전철에 앉아 있는 사람들의 얼굴을 언뜻 보면 양쪽 볼에 열기가 있는 사람이 매우 많아 놀라지 않을 수 없다. 양쪽 볼은 경락상으로 위경이 지나는 부위로 속으로는 광대뼈가 바로 밑에 자리 잡고 있다. 어떤 사람은 안면홍조를 오래 앓아 진액이 말라서 그 흔적만 남아 있는 사람도 있다. 또 우측이 더 빨간 사람도 있고 좌측이 더 빨간 사람도 있으며, 어떤 경우에는 턱까지 붉은 사람도 있다. 볼이 빨간 사람은 위에 열이 잠복되어 있는 사람이다. 최근에 얼굴이 붉어지기 시작한 사람이라면 위열을 내리면 바로 치유된다. 그러나 그 원인이 여름에 더위를 먹어 열이 위에 잠복된 것이므로, 특히 여름에 쓰고 신 채소를 많이 먹어 더위를 먹지 않도록 주의해야 한다. 그렇지 않으면 반드시 재발할 것이다. 우측이 더욱 빨간 사람은 오직 위에만 열이 더 심한 사람이다. 이와는 반대로 좌측이 더 붉은 사람이 있다. 이 사람은 위열도 있지만 심장에 열이 더 많은 사람이다. 그러므로 심장의 열을 내리는 약을 써야 한다. 얼굴이 붉더라도 색이 선명하지 않고 턱까지 붉은 사람은 심장과 위뿐만 아니라 신장까지 열이 있는 사람이다. 이러한 병은 더욱 증세가 심각한 상황으로, 대체로 나이가 많고 체력이 떨어진 장년이나 노년층에서 많이 볼 수 있는 증상이다. 나이가 들어 얼굴 전체가 붉어지는 것은 하초의 신장에 진액이 마르기 때문이다. 그러므로 나이가 들수록 기공이나 명상을 해서 진액을 보존하도록 노력해야 신의 수기(水氣)가 유지된다.

젊은 사람이라 하더라도 주색을 탐하거나 위열을 오래 두면 쉽게 신의 진액을 고갈시킬 수 있다. 그런데 이 병이 당장 커다란 고통을 안겨다 주지는 않는데다 의사들이 병이라고 말하지 않으므로 큰 병으로 여기지 않고 지내는 사람이 많다. 도리어 얼굴에 화색이 좋다고 건강한 것처럼 생각하는 사람이 많은 것 같다. 이는 참으로 안타까운 일이다. 얼굴이 붉은 사람이 당뇨, 중풍 등 온갖 성인병에 잘 걸릴 수 있다는 사실을 잊어서는 안 된다. 얼굴이 창백한 사람은 당장 기력이 부족하게 느껴지지만 오히려 이러한 성인병에는 덜 걸릴 수 있다.

요즈음에는 여름에도 채식을 많이 하지 않는 사람이 많다. 여름에 나무가 태양열 아래에서 꿋꿋하게 버틸 수 있는 것은 나뭇잎 속에 있는 엽록체가 태양열을 받아서 동화작용을 하기 때문이다. 사람도 더위를 이기려면 적혈구가 몸속에 있는 영양분을 빨리빨리 동화시켜서 정기로 만들어 주어야 한다. 우리 몸의 적혈구의 기능을 활성화시키고 적혈구를 많이 만들게 하는 것은 바로 식물의 엽록체이다. 한방에는 이기상종설(以氣相從說)이라는 이론이 있다. 이는 피부가 나쁠 때 껍질을 먹고, 간이 나쁠 때 동물의 간을 먹고, 뼈가 약할 때 뼈를 먹으면 그 부위가 치료된다는 이론이다. 그러므로 엽록체는 우리의 적혈구와 같은 것이므로 적혈구를 돕기 위해서는 반드시 엽록체를 많이 먹어야 한다. 그것도 싱싱한 엽록체를 많이 먹는 것이 가장 좋다.

필자가 더위를 먹어서 병에 많이 걸린다고 하니까 사람들이 실감이 나지 않는 모양이다. 여름에 더운 곳에 가지도 않고 에어컨을 많이 쏘이는데 왜 더위를 먹는지 모르겠다는 것이다. 물론 대도시의 경우는 3~40년 전보다 최소한 5도 이상 올라갔을 것이고, 더욱 문제가 되는 것은 식품과 생활이 더위를 조장하기 때문이다. 식품의 열량이 너무 높고 채식을 하지 않는 것이 첫째 문제이고, 둘째는 여름에 운동이나 노동을 해서 땀을 흘리지 않기 때문이다. 열량이 높은 음식을 먹고 운동을 많이 하여 땀을 흘리면 오히려 열량이 높은 음식이 더위를 예방하는 효과를 가져다 주지만, 열량이 높은 음식을 먹고 에어컨만 쏘이면 이 열량이 바로 더위병을 불러오는 것이다. 청량음료나 아이스크림이나 단 과일도 마찬가지이다. 현대인은 옛날 같은 추위로 인한 감기는 적고 오히려 더위로 인한 감기가 대부분이다. 겨울인데도 여름에 걸린 열감기의 후유증으로 병을 앓고 있는 사람들이 대부분이다. 이를 명심하여 더위를 먹지 않도록 노력하는 것이 건강을 지키는 가장 중요한 방법이라는 것을 알아야 한다.

66. 슬통, 견비통 등의 신경통과 감기

이는 한방에서는 비증(痺症)이라고 하는 병이다. 한방의 원전인 『황제내경(黃帝內經)』에서는 풍한습이 합하여 비가 된다고 하였다. 그러나 『금궤요략(金櫃要略)』에서는 열을 치는 방기(防己)를 많이 사용하여 비증을 치료하였고, 온병학에서는 거의 모든 비증이 오히려 습열로 생긴다고 말하고 있다. 실제 최근의 비증을 보면 풍한보다는 습열로 생기는 경우가 대부분이다. 초기에는 습열이 단순히 경이나 장부에 울체하여 감기를 일으켜 기침을 하고, 가래가 나오고 소변이 잘 나가지 않으며 혹 설사를 하는 등의 병을 앓는다. 그러다가 나이가 들고 병이 오래가면 경보다는 낙맥(絡脈)에, 장부보다는 장부들 사이에 습열이 울체되어 여러 가지 고질병을 일으킨다. 신경통이 관절부위에 많이 생기는 이유가 바로 경맥보다는 낙맥에 습과 열이 울체하기 때문이다. 그리고 말초혈관에 습열이 울체하기 때문에 홍반성 낭창이나 경피증, 아토피, 알레르기, 두드러기, 장출혈, 뇨혈, 안구출혈, 코피, 수장피박리 등의 다양한 병을 일으킨다. 물론 이러한 병들이 예전에도 있었지만 요즈음에 더욱 많아지는 것은 현대의학의 항생제나 해열진통제의 사용으로 습열이 오랫동안 체내에 잔류하기 때문인 것 같다. 더욱이 요즈음에는 어린이들이 진통제를 많이 복용하고 있는 실정이고 설상가상으로 고기와 인스턴트식품, 청량음료를 많이 먹어 습열을 가중시키는 것이 더욱 문제이다.

농촌에서 이러한 질병이 더 많아지는 이유는 농약이나 제초제 등을 많이 사용함으로 인해, 말초 신경이나 피부를 통하여 흡수된 이러한 성분들이 혈관을 마비시켜 말초의 기혈순환이 장애를 받기 때문일 것이다. 여하튼 이러한 신경통을 예방하기 위해서는 일단 감기에 걸렸을 때 감기를 철저하게 원칙적으로 앓아야 한다. 감기를 원칙적으로 철저하게 앓게 되면 그로 인하여 많은 독소들이 빠져나갈 수 있기 때문이다.

뿐만 아니라 사우나나 운동을 하고 나서 차가운 음료를 급히 먹거나 냉수에 급히 들어가 목욕을 하는 것도 신경통을 일으키는 데 중요한 원인 중의 하나로 등장하고 있다. 옛말에 찬물에 체하면 약도 없다는 말이 있다. 그만큼 냉수를 먹고 체하면 병이 낫기가 어렵다는 것이다. 그런데 요즈음 사우나에 가보면 땀을 흘리고 위장이 허약한 상태에서 차가운 음료를 벌컥벌컥 먹는 사람이 많은 것을 볼 수 있다. 평소에 위가 실한 사람은 괜찮을 수 있지만 위가 약한 사람은 바로 습열이 위와 횡격막 부위에 울체하여 소변이 불쾌하면서 팔이 저리고 어깨가 아프거나 피부가 가렵고 불편한 등의 신경통을 일으킨다. 만약에 습열이 간으로 들어가면 황달을 일으키고, 심장으로 들어가면 심장병을 일으키며, 방광으로 들어가면 소변이 불쾌하면서 역시 신경통을 같이 일으킨다. 이렇게 장부로 습열이 들어갔다가 장부에서 다시 장부 사이, 즉 횡격막이나 장간막 등으로 옮겨가고, 경맥에서 낙맥으로 병이 들어가면 앞에서 말하였듯이 평생의 고질병이 되기도 한다.

이러한 병을 예방하는 방법은 물이나 음료를 먹지 말라는 것은 아니고, 목이 몹시 마르더라도 잠시 숨을 골라 땀이 약간 식은 뒤에 천천히 먹어야 한다. 땀이 식으면 겉으로 나와 있던 기운이 속으로 들어가 위장이 튼튼해졌기 때문에 차가운 것을 먹어도 위와 장이 상하지 않는다. 그리고 치료는 우선 위에 숨어 있는 열과 습을 제거하기 위하여 석고나 활석 등을 쓰고 아울러 겉에 있는 열을 치기 위하여 목방기 같은 약을 쓰면 나을 수 있다. 그러나 감기처럼 빨리 낫지는 않으며 약간의 시간이 걸릴 수 있다. 전통적인 신경통약인 계지부자탕 같은 것은 이러한 경우에는 오히려 병을 악화시킬 것이다.

67. 협통(옆구리 통증)과 감기

그리 많은 병은 아니지만 가끔 협통을 호소하는 사람들이 있다. 왜 하필 옆구리가 아플까? 사람도 나뭇잎처럼 앞과 뒤가 있다. 손바닥을 보아도 안쪽은 희고 바깥쪽은 붉다. 나뭇잎을 보아도 안쪽은 반질거리고 바깥쪽은 약간의 솜털이 나 있는 것처럼 보송보송하다. 사람의 손도 바닥은 매끈하고 반질거리며 손등은 엉성해 보인다. 손등 쪽에는 땀구멍이 많고 솜털도 많이 나 있다. 그러나 손바닥 쪽은 그냥 미끈하다. 곱창 집에 가서 곱창을 먹으면서 곱창의 속과 겉을 자세히 관찰하여 보면 곱창도 속은 미끈하고 겉은 손등처럼 엉성하게 생겨 있는 것을 볼 수 있다. 얇은 잎은 앞면과 뒷면 사이에 간질 층이 별로 없지만 두꺼운 잎은 속에 진액과 함께 파란 잎의 살이 들어 있는 것을 볼 수 있다. 이 잎의 살은 사람으로 말하면 피와 같은 것이다. 이 잎 살 속에 엽록체가 들어 있기 때문이다. 이 잎 살은 앞도 아니고 뒤도 아닌 중간층인 것이다. 사람의 경우 이 잎의 살 같은 부분이 바로 혈액이다. 또한 형태적으로 봤을 때 협부는 인체에서 앞도 아니고 뒤도 아닌 중간층이다. 혈액은 전신을 순환하지만 그래도 혈액이 가장 많이 머물고 들어 있는 간이 바로 인체에서는 중간층의 역할을 많이 한다. 그러므로 장기로 보아서는 간이 중간층이 되는 것이다. 그러므로 감기가 혈액 즉 간으로 들어가 간과 담의 기능이 문제가 생겼을 때 인체에서 앞과 뒤의 사이에 있는 옆구리가 아프게 되어 있는 것이다. 서양의학에는 이렇게 간단명료한 이론이 없다. 필자가 수년 전에 미국에 있는 교포를 진찰한 일이 있다. 그는 협통이 있어서 1개월가량 미국 병원을 돌아다녔지만 어떤 병인지 진단을 받지 못하였다. 그리하여 친지가 본인을 소개하여 진찰을 해보니 단순한 감기였다. 단지 5분 안에 진단을 내릴 수 있는 병이었던 것이다. 단지 감기가 간담으로 들어가 간담의 기능을 방해하고 있었던 것이다.

어디에 쓰인 글을 보니 위대함은 단순함에 있다고 했다. 서양의학은 복잡하기 짝이 없다. 이에 비하면 동양의학은 간단명료하다. 음양오행이라는 말로 모든 것이 요약되기 때문이다. 오장육부나 경락, 정기신혈과 피육근골이 있지만 모든 것이 음양오행으로 귀속되기 때문에 음양오행만 잘 이해하면 쉽게 질병을 파악할 수 있다. 그런데 문제는 일반인들이 음양오행을 알지 못할 뿐만 아니라 이를 믿으려 하지 않는 경향이 많고, 한의학을 전공하는 사람들조차도 음양오행을 제대로 이해하기가 매우 어렵다는 것이다. 더욱이 초등학교나 중학교에 음양오행에 대한 교육이 없고 일상생활에서도 음양오행에 대하여 접하거나 교육을 받을 기회가 없다가 갑자기 대학에 와서야 겨우 교육을 잠시 받으니 이해될 리가 없는 것이다. 여기에 현대과학에 대한 미련을 버리지 못하고 음양오행을 자꾸 과학적으로 이해하려고 하니 될 리가 없다.

물론 협통이 간담의 기능에 문제가 생겨서 온다고 하지만 그 원인에는 여러 가지가 있다. 앞에서 말한 것처럼 풍한이 든 경우도 있고, 습열이나 한습, 담음이 생겨서 오는 경우도 있으며, 어혈이 있는 것도 있고, 그 외에 여러 가지 원인이 있을 수 있다. 이러한 원인을 찾아내야 병이 낫는다. 그 중 제일 많은 것이 풍한이 들어와 풍열로 변하여 협통을 일으키는 것이다. 소시호탕(小柴胡湯)에 다른 약물을 가미하여 쓴다. 그리고는 많은 것이 어혈과 담음으로 인한 협통인 것 같다. 어떠한 원인에 의해서든지 모두 간담의 기가 통하지 않기 때문에 발생하는 것이므로, 간과 담의 어혈과 담을 풀어서 기혈의 유통을 잘 시켜야 해결되는 병이다.

68. 음식물의 소화흡수와 배설의 기전에 대한 이해

음식물의 소화흡수에 대한 설명은 『황제내경(黃帝內經)』에서도 명확하지 않고 후대에서도 막연하게 설명되어 있으며 구체적인 언급이 없다. 필자도 이를 설명해 보려고 누차 시도해 보았으나, 명확하게 이해하지 못하여 아직 논문도 쓰지 못한 상태이다. 우선 약간 미흡하나마 이를 이해하는 데 많은 도움이 될 것 같아 여기에 부기하여 둔다. 물론 이와 같이 설명할 내용으로 소변과 땀의 생성원리가 있다. 이는 서로 분리하여 설명할 수 없는 문제이므로 같이 설명할 수밖에 없을 것이다. 서양 생리학에서는 이들을 모두 따로 설명하고 있다. 그러나 인체는 유기체로서 서로 간에 모든 것이 밀접하게 연계되어 있다. 물론 서양과학처럼 따로 분리하여 설명하면 이해하기가 쉽다. 그러나 서양의학의 이론을 가지고 실제 환자에게 적용하면 맞지 않는 경우가 너무 많다. 왜냐하면 인체의 각 부분은 밀접하게 연계되어 있고 환경과 시간에 따른 변화가 많기 때문이다. 그러므로 인체의 변화를 정확하게 이해하려면 대강의 틀만을 이해하고 나머지는 스스로 궁리하여 혼자 마음속으로 이해하고 체득하여야 한다. 대부분의 사람들은 이렇게 마음속으로 스스로 궁리할 줄을 모르고 시시콜콜 모든 것을 글자로 설명해 주기를 바란다. 그리고 그렇게 하지 못하는 것은 학문이 아니라고 생각한다. 아무리 현대의학이 현미경을 가지고 미세한 것을 많이 연구할지라도, 현실적으로는 질병의 치료에 있어 외과수술 이외에 내과 분야에 있어서 아직도 한의학의 수준을 전혀 따라오지 못하고 있는 것은 미세한 분야를 사람이 일일이 연구하여 구명할 수 없다는 것을 증명하고 있는 것이다.

여하튼 소화흡수는 현대적으로 말하면 동화작용(同化作用)이다. 이에 반하여 소변의 생성은 이화작용(異化作用)의 산물이다. 오행으로 말하면 목(木)과 화(火)의 작용은 동화작용이고 금(金)과 수(水)의 작용은 이화작용이며, 토는 동화와 이화에 모두 관여하는 작용이다. 즉 음식물이 인체에 들어와 어떻게 우리 인체의 기에 동화되는가를 이해하면 되는 것이다. 우선 일차적인 동화는 입에 들어와 저작할 때 침을 섞는 것이고, 이차는 위에서 위산으로 버무리고 주무르는 것이다. 이 과정에서 음식물의 형질이 인체의 형질과 동화됨과 동시에 위산에 의하여 음식물이 목(木)의 상태에 도달한다. 나무가 오행의 변화를 거치면서 잎이 피고 꽃이 피어 열매를 맺듯이 음식물도 오행의 변화를 거쳐 인체의 기혈(氣血)에 동화가 되는 것이다. 위에서 위산에 버무려지는 것은 일차로 목의 단계에 접어들어 하초(下焦)에서 올라오는 양기(陽氣)를 흡수할 차비를 하는 것이다. 그리고 12지장에 내려가면서 비로소 불이 붙어 타기 시작한다. 물론 불꽃이 겉으로 드러나는 것은 아니지만 속으로 서서히 타고 있는 것이다. 그리고 쓸개와 췌장으로부터 쓴 즙을 받아 이들과 섞이면 비로소 하초 상화의 열을 받아 나무가 훨훨 타듯이 음식물도 좀 더 강하게 타기 시작한다. 그리고 조금 있으면 토에 해당하는 미생물이 작용하여 음식물이 천천히 부숙(腐熟)된다. 12지장에 와서 쓴 쓸개즙과 취장액을 섞는 것은 음식물이 서서히 타게 하기 위해서이다. 음식물이 빨리 타면 음식물에서 발산되는 기가 다 흩어져 버리게 된다. 천천히 타야 나오는 기를 모두 흡수할 수 있다. 부숙(腐熟)된 음식물에서 기가 나오는데, 이는 미생물에 의하여 부숙된 기이므로 인체의 기와 거의 같다고 본다. 즉 인체 속에 공생하는 미생물에 의하여 인체의 기에 동화가 된 것이다. 여기에 동화된 기가 혈 속으로 들어가 혈액 속에 있는 신기(神氣)의 동화를 받으면 비로소 혈(血)이 되는 것이다. 소장에서 기를 빼앗긴 찌꺼기는 대장(大腸)으로 내려와 음식물 자체에 남아 있는 열과 미생물에 의하여 다시 한번 타게 된다. 우리가 장작불을 지필 때 불꽃이 있는 불보다 숯불이 더 뜨겁듯이 소장에서 타는 음식물보다 대장에서 타는 찌꺼기가 온도는 더욱 높다. 대장에서 숯불처럼 타면서 수분을 발산시키고 마른 찌꺼기는 대변으로 뭉치게 된다. 음식물이 대장에서 대변으로 뭉칠 때 혈액 속으로 흡수된 영양분도 역시 근육이나 피부조직 속에 들어가 에너지원으로 변하여 숯불처럼 타서 인체에 에너지를 공급하게 된다. 만약에 근육이나 피부조직에서 영양분의 소모가 제대로 일어나지 않으면 대장에서도 대변의 결취(結聚)가 제대로 이루어지지 않고 소변과 대변도 잘 나가지 않는다. 즉 비록 소장에서 영양분과 찌꺼기가 서로 분리되었어도 그들의 오행 변화는 비슷한 과정을 거치고 있는 것이다. 대장(大腸)에서 증발되어 흡수된 수분은 피부로 가서 땀으로 나오고, 근육과 피부에서 영양물질의 소모과정에서 생긴 수분은 진액이 되어 다시 장으로 공급이 된다. 즉 수분의 승강작용이 이루어지고 있는 것이다. 그러므로 대장에서 수분의 증발이 잘 되지 않으면 피부에서 땀이 잘 나지 않고 소변도 나가지 않게 된다. 수기(水氣)에 의하여 대장에서 대변이 결취되고, 피부와 근육에서 하강된 수액이 방광에 저장되면 일정한 시간이 흐른 뒤에 소변과 대변이 배설되는 것이다.

정기(精氣)는 이화작용을 거치면서 혈액이 성숙하여 열매처럼 남는 부산물로 생각하면 된다. 소나무나 잣나무가 열매를 맺는 것을 보면 올해에 수확할 수 있는 열매가 전해의 가을에 이미 열리는 것을 볼 수 있다. 아마 사람의 정(精)도 혈액의 오행 순환과정에서 단 한 번의 순환으로는 정기가 형성되지 않고 몇 차례의 과정을 겪는 것이다. 여자의 난자(卵子)가 한 달을 1주기로 하고 있는 것을 보면, 남자의 정자(精子)도 1개월을 거쳐야 완전히 성숙되는 것이 아닌가 한다. 물론 단순히 날

짜만 지나간다고 정자가 성숙되는 것이 아니고, 반드시 음식물의 소화흡수와 배설이 잘 이루어져야 정이 잘 형성되는 것이다.

사계절의 상(象)을 이용한 체질감별법

1. 서론

우리에게는 사상체질의학이 있어 변증(辨證)이 어려운 병이나 난치병의 치료에 있어 전문 의료인에게 많은 도움을 주고 있으며, 아직 변증을 할 능력이 부족하거나 의료경험이 적은 사람 심지어 비전문인이 의료를 하는데 대단한 도움을 주고 있는 것 같다. 단지 문제가 되는 것은 체질의 감별이 쉽지 않고 전문의료인 사이에서도 서로 의견이 다르다는 것이다.

지금 동의수세보원에 나와 있는 체질의 분류법은 喜怒愛樂을 근간으로 하여 성격을 분석하는 것이다. 그리고 학계에서는 설문지를 통해 성격을 조사하여 체질감별에 응용하고 있다. 물론 이러한 것이 동무선생(東武先生)의 뜻에 따르는 것이긴 하겠지만, 이에는 여러 가지 문제점이 있다. 설문지의 첫째 문제점은 의료인 스스로 체질을 감별할 능력이 없다는 것이 노출되고 있다는 점이다. 두 번째로는 설문지에 답하는 사람이 수시로 그 답이 바뀔 수 있다는 것이다. 세 번째로는 번거롭다는 것이다. 이러한 문제가 발생하는 근본적인 원인은 동무선생이 제시한 방법만으로 체질을 감별하는 것이 너무나 어렵다는 것이다.

어떤 사람은 머리 가슴 배 둔부의 둘레를 재서 체질을 감별하기도 한다고 들었다. 심지어는 약을 먹여보고 체질을 감별하는 사람도 많이 있는 것 같다. 최근에는 오링 테스트를 하여 체질을 감별하기도 한다. 여하튼 모두 번거로운데다 일관성이 떨어지고 있으며, 음양사상의 본질에서 조금씩 벗어나 있는 것이 사실이다. 그러므로 체질을 좀 더 쉽게 감별할 수 있는 방법을 개발하는 것이 우리 사상의학을 발전시키는데 있어서 꼭 필요한 일인 것 같다.

본인은 지금까지 『황제내경』 특히 소문(素問)을 공부하였고, 사상의학에 대해 별다른 공부를 하지는 않았다. 내경을 공부하다 보니 자연히 삼음삼양(三陰三陽)과 사시(四時)에 대한 연구를 많이 하게 되었다. 사상 역시 음양의 한 형태이므로 사시나 삼음삼양과 전혀 다른 것이라고는 볼 수 없을 것이다. 본인이 생각하기에 삼음삼양과 사시를 사상과 연계시켜 체질을 감별하면 방법도 쉽고 좀 더 정확하게 감별할 수 있다고 생각하여 주위 사람들에게 이야기를 해보니 상당한 호감을 가지기에 이렇게 논문으로 작성하여 발표하는 것이다.

2. 본론

1) 형(形)과 기(氣)

사람을 여러 가지 방법으로 나눌 수 있지만 형(形)과 기(氣)로 나누는 것이 체질을 논하는 데 편리할 것이다. 내경에서 이미 형과 기를 가지고 체질을 논한 바가 있고 삼음삼양도 결국은 형과 기를 가지고 음양의 태소(太少)를 논한 것일 뿐이다. 더욱 중요한 것은 형과 기를 나누어 체질을 논해야 보다 정확한 체질감별을 할 수 있다는 점이다. 사람을 단순히 기를 버는 물체로만 생각한다면 형이란 기를 벌기 위한 설비와 같은 것이고 기란 형이 벌어 놓은 기를 지칭하는 것이다. 우리가 경제적으로 여유가 있느냐 없느냐를 따질 때는 현재 돈을 버는 능력이 얼마나 되는지와 이미 벌어 놓은 돈이 얼마나 되는지를 같이 생각해야 한다. 이와 마찬가지로 인체의 체형을 생각할 때도 현재 기를 벌어들일 설비가 어떤지와 현재 가지고 있는 기가 어떤지를 같이 생각해야 한다는 것이다. 물론 이 형과 기는 상호 간에 대단한 영향을 미치므로, 대개 형이 기(氣)벌이에 유리하면 기도 많고, 형이 기(氣)벌이에 불리하면 기가 적은 경우가 많다. 그러나 이와 반대되는 경우도 있으므로 형과 기를 분리해서 생각하여야 한다.

그러면 형이란 구체적으로 무엇을 말하는가? 식물을 가지고 이야기해보자. 사실 동물은 자연에서 기를 벌어들이는 기능이 없고 식물이 벌어들인 기를 약탈하여 살아가고 있다. 그러므로 기벌이를 생각하면 식물을 예로 들지 않을 수 없는 것이다. 식물은 잎이 많이 있고 잎에는 많은 엽록소가 있어 탄소동화작용으로 기를 벌어들이고 있다. 이 탄소동화작용을 할 수 있는 엽록소가 바로 식물의 형의 대표인 것이다. 사람에게는 비록 엽록소는 없지만 엽록소에 해당하는 적혈구가 있어 식물에서 얻어 온 기를 저장하는 일을 담당하고 있다. 물론 조직 세포도 기를 저장하는 능력을 가지고 있으므로 역시 형에 속하는 것이다. 그러므로 근육이 발달한 사람이나 체모가 많은 사람은 기를 저장할 능력이 많이 발달한 것이다.

그러면 기란 무엇인가? 우리가 겉으로 보기에 '이것이 기이다'라고 쉽게 판단할 수 있는 것은 식물의 열매이고 사람에 있어서는 정자와 난자이다. 그러나 식물의 뿌리와 줄기 또는 잎에도 많은 영양분이 저축되어 있듯이 사람의 장간(藏間)이나 피하(皮下) 심지어 혈중(血中)에도 많은 지방이 축적되어 있는데, 바로 이러한 것이 기라고 할 수 있을 것이다. 그러나 눈에는 잘 보이지 않지만 근육에도 많은 기가 저장되고 있다. 그러므로 근육이 발달한 사람은 많은 기를 가지고 있는 사람이다.

사람의 형과 기는 이렇게 말로는 나누어 설명할 수 있는 것 같지만 현실에서 형과 기를 나누어 말하기는 쉽지 않다. 앞에서 말한 바와 같이 형이 실하면 기가 실하고 형이 허(虛)하면 기가 같이 허한 경우가 많은데다, 이것이 기이고 이것이 형이라고 나누어 말할 수 있는 것이 많지 않기 때문이다. 그래도 굳이 나누어 말을 한다면 형은 시각적으로 보이는 것으로 판단해야 할 것이다. 즉 신장이나 몸의 비수(肥瘦) 상태, 상중하의 균형 상태, 피부나 체모의 색깔 등이 아무래도 형을 구별할 수 있는 재료들일 것이다. 이에 비하여 기는 음성이나 맥진(脈診), 촉진(觸診) 등이 기의 허실을 판단하는 데 필요한 것들이 될 것이다.

2) 사상이란 무엇인가?

사상이란 무엇인가를 알려면 먼저 동양의 수(數)를 알아야 한다. 우리는 초등학교에서부터 서양의 수만을 배우기 때문에 동양의 수가 무슨 뜻인지 모르고 있다. 서양의 수는 가감법부터 가르치기 때문에 수는 단순한 개체의 개수나 양을 헤아리기 위한 도구로 생각하고 있는 것이다. 그러나 동양 특히 주역이나 내경의 수는 수량을 재는 수가 아니라 만물의 변화를 헤아리는 법칙의 수이다. 동서양의 수를 비교하면 1이라는 수가 수량수(數量數)에서는 제일 작은 단위의 수이지만 법칙수(法則數)에서는 제일 큰 대원(大元)의 수이다. 또한 수량수는 1에다 1을 더하여 나가면서 수가 만들어지지만 동양의 법칙수는 1을 2로 나누고 또 3으로 나누고, 4로 나누면서 수가 생겨나는 것이다. 그러므로 법칙수에서는 1이 가장 큰 수인 것이다. 서양은 이 세계가 작은 원자 같은 것이 모여서 물질을 만들고 또 물질이 모여서 형을 만들어 간다는 입장에서 수를 보고 있는 것이다. 그러나 동양에서는 이미 통일된 하나의 존재가 있고 이 존재가 둘로, 넷으로, 여덟으로 나뉘어 가면서 서로 대립하고 조화하는 세계를 만들어가고 있다고 보고 있는 것이다. 이렇게 볼 때 하나로 통일된 세계는 무극(無極)이요 태극(太極)이며, 둘로 나뉘어 있는 것이 음양(陰陽)이고, 넷으로 나뉘어 있는 것이 바로 사상인 것이다. 그러므로 사상체질의학이라는 것은 사람이라는 것을 하나의 개체로 볼 때 이 개체를 넷으로 나누어 볼 수 있다는 것이다. 물론 꼭 넷으로 나누어 볼 필연성이 있는 것은 아니다. 사람이 남녀로 나뉘어 있는 것은 일단 사람이 음양으로 나뉘어 있음을 볼 수 있는 좋은 자료인 것이다. 분류 방법은 여러 가지로 생각해 볼 수 있는데, 예를 들어 일 년을 하나의 단위로 생각할 때 이 일 년을 나누는 방법은 많이 있을 수 있다. 우선 12개월로 나누거나 365일로 나누거나 24절기로, 4계절 등으로 나눌 수 있다. 공간도 물론 옛날 중국 사람들처럼 평면에 우물 '정(井)' 자를 그어 9등분할 수도 있고 가운데에 중심을 두고 동심원을 그려 나눌 수도 있으며, 가운데 중심에서 각을 잡아 4방(方)이나 8방으로 나눌 수도 있는 것이다.

이와 같이 여러 가지 분류 방법이 있으므로 우리가 편리한 방법을 취하면 되는 것이다. 동무선생이 사람을 관찰하고 사상으로 분류하는 것이 가장 편리하고 합리적이라고 여기시고 이에 합당한 이법방약(理法方藥)을 만들어 사상의학을 성립하셨으니 그 공로야말로 천추에 길이 빛나고 남음이 있을 것이다. 우리 후학들은 단순히 이를 이용만 할 것이 아니라 더욱 연구하고 발전시켜 나가야 할 막중한 책임이 있는 것이다.

3) 사상과 삼음삼양(三陰三陽)

사상과 삼음삼양이 무슨 특별한 관계가 있는 것은 아니다. 단지 여기서 논자가 삼음삼양을 언급하는 것은 내경의 삼음삼양이론을 사상의학을 연구하는 데 도입하고자 하는 뜻에서이다.

혹자는 내경의 삼음삼양과 사상의학은 아무런 상관이 없다고 말할는지 모르겠다. 그러나 모든 원리는 비록 용어가 다르고 개인마다 인식하고 있는 용어의 개념이 다를 수는 있겠지만 원래 가지고 있는 근본적인 개념은 다르지 않다. 특히 본인이 도입하려고 하는 것은 삼음삼양론의 내외(內外)개념이다. 곧 태양한수(太陽寒水), 소음군화(少陰君火) 등으로 말하고 있는 삼음삼양은 내(內)와 외(外)를 나누고 있는 것이다. 외(外)는 형의 변화를 말하고, 내(內)는 기의 변화를 말하고 있는 것이다.

삼음삼양은 일 년이라는 시간 동안에 만물이 생장하는 것을 관찰하여 그 변화과정을 기술한 것이다. 특히 식물이 자라는 과정을 자세히 관찰하고 생각하여 만들어 낸 것 같다. 우리가 언뜻 보면 식물은 그냥 잎과 줄기만 자라고 있는 것 같지만 가을이 되면 어디에서 왔는지 열매가 열리는 것을 볼 수 있다. 이 열매는 도대체 어디에서 오는 것일까? 아마도 우리 눈에 보이지는 않지만 식물의 내면에서 어떠한 변화가 일어나고 있을 것이라는 것을 상정하여 그 내면의 변화를 이렇게 설명하고 있는 것이다. 물론 장국(藏局)을 결정하는 희로애락이 바로 이러한 내면의 기의 변화를 말하고 있는 것이다. 그러나 필자가 보기에는 너무 추상적인 내용이라 우리가 파악하기 어렵다. 좀 더 알기 쉽게 기존의 용어로 설명하는 것이 좋을 것 같다. 노(怒)나 희(喜)는 기가 양화(陽化)되는 것을 촉진하고 애(哀)와 락(樂)은 기가 음화(陰化)되는 것을 촉진한다. 이것 역시 육기(六氣)로 얼마든지 설명이 가능한 말들이다. 앞에서 잠깐 언급한 삼음삼양의 내부 기의 변화를 말하고 있는 풍화습상화조한(風火濕相火燥寒)도 역시 삼음삼양과 함께 음양변화를 하고 있다. 즉 삼음삼양이 형의 변화를 말하고 있는 것이라면 이 육기는 기의 변화를 말하고 있는 것이다. 식물을 가지고 말한다면, 삼음삼양이 잎의 변화를 가지고 말한 것이라면 육기는 씨의 변화를 가지고 말하고 있는 것이다.

궐음(厥陰)을 가지고 말한다면 속에서 씨가 발아를 시작하는 것은 풍기(風氣)의 힘에 의한 것이고 겉에 싹이 자라는 것은 바로 궐음의 작용에 의한 것이다. 소음은 내(內)에 군화(君火)가 있는데, 이 군화는 풍(風)에 의하여 점화된 불이 타는 것이고 겉의 소음은 궐음의 작용으로 나온 싹이 힘차게 자라는 것이다. 태음의 속이 되는 습토(濕土)는 화(火)에 의하여 열이 오른 기가 습(濕)을 머금어 타는 속도를 조절하고 음(陰)을 비축하여 기를 받아들일 준비를 하는 것이다. 그러므로 양에서 음으로 전환되고 있는 단계이다. 태음은 소음에서 길이만 자란 잎이 넓어지고 두꺼워져서 뜨거운 태양빛을 얼마든지 받아서 기를 비축할 준비를 하는 것이다. 사상의학에서 삼단계의 삼음을 궐음을 빼고 소음과 태음의 두 단계로 한 것은 한 개체 내에서 일어나는 음양의 변화는 세 단계로 나누어 볼 수 있지만 한 개체가 궐음이라는 특성만을 가지고 현실세계에 생존할 수가 없기 때문이다.

삼양(三陽)의 단계에서 소양의 내(內)가 되는 상화(相火)는 태음에서 벌어들인 기를 다시 불을 붙여 태우는 것이다. 그리하여 양명(陽明) 태양의 단계를 거쳐 정기를 만들기 위한 준비작업을 하는 것이다. 소양은 안에서도 타고 밖에서도 역시 탄다. 안에서는 기가 타고 밖에서는 형이 타고 있는 것이다. 안팎이 모두 타고 있기 때문에 소양의 다음에 위치하는 양명(陽明)이 기혈이 모두 실하게 될 수 있는 것이다. 양명에 와서는 겉은 여전히 타고 있지만 사그러들어가는 불에 불과하고, 속에서는 열심히 기를 거두어들이고 있는데 이것이 주된 임무인 것이다. 양명에서 거두어들인 기는 태양한수(太陽寒水)의 단계에 들어오면 단단히 밀봉을 하여 절대 함부로 기가 발산되지 않도록 갈무리하는 것이 그 주요 임무이다. 사실 태양은 겨울에 해당하는데 나무의 잎이 아무런 작용이 없는 것 같지만 겨울의 나뭇잎은 뿌리를 덮어주고 잎이 떨어진 나뭇가지는 매서운 찬바람에 가지고 있는 기를 완전히 빼앗기는 시련을 당하는 것이다. 타는 것이 바로 가지고 있는 기를 빼앗기는 것이라면 매서운 추위에 떨고 있는 가지도 역시 타고 있는 하나의 현상이 아니겠는가? 삼양에서도 소양의 형태로 생존할 수 있는 개체가 없으므로 소양을 제외하고 양명을 소양으로 대체하여 소양과 태양의 두 단계로 나눈다면 사상의 형식이 만들어질 수 있는 것이다.

물론 이러한 구구한 설명의 필요 없이 앞에서 말한 바와 같이 단지 하나의 개체를 4개로 나누어 놓았다고 생각하면 간단하다. 단지 삼음삼양이론을 도입하여 사용하려다 보니 이러한 설명이 필요한 것일 뿐이다.

4) 사계절과 사상 체질감별

앞의 서론에서 말하였듯이 현재 사상의학을 하는 사람들이 여러 가지 방법으로 정확하고 간편한 체질감별 방법을 모색하고 있으나 확실한 방법이 나오지 못하고 있는 실정이다. 대부분의 풀은 일 년을 일생으로 하여 살아가고 있고 목본(木本)식물도 역시 일 년을 가장 중요한 주기로 하여 살아가고 있다. 또한 지구상의 대부분의 기는 바로 이 일 년을 주기로 하여 살아가는 식물의 동화작용에 의하여 얻어지고 있는 것이다. 사상의 태소 음양도 결국은 개체의 기의 다소(多少)와 형의 성쇠(盛衰)를 가지고 말하는 것인데, 이 기의 다소와 형의 성쇠는 식물의 사계절에 따른 변화처럼 극명하게 드러나는 것이 없다. 그러므로 본인은 사계절에 따라 식물이 변하는 모습을 보고 이를 본받아 체질을 감별하자는 것이다.

구체적으로 말한다면 봄에 싹이 나고 줄기가 자라는 모습에서 소음인 상을 볼 수 있고 여름에 무성하게 자라는 초목에서 태음인의 상을 찾을 수 있다. 그리고 가을에 잎에 단풍이 들면서 열매가 커져가는 초목에서 소양인의 기상을 느낄 수 있고 겨울에 씨를 속에 감추고 매서운 바람이 오히려 시원한 듯이 견디고 있는 나무에서 태양인의 기상을 볼 수 있다는 것이다.

더 구체적으로 말한다면 봄에는 초목이 굵어지거나 단단해지기보다는 우선 길이가 길어진다. 그리고 잎이 나기는 하지만 아직 그 크기가 작고 연하다. 그러므로 소음인은 키는 클 수 있지만 마르고 수척하기 쉬우며 체모가 나기는 하지만 솜털이 많고 머리털은 검고 가늘며 힘이 없는 것이 특징이다. 살은 기혈이 모두 적으므로 보드랍기는 하나 무르고 연약하다. 내적으로 기를 본다면 아직 양기의 발생이 왕성하질 못한데 외(外)의 형에서 벌어들이는 기도 아직 모자라므로 항상 기혈의 부족을 느끼기 쉽다. 그러나 나이가 들어 내(內)의 풍기(風氣)가 실해지고 외(外)의 형도 실해지면 이러한 기혈의 부족현상이 해결되어 소양인처럼 보이는 경우도 많을 것이다. 기의 상태를 살펴보면 우선 맥진(脈診)에서 소음인은 유약한 맥이 많고 음성도 소리가 작고 낮은 것이 원칙적일 것이다. 촉진(觸診)에서는 우선 피부가 부드럽고 차가우며 탄력이 적어야 한다.

태음인은 양생(養生)을 잘한 사람이라면 내(內)의 양기의 발생도 왕성하고 외(外)의 형도 실하게 발달하여 있으므로 기혈이 모두 실한 경우가 많다. 그러나 진정한 태음인이라면 아직 혈이 기보다 더 실한 사람이어야 한다. 내부의 양기도 성하고 외(外)의 혈도 실하므로 항상 땀이 많고 살이 잘 찌고 몸에 체모도 많고 무성하며 색은 짙은 검은색이다. 물론 체형은 큰 사람이 많고 대체로 팔다리가 길고 크며, 손가락도 길고 크다. 물론 체형도 작고 살이 찌지 않은 사람이 있을 것이다. 이런 사람도 자세히 보면 무성한 상을 느낄 수 있을 것이다. 기의 상태를 살펴보면 우선 맥이 크고 활발하면서 현(弦)하지는 않아야 한다. 임상(臨床)에서 보면 좌관맥(左關脈)이 긴(緊)하고 우촌맥(右寸脈)이 허한 경우가 많다. 음성은 웅장할 수는 있겠지만 낮은 것이 특징일 것이다. 피부는 차갑지는 않지만 촉촉하고 뜨겁지도 않아야 할 것이다. 피부는 무성(茂盛)하므로 체모가 많고 소음인보다는 탄력이 있을 것이다.

소양인은 가을의 초목처럼 안에 기는 많으나 이미 형이 쇠하기 시작하였으므로 젊은 시절에는 혈 부족현상을 심하게 느끼지 않지만, 40이 넘어가면 혈과 음의 부족을 일으키기 쉽다. 소양인의 체형은 가을의 초목처럼 단단하기는 하나 무성하지는 못하다. 체모도 뻣뻣하고 강하기는 하나 태음인처럼 굵지 못하다. 그리고 머리털의 색은 노랗거나 붉은 빛이 돈다. 소양인은 혈이 적고 기가 많기 때문에 몸이 가볍고 단단한 체형이다. 살은 음인(陰人)에 비하여 단단하며 윤기가 난다. 그리고 소음인이나 태음인에 비하여 손발이 작고 손가락도 짧은 경향이 많다. 그리고 더욱 중요한 것은, 소양인은 어딘지 모르게 형이 윤택하긴 하나 건조한 듯하고 기가 충실하여 단단해 보여야 한다. 소양인의 맥은 현(弦)한 맥이 많다. 특히 우관맥이 현긴(弦緊)하고 좌관맥이 현세(弦細)한 경우가 많다. 음성은 음(音)이 청(淸)하고 높은 경우가 많다. 소양형인(少陽形人)인데도 음성이 높지 않으면 수기(水氣)가 실한 사람이므로 예외로 보아야 할 것이다. 다른 체형도 그 본형(本形)의 맥이 나오지 않으면 건강한 사람이다. 즉 소음인 형의 사람이 맥이 실하다면 이 사람은 기가 실한 사람이므로 소음인에 국한시킬 수가 없는 것이다.

태양인은 홍안백발(紅顔白髮)을 항상 태양인이라고 생각하였다. 비록 형체는 늙었으나 내(內)에 양기를 잘 수렴하고 있는 도사(道士)가 바로 태양인의 상이라고 생각한다. 보통의 사람이라면 선천(先天)의 기를 잘 타고난 장사들이 바로 태양인이라고 할 수 있다. 왜냐하면 겨울에는 모든 기가 골(骨)로 들어가는데 태양인이야말로 골기(骨氣)가 가장 강한 사람이기 때문이다. 동무선생이 태양인은 병에 걸리지 않고 걸리면 치료하기가 어렵다고 말씀하신 까닭은 그 기운이 모두 골(骨) 속에 있기 때문이다. 태양인은 겉은 기가 허하여 보이지만 속에 많은 기를 감추고 있으므로 맥은 아주 실하게 나와야 한다. 목소리는 기가 많지만 수기(水氣)도 많으므로 단단한 저음(低音)이 나올 것이다. 피부는 거칠게 보이지만 만져보면 오히려 부드럽게 느껴질 수 있을 것이다. 체형은 그리 크지 않고 체모도 많지 않아야 한다. 피부색은 양인이므로 소양인처럼 밝아야 한다.

3. 결어

이 글을 써 놓고 보니 벌써 여기저기서 왈가왈부하는 소리가 들리는 것 같다. 특히 동무선생이 해 놓은 것을 함부로 말하는 것이 말이 되느냐고 의문을 제기하는 사람도 있을 것이다. 물론 본인도 이에 대해 마음의 부담을 많이 느낀다. 단지 내가 여기서 말하는 것은 동무선생이 말한 체질감별법의 진위 여부를 논하는 것이 아니라, 단지 이렇게 하는 것이 좀 더 편리하지 않을까 하는 생각에서 해보는 것이다. 만약 본인의 말이 가치가 없다면 불원간(不遠間)에 사라질 것이고 만약 의미가 있다면 다행히 사람들에게 쓰일 수 있을 것이다. 본인이 주제넘게 피부, 맥상, 체모, 음성 등을 가지고 체질을 논한 것은 단지 개인적인 생각이라고 치부해 버리고, 원래 하고자 하는 말은 사계절의 상을 가지고 체질을 감별해 보자는 것일 뿐이라는 것을 알아주기 바란다.

ㄱ. 봄의 상을 가지고 소음인을 찾아내고, 여름의 상을 가지고 태음인을 찾아내고 가을의 상으로 소양인을 찾고 겨울의 상으로 태양인을 찾자.

ㄴ. 사람에게는 형과 기가 있는데, 치료에 있어서는 단지 형만을 생각하지 말고 기를 같이 생각하여야 한다는 것이다. 같은 형의 체질이라 해도 기가 다르면 치법(治法)을 달리 해야 한다고 생각한다.

참고문헌

朴贊國, 「傷寒論 三陰三陽에 관한 연구」, 『대한원전의사학회지』 vol. 7, 서울: 대한원전의사학회, 1993.

朴贊國, 「三陰三陽과 氣의 변화」, 『대한원전의사학회지』 vol. 9, 서울: 대한원전의사학회, 1995.

朴贊國, 「三陰三陽經脈의 發生과 機能」, 『대한원전의사학회지』 vol. 12, 서울: 대한원전의사학회, 1999.

朴贊國, 「六爻와 三陰三陽, 五運六氣」, 『대한원전의사학회지』 vol. 13, 서울: 대한원전의사학회, 2000.

尹暢烈, 『三陰三陽에 관한 연구』, 의철학, 대전: 대전대학교 한의과대학 원전학교실, 2002.

저자 : 박찬국(朴贊國)

경희대학교 한의과대학 졸업
동 대학원 석사, 박사학위 취득
경희대학교 한의과대학 교수
대한한의학회 이사장
대한원전의사학회 회장
한국주역학회 부회장 역임
현재 함소아의학연구소장

주요 저서 및 논문
『온병학』
『의학한문』
『한의학특강』
『현토국역 황제내경소문주석』(개정판)
「동의보감을 통한 허준의 의학사상에 대한 연구」
「동의학의 성립에 대한 연구」
「상한론의 삼음삼양에 대한 연구」
「의림촬요의 한국의사학적 가치에 대한 연구」
「중경의 생애와 후세 상한가의 육경변증에 관한 연구」

감기를 알면 건강이 보인다 값 12,000원

2007년 6월 1일 1판 1쇄
2009년 7월 20일 1판 3쇄

저 자 박 찬 국
발행인 임 경 환
발행처 **집 문 당**

413-756 경기도 파주시 교하읍 문발리 514-7(본사)
110-360 서울특별시 종로구 와룡동 95번지(서울사무소)
등 록 1971. 3. 23. 제2-304호
영 업 부 (02)743-3192~3 팩스 (02)742-4657
전자우편 sale@jipmoon.co.kr
편 집 부 (02)743-3096 팩스 (02)743-3097
전자우편 edit@jipmoon.co.kr
홈페이지 www.jipmoon.co.kr

ISBN 89-303-1307-8

이 도서의 국립중앙도서관 출판시도서목록(CIP)은 e-CIP 홈페이지
(http://www.nl.go.kr/cip.php)에서 이용하실 수 있습니다. (CIP제어번호: CIP2007001427)